普通高等教育"十一五"国家级规划教材

"十四五"普通高等教育本科规划教材

供本科护理学类专业用

精神科护理学

第3版

主　编　许冬梅　柳学华

副主编　刘忠民　肖爱祥　吴　超
　　　　邵　静　李静芝　张　盼

编　委（按姓名汉语拼音排序）

蒋慧玥（广西医科大学护理学院）　　　苏　红（哈尔滨医科大学大庆校区护理学院）

景建玲（天津医科大学护理学院）　　　王　涌（北京大学第六医院）

李静芝（广东药科大学护理学院）　　　吴　超（北京大学护理学院）

刘忠民（延边大学护理学院）　　　　　肖爱祥（广州医科大学附属脑科医院）

柳学华（北京大学第六医院）　　　　　许冬梅（北京回龙观医院）

潘淑均（宁夏医科大学护理学院）　　　张　盼（华北理工大学护理与康复学院）

彭　燕（遵义医科大学护理学院）　　　张淑萍（北京中医药大学护理学院）

邵　静（北京回龙观医院）

编写秘书　谷嘉宁（北京回龙观医院）

U0257520

北京大学医学出版社

JINGSHENKE HULIXUE

图书在版编目（CIP）数据

精神科护理学 / 许冬梅，柳学华主编 . —3 版 . —北京：
北京大学医学出版社，2023.1
ISBN 978-7-5659-2677-8

Ⅰ.①精… Ⅱ.①许… ②柳… Ⅲ.①精神病学 – 护
理学 – 教材　Ⅳ.①R473.74

中国版本图书馆 CIP 数据核字（2022）第 120235 号

精神科护理学（第 3 版）

主　　编：许冬梅　柳学华
出版发行：北京大学医学出版社
地　　址：(100191) 北京市海淀区学院路 38 号　北京大学医学部院内
电　　话：发行部 010-82802230；图书邮购 010-82802495
网　　址：http://www.pumpress.com.cn
E-mail：booksale@bjmu.edu.cn
印　　刷：北京溢漾印刷有限公司
经　　销：新华书店
责任编辑：杨　杰　责任校对：靳新强　责任印制：李　啸
开　　本：850 mm×1168 mm　1/16　印张：17.5　字数：498 千字
版　　次：2006 年 2 月第 1 版　2023 年 1 月第 3 版　2023 年 1 月第 1 次印刷
书　　号：ISBN 978-7-5659-2677-8
定　　价：46.00 元

第3轮修订说明

国务院办公厅印发的《关于加快医学教育创新发展的指导意见》提出以新理念谋划医学发展、以新定位推进医学教育发展、以新内涵强化医学生培养、以新医科统领医学教育创新；要求全力提升院校医学人才培养质量，培养仁心仁术的医学人才，加强护理专业人才培养，构建理论、实践教学与临床护理实际有效衔接的课程体系，提升学生的评判性思维和临床实践能力。《教育部关于深化本科教育教学改革全面提高人才培养质量的意见》要求严格教学管理，把思想政治教育贯穿人才培养全过程，全面提高课程建设质量，推动高水平教材编写使用。新时代本科护理学类人才培养及教材建设面临更高的要求和更大的挑战。

为更好地支持服务高等医学教育改革发展、本科护理学类人才培养，北京大学医学出版社有代表性地组织、邀请全国高等医学院校启动了本科护理学类专业规划教材第3轮建设。在各方面专家的指导下，结合各院校教学教材调研反馈，经过论证决定启动27种教材建设。其中修订20种教材，新增《基础护理学》《传染病护理学》《老年护理学》《助产学》《情景模拟护理综合实训》《护理临床思维能力》《护理信息学》7种教材。

修订和编写特色如下：

1. 调整参编院校

教材建设的院校队伍结合了研究型与教学型院校，并注重不同地区的院校代表性；由知名专家担纲主编，由教学经验丰富的学院教师及临床护理教师参编，为教材的实用性、权威性、院校普适性奠定了基础。

2. 更新知识体系

对照教育部本科《护理学类专业教学质量国家标准》及相关考试大纲，结合各地院校教学实际修订教材知识体系，更新已有定论的理论及临床护理实践知识，力求使教材既符合多数院校教学现状，又适度引领教学改革。

3. 创新编写特色

本着"以人为中心"的整体护理观，以深化岗位胜任力培养为导向，设置"导学目标"，使学生对学习的基本目标、发展目标、思政目标有清晰了解；设置"案例""思考题"，使教材贴近情境式学习、基于案例的学习、问题导向学习，促进学生的临床护理评判性思维能力培养；设置"整合小提示"，探索知识整合，体现学科交叉；设置"科研小提示"，启发创新思维，促进"新医科"人才培养。

4. 融入课程思政

将思政潜移默化地融入教材中，体现人文关怀，提高职业认同度，着力培养学生"敬佑生命、救死扶伤、甘于奉献、大爱无疆"的医者精神，引导学生始终把人民群众生命安全和身体健康放在首位。

5. 优化数字内容

在第 2 轮教材与二维码技术初步结合实现融媒体教材建设的基础上，第 3 轮教材改进二维码技术，简化激活方式、优化使用形式。按章（或节）设置一个数字资源二维码，融拓展知识、微课、视频等于一体。设置"随堂测"二维码，实现即时形成性评测及反馈，促进"以学生为中心"的自主学习。

为便于教师、学生下载使用，PPT 课件统一做成压缩包，用微信"扫一扫"扫描封底激活码，即可激活教材正文二维码、导出 PPT 课件。

第 2 轮教材的部分教材主编因年事已高等原因，不再继续担任主编。她们在这套教材的建设历程中辛勤耕耘、贡献突出，为第 3 轮教材建设日臻完善、与时俱进奠定了坚实基础。各方面专家为教材的顶层设计、编写创新建言献策、集思广益，在此一并致以衷心感谢！

本套教材供本科护理学类专业用，也可供临床护理教师和护理工作者使用及参考。希望广大师生多提宝贵意见，反馈使用信息，以逐步完善教材内容，提高教材质量。

前　言

根据新时代全国高等本科教育工作会议精神，坚持"以本为本"，推进"四个回归"，培养符合时代要求的护理学专业人才，反映最新的教学模式、教学内容和护理学进展的最新成果，北京大学医学出版社组织再版了"十四五"普通高等教育本科规划教材，本教材为其中之一。

本教材对接"健康中国"战略，旨在推进护理学专业学生心理健康工作培养机制，综合提升其在心理健康服务中的临床护理批判性思维能力及整合思维能力，以培养能够系统掌握精神科护理学知识，并具有基本的临床护理能力，初步的教学、管理及科研能力，能在各类医疗卫生、保健机构从事心理健康护理和预防保健工作的专业人才为目标，强调"以人为中心"的整体护理观，强化基本理论、基本知识、基本技能的培养，注重理论知识和临床实践的双向整合。

本教材共 17 章，内容包括精神科护理学的基础知识与常见异常精神活动的护理两部分。精神科护理学基础知识包括绪论、精神障碍的基础知识、精神科护理的基本内容、精神障碍的常用治疗与护理、精神障碍患者危机状态的防范与护理等内容，常见异常精神活动的护理包括器质性精神障碍、精神活性物质所致障碍、精神分裂症、心境障碍、焦虑与恐惧相关障碍、强迫及相关障碍、应激相关障碍、人格障碍及相关行为障碍、神经发育障碍、进食障碍、睡眠障碍的护理，以及精神障碍的家庭护理及社区防治等内容。

本教材有以下四大特点：

1. 导学目标明确，重点、难点突出　章前有学习目标、章后有小结及思考题，教材正文中间穿插知识链接，方便学生预习、学习和复习，注重知识的综合应用和能力的整合式输出。

2. 突出案例教学特点　常见异常精神活动的护理以案例为主线，层层深入，引导学生学习疾病的相关内容，使理论知识与临床应用紧密联系，极大地增加了学习兴趣。

3. 重视临床实践，启发创新思维　本教材含有 8 节临床实践课程，内容包含沟通交流技巧、康复治疗计划的制订，以及处理暴力、自杀、噎食等危机状态的专科技巧等，并通过知识链接及科研小提示等启发学科交叉、循证、转化等创新来源。

4. 结合数字资源　本教材结合数字资源教学，对每章的难点内容进行了拓展，链接相关内容，并解析章后思考题，便于学生自行查阅，尽可能满足学生的求知欲。

新版教材最大的变化是根据 ICD-11 分类，对本书的相关章节进行了调整，如把"神经症性障碍"分解为焦虑与恐惧相关障碍、强迫及相关障碍等。

限于编者的能力和水平，书中难免存有错误和疏漏之处，真诚希望使用本教材的师生和护理界同仁批评、指正，使之日益完善。

主　编

目 录

第一章

绪　论

 导学目标

通过本章内容的学习，学生应能够：

◆ **基本目标**

1. 解释精神、精神卫生、精神障碍、精神科护理学的概念。
2. 说明精神科护理学的学科特点及对护理专业的实际意义。
3. 比较国内外精神医学和精神科护理学的发展历史和现状。
4. 应用所学知识内容描述精神科护理学的工作任务、工作范围和发展趋势。

◆ **发展目标**

1. 综合应用本节知识内容解决当前对精神科护理学的工作任务、范围和发展明确定位的问题。
2. 将精神科护理学的发展与当前对精神科护理学人员的角色功能和素质要求建立联系。

◆ **思政目标**

提升以人为本、爱伤护伤的职业道德修养；培养科学严谨、求实创新的科学精神；培养关注人类精神健康发展的职业精神。

第一节　概　述

精神科护理学是随着现代医学模式的转变和精神医学的快速发展而建立起来的一门交叉性边缘学科，是临床医学中精神医学的一个分支，也是护理学的一个分支，它与精神病学、心理学、护理学、社会学、行为医学等学科有着十分密切和广泛的联系。当今社会，信息产业和科学技术的飞速发展在加快社会发展速度的同时，也使得人们的生活节奏加快，心理压力也普遍增加，这些压力不同程度地造成了人们生理、心理和社会功能的改变，甚至引发疾病，所以精神健康日益受到人们的重视。因此，每一位护士都须具备一定的精神医学知识，才能在实现护理学总体目标的过程中，适应生物 - 心理 - 社会医学模式（biopsychosocial medical model）的需要，真正体现现代护理学倡导的以人为本以及整体护理的理念。

党的十九大报告提出了"健康中国"发展战略。目前，精神医学的服务对象与研究对象已有明显的变化，其重点从传统的严重精神障碍（如精神分裂症）患者，逐渐向轻性精神障碍患者及全人群转变。同时，服务模式也从封闭式管理逐渐转向开放式或半开放式管理，医疗和预防并重。另外，由于新的精神药物的出现、对康复及复发预防的重视，精神障碍患者的预后已大为改观。这些变化不仅与现代护理学的发展有着密不可分的关系，而且为现代护理学自身的进一步发展提供了更多的契机。

一、精神科护理学的基本概念

（一）精神与精神卫生

1. 精神　即所谓的心理，是人脑对客观事物的主观的能动反映。通常包括认识过程、情绪与情感过程、意志过程及人格。

2. 精神卫生（mental health）　是指用以维护与促进精神健康、预防与治疗精神障碍的措施和方法。

（二）精神健康和精神障碍

1. 精神健康（mental health）　是指成功履行精神功能的一种状态，这种状态能产生建设性活动、维持良好的人际关系、调整自我以适应环境。在这种状态下，个体能够认识到自己的潜力，能够应对正常的生活压力，能够有成效地从事工作，并能够对社会做出贡献。精神健康与躯体健康同样重要，精神健康是个人安康、事业成功、家庭幸福、人际交往良好、社会关系健康所不可缺少的一部分。

2. 精神障碍（mental disorder）　是指在各种生物学、心理学以及社会环境因素的影响下，大脑功能活动发生紊乱，导致认知、情感、行为和意志、人格等精神活动不同程度的障碍的总称。精神障碍可伴有痛苦体验和（或）功能损害。例如，阿尔茨海默病患者有典型的认知（特别是记忆）功能方面的损害，抑郁症患者有明显病态的抑郁体验，而儿童注意缺陷障碍患者的主要特征是多动。这些认知、情绪、行为改变使得患者感到痛苦，导致功能受损或增加患者死亡、残疾等的危险性。常见的精神障碍有情感性精神障碍、脑器质性精神障碍等。致病因素有很多方面，如先天遗传、个性特征及体质因素、器质性因素、社会性环境因素等。许多精神障碍患者有妄想、幻觉、错觉、情感障碍、哭笑无常、自言自语、行为怪异、意志减退，绝大多数患者缺乏自知力，不承认自己患病，不主动寻求医生的帮助。

精神健康与精神障碍并非对立的两极，而是一个移行谱（continuum），有时精神活动正常与异常的界限是相当模糊的。精神正常的人，也可以有局限的、一过性的精神异常表现；精神异常的人，也不是所有精神活动都不可思议。其实，人的精神活动相当于一个圆环，精神异常只是环中的一段。如果将人的精神正常比作白色，精神异常比作黑色，那么白色与黑色之间存在着一个巨大的缓冲区域，即灰色区域——非器质性精神痛苦的总和，包括心理不平衡、心境障碍、行为问题等，这些问题都会不同程度地干扰人们正常的生活。从群体来说，人类的心理健康不是黑白分明，而是两极范围小、中间范围大。因此，护士不应忽视灰色区域的存在，而应当对心理问题进行及时的矫正。

（三）精神科护理学

精神科护理学（psychiatric nursing）是以临床精神医学基本理论为基础，以护理学理论及技术为主要手段，运用学科交叉的照护技术优势，结合精神障碍的具体特点，从生物、心理、社会三方面研究和处理人类现存的和潜在的异常精神活动与行为问题，促进健康恢复或提高精神健康水平，以及对患者实施科学管理方法和制度的一门应用性学科。它是护理学的一个分支，也是临床医学中精神医学的一个重要组成部分。

二、精神科护理学的学科特点

精神障碍患者往往因为患病而不能正常工作、学习，有时难以行使自己的社会责任，也可能由于社会歧视而丧失工作、学习机会。精神疾病对患者家庭的影响也不仅仅是治疗、照顾的

负担，还包括家庭成员的精神付出、重新适应、忍受社会歧视等。概括地说，精神障碍患者一般有以下4个方面的特殊性：一是发病机制多有神经生物学或遗传学基础；二是尚缺乏客观的生物学诊断指标；三是诊断标准往往必须同时满足症状学标准和社会学标准；四是负担巨大，个人及家庭的经济及精神压力都很大。因此，精神科护理首先要注重患者的心理体验，并为其提供必要的心理支持。其次，更加强调护患沟通及沟通技巧的应用。再次，需要深入了解患者的社会、家庭以及个人生活背景，提供健康教育与咨询，切实帮助患者适应患病后的生活。最后，更加注重评估患者躯体方面以及攻击、自伤（杀）等的风险。

第二节　精神医学与精神科护理学的发展简史

一、精神医学的发展简史

精神医学是临床医学的一个重要分支，是研究精神障碍的病因、发病机制、临床表现、病程转归以及预防和治疗的一门学科。由于其研究对象是复杂的精神障碍患者，而且大多数精神障碍的病因与发病机制至今尚未明确，同时又受到科学水平的限制以及政治、经济、宗教、文化等因素的影响，尤其是受哲学的影响（哲学上的两大学派唯物主义和唯心主义从未放弃过斗争，围绕着世界的本源问题，即物质还是精神第一性的问题的争论直接影响着对精神障碍本质的认识），使得精神医学的发展滞后于其他医学学科，从而经历了一个漫长而曲折的过程。现代精神医学的发展只有100多年的历史，特别是20世纪60年代以来，神经学科、行为学科的迅速发展，才真正促进了精神医学的发展。

（一）国外精神医学的起源

国外精神医学起源于伟大的古希腊医学家希波克拉底（Hippocrates，公元前460—公元前377年），他也被称为精神医学之父。他指出，脑是思维活动的器官，并提出了精神障碍的体液病理学说。他认为，人体内存在四种基本体液，即血液、黏液、黄胆汁和黑胆汁，就像自然界存在火、土、空气和水一样。四种体液维持平衡就意味着健康，失衡就会导致疾病的发生。他认为，精神障碍是人脑的产物，而非鬼神作祟。他将各种病态的精神兴奋归类于狂躁症，反之称为忧郁症，这是对精神病理现象最早的概括和分类。他的这些理论至今仍然对现代精神医学有深远的影响。与希波克拉底同时代的哲学家柏拉图（Plato）也主张精神障碍患者应当受到家人和社会很好的照顾，而不应让他们在外游荡，如果家人不这样做，则应处罚金。公元5世纪前，已对某些精神障碍的病因进行了探索，并提出应人道地对待精神障碍患者的思想，显示出欧洲古老文明的不朽与光辉。

（二）中世纪宗教神学对精神医学发展的影响

公元3世纪后，古罗马文化逐渐衰落，医学为神学、宗教所统治，沦为宗教和神学的附庸，出现了严重的倒退。精神障碍患者被视为魔鬼附体或灵魂出窍、异端邪恶，受到非人的虐待和惩罚，无数精神障碍患者被送到寺院，并接受祷告、符咒、驱鬼等方法的"治疗"。精神医学专著研究的是魔鬼与精神障碍的关系。到了中世纪末，精神障碍患者受到监禁刑罚，理由是必须用苦刑来驱逐他们躯体内的魔鬼，才能拯救其灵魂。而反对这些观点的人却被宣判为异端邪说。医学又一次沦为"巫医"模式。

（三）工业革命对精神医学的影响

随着17世纪后工业革命的兴起，医学也开始摆脱了中世纪宗教神学的束缚。精神医学出现了重大的转折，精神障碍被认为是一种需要治疗的疾病。18世纪末，法国大革命后，法国精神病学家比奈（Pinel，1745—1826年）成为第一个被任命为"疯人院"院长的医生，他卸掉了精神障碍患者身上的铁链，将疯人院改为医院，主张人道地对待患者，这也被公认为精神医学首次革命性的运动。同一时期的希区（Hitch）开始在疗养院雇用受过训练的女护士，从此，精神障碍的治疗模式进入了医院模式，精神医学开始进入生物医学模式。

（四）现代精神医学

19世纪后，即进入现代精神医学的发展时期。由于自然科学，尤其是医学的快速发展，包括生理学、解剖学、病理学以及临床资料的积累，终于得出精神障碍是由于脑病变所致的结论。现代精神病学之父德国医学家克雷丕林（Kraepelin，1855—1926年）将内、外科疾病的研究方法运用于精神障碍，提出了精神障碍的分类原则。他对精神障碍的分类、诊断、治疗、病因及发病机制进行了大量的研究和探讨，创立了"描述性精神病学"，明确地区分了躁狂忧郁症性精神病与精神分裂症（俗称早发性痴呆）。他认为，精神障碍是一个有客观规律的生物学过程，可以分为很多类，每一类都有各自的病因、典型的病理改变、特征性的躯体和精神症状、与疾病本质相关的联系与转归。20世纪以来，许多精神医学专家分别从生理学、神经科学和心理学等不同角度对精神障碍的病因、发病机制进行了大量的研究和探讨，以期阐明精神障碍的发生机制，形成了精神医学的各种学派。

与描述性精神病学学派不同，由弗洛伊德（Sigmund Freud，1856—1939年）首创的动力精神病学学说认为，人的一切思维、情感和行为都有其内在的原因。口误、记忆错误这些日常生活中的心理现象虽然好像是偶然的，但其实都有在意识层面上不易察觉的动机。人类的精神活动尤其是情感活动也是能量活动，遵循能量守恒的原则。如果情绪能量积累过多而没有机会及时发泄，或没有正常的渠道发泄，那么这些能量不会自行消失，而会以其他形式表现出来，如焦虑症的各种躯体症状。

自称为精神生物学派创始人的阿道夫·迈耶（Adolf Meyer，1866—1950年）结合了心理学和生物学的双重观点，认为一切生物都是由简单到复杂、从低级到高级进化而来。人脑皮质的结构和功能是进化的最高产物，但人类又保留了较低级的神经系统的结构和功能，当高一级水平的功能受到损害时，低一级水平的功能就突出化，所有的人体器官都是在神经系统支配下作为一个整体在行使功能。他还认为，研究精神障碍应把患者放在社会环境中去研究，人的行为和精神障碍都是一种对人体内外变化的反映形式。

现代精神医学史上最为重要的革命性事件是1953年氯丙嗪抗精神病作用的发现和应用，这不仅极大地促进了临床精神障碍的防治工作，也使人们对精神障碍的生物学机制有了更为深刻的认识。越来越多的人注重精神医学应向"生物-心理-社会"的现代医学模式转变，而且这种新的医学模式在精神医学中显得最恰当，也最被需要。精神医学不仅要服务于精神病院内，也要面向社区提供精神卫生服务。

（五）我国精神医学的起源与发展

公元前11世纪，我国已有"狂"这一病名，最早有关精神障碍现象的文字记载见于《尚书·微子》："我其发出狂"。我国最古老的医典《黄帝内经》中就将人的精神活动归结于"心神"活动的功能，并对情志与精神障碍进行了较为系统的论述，如"怒伤肝，喜伤心，思伤脾，忧伤肺，惊伤肾"等。秦汉时期的《难经》《伤寒论》《金匮要略》等医书中对诸多精神症状进行了相对详细的描述，如将精神症状归类为"狂""躁""谵妄""癫""痴""痫"等，并以其独特的理论与实践对这些精神障碍的病因、发病机制与症状进行了论述。如"邪入于阳则狂"，认为"狂"症的发病机制是阴阳不平衡所致，并提出对"狂"症与"癫"症的鉴别方法——"重阳者狂，重阴者癫"。此后1500多年，我国精神医学基本上是沿这条思路缓慢向前发展的，但由于我国精神医学的理论基础囿于阴阳五行学说，所以在精神医学理论上并未有突破性发展。

从19世纪末开始，现代精神医学随着外国传教士的传教活动传入中国。1897年，我国创立了第一所精神病医院，随后各地相继建立了精神病患者的收容机构或精神医学教学机构。新中国成立后，我国精神障碍的防治工作主要由卫生行政部门、民政部门和公安部门管理，相继在各省建立了新的精神病院及康复医院，主要任务是收容和治疗无家可归或影响社会治安的精神病患者。改革开放以来，我国精神医学取得了长足的进步，与国际精神病学界的交流逐渐增多，各种抗精神病药物与新治疗方法和理论的引进丰富了国内精神医学的临床与研究，其主要任务也已由收容性质转变为向社区居民提供优质的精神卫生服务，并且逐渐与国际精神医学的发展趋势接轨。也正是在这样的一个发展过程中，当代精神病学的概念已远远超出传统精神病学概念所涵盖的范围。多数学者认为，将"精神病学"改称为"精神医学"似乎更为贴切。实际上，国内（包括中国台湾、香港）近年来出版的专业书籍均将"psychiatry"译为"精神医学"，这种表达既能较好地概括学科的主要内容，也减少了对精神障碍患者的误解与歧视。

二、精神科护理学的发展简史

（一）国外精神科护理学发展简史

精神科护理学是随着精神病学的诞生而诞生、发展而发展的。国外有关精神科护理的文字记载源于1814年希区（Hitch）在精神病疗养院雇用受过专门训练的女护士看护精神疾病患者。继之，南丁格尔在《人口卫生与卫生管理原则》一书中强调，要注意患者的睡眠与对患者的态度，防止精神障碍患者伤人和自伤。从此便开始要求护理人员在临床医学各科工作中不能忽视对精神问题的关注。1873年，琳达·理查兹（Linda Richards）提出，要以对内科疾病患者相同的水平来护理精神障碍患者，重视患者躯体方面的护理与生活环境的改善。由于她的贡献及影响，确定了精神科护理的基础模式，因此她被称为美国精神护理的先驱。

美国最早专门为培训精神科护理人员而开办的护理学校创设于1882年，是马萨诸塞州的马克林医院，医院设置了2年的课程，但是课程中很少有精神科方面的内容。当时精神科护理人员的主要工作依然是照顾与维护躯体各项功能，如给药、提供个人卫生等。当时的课程中关于心理护理的内容只是提到要有耐心及亲切地照顾精神上有障碍的患者。

20世纪中叶，精神科护理的职能拓宽到协助医生观察精神症状、运用基础护理技术协助对精神障碍患者进行治疗等。1954年，苏联出版的《精神病护理》一书中详细阐述了对精神障碍患者的症状护理和基础护理，强调对患者应保持亲切、体贴、爱护、尊重的态度，并强调废除约束，组织患者的工娱治疗。1977年，恩格尔提出了生物-心理-社会的整体护理模式，罗伊、奥瑞姆等是这一护理模式的代表人物。当时临床护理模式的出现不仅满足了患者需要的高效、优质护理服务，而且迎合了医疗保险公司降低护理成本的要求，并被迅速应用于精神障碍患者的护理。这种模式要求在非精神科也要重视精神方面的护理，以及在精神科要注重躯体方面的护理，同时更要关注患者社会功能的康复。

（二）国内精神科护理学发展简史

我国一直有"三分治疗，七分护理"的说法。古代的精神障碍患者虽然有机会得到依据中医理论做出的诊断与相应治疗，但是关于精神障碍专科护理的记载极少。清末民初，随着精神医学由传教士传入我国，修女们提供了大量非专业的护理服务。新中国成立后，精神科护理学事业逐渐受到重视，全国各地相继建立了各级精神病院，部分地区（如上海、南京等）陆续建立起系统的精神障碍防治网。1958年，我国各主要精神病医院实行了开放式和半开放式管理制度。1990年成立了中华护理学会精神科护理专业委员会，定期举办全国性精神护理工作的学术交流活动。

三、精神科护理学的发展趋势

随着生物学和神经科学的发展，以及人们逐渐意识到心理、社会因素对精神活动的影响，精神科护理学的发展进入了一个新的阶段。在当前形势下，精神科护理学的发展趋势主要体现在以下几方面。

1．精神护理理论的发展。

2．拓展以科学研究为基础的"循证护理"模式，如系统化整体护理、向完全开放式管理模式过渡。

3．吸收新的精神护理技术和方法。

4．扩大工作范围，延伸到社区及家庭精神障碍的护理。

5．提高护理人员的专业素质和服务质量。

第三节　精神科护理学在现代医学中的地位、意义及与其他学科的关系

一、精神科护理学在现代医学中的地位

随着精神障碍问题日益突出，传统的功能制护理、责任制护理已不能完全适应新形势下的护理发展要求，系统化整体护理势在必行。而精神科护理与系统化整体护理有着十分密切的关系，现代护理学的发展离不开精神科护理学，因为后者可以为前者提供充足的理论依据和实践指导。同时，随着我国精神障碍发病率的增高，我国居民疾病谱、死因发生较大的变化。精神障碍及其引起的死亡已成为威胁人类健康的又一"杀手"。精神科护理学与精神医学将在精神障碍的预防、治疗、康复等方面发挥极其重要的作用。因此，精神科护理学在现代医学中具有不可替代的重要地位。

二、学习精神科护理学的意义

随着我国居民生活水平的日益提高，人们对健康和生活质量提出了更高的要求，加强精神障碍的防治，预防心理及行为问题的发生，已经成为当前我国一项十分重要和紧迫的任务。因此，学习精神科护理学不仅可以掌握精神科护理学的知识和技能，使患者得到及时、有效的治疗，而且是我国医学卫生事业发展的客观要求，也是促进社会全面进步的保证。护理学专业学生应认真学好这门重要的专业必修课。

三、精神科护理学与其他学科的关系

（一）护理心理学

在传统医疗过程中，人们常常只看到所服务对象的生理、病理活动或生物性的一面，而忽视了其心理活动和社会性的一面，以致有"见病不见人"的现象。从目前的医学模式来看，这种服务至少是不全面的。因此，护理心理学应运而生，它是以护理为对象形成的应用心理学分支学科，特别强调整体医学模式，即生物－心理－社会医学模式，主要是从护理情境与个体相互作用的观点出发，研究在护理情境这个特定的社会生活条件下个体心理活动的发生、发展及其变化规律，以及对疾病发展和康复的作用，对个体健康的影响。

（二）行为医学

行为医学是一门将与健康和疾病有关的行为科学技术和生物医学技术整合起来，并将这些技术应用于疾病的诊断、治疗、预防和康复的边缘学科。所整合的内容包括人类学、社会学、流行病学、心理学、临床医学和预防医学、健康教育学、精神医学、神经生物学等学科知识。由此可见，虽然行为医学涵盖的范围较广，但它只是将上述学科的一部分整合起来而形成的一门新的学科，行为医学与上述学科不可互相替代。

（三）心身医学

心身疾病（psychosomatic disease）即心理生理疾病，是一组与精神心理因素有关的躯体疾病。它们具有器质性病变（即病理解剖学改变）的表现（如冠状动脉硬化）或确定的病理生理过程（如偏头痛）所致的临床症状，心理社会因素对疾病的发生、发展、治疗和预后具有相对重要的作用。心身医学是研究由精神因素引起或参与引起的、表现为躯体疾病的学科，主要研究范围为：

1. 研究特殊的社会、心理因素与正常或异常生理功能之间的关系。
2. 研究社会、心理因素与生物因素在疾病的病原学、症状学、病程和预后中的相互作用。
3. 提倡医疗照顾的整体观念，即生物 - 心理 - 社会医学模式。
4. 将精神医学与行为医学的方法运用于躯体疾病的预防、治疗和康复。

科研小提示

精神科护理学中的科研是什么？

精神科护理学中的科研选题和科研设计是学生应了解和掌握的重点和难点。通过精神科临床护理实践中发现的问题，思考、检索和再思考可能的解决办法，并通过科学的研究方法和科研设计验证研究假设，从而帮助解决护理管理和临床实际问题，提高护理服务现状。

（四）相关的伦理学和法律问题

1. **精神科护理学与伦理学的关系** 这是精神障碍护理工作中一个非常重要的内容。伦理学的基本原则是尊重（respect）、有利（beneficence）、不伤害（nonmaleficence）、公正（justice）。要遵守护理职业道德规范和相关伦理要求，以帮助患者解除病痛，促进心身健康为首要目标。在护理过程中，要尊重患者的人格、尊严、权利和自主性，把患者的利益放在首位。对待患者要平等，以真诚、友好和共情的态度服务患者。倾听和了解患者是做好护理工作的前提和保障。要耐心、用心地帮助患者，如有时需要核实患者对于医疗信息的理解情况，通过细致的沟通帮助患者减少误会，努力增进医护人员与患者的关系。不泄露患者隐私与医疗信息，并且关注患者的长期发展与家庭和谐。要了解自身（专业和自我认识）的局限性，以协作的方式降低风险。要不断更新知识，提高技术水平，提高自身的人文素养，并在职业服务中加以运用。要尊重同行，相互学习，团结协作。自觉遵纪守法，不以医谋私也是伦理学的重要内容。

2. **精神科护理学与法律的关系** 精神障碍患者可能在精神病性症状的支配下出现冲动、伤人、毁物等违法行为，此时需要进行精神医学司法鉴定，明确患者是否有民事行为能力，是否需要承担相应的法律责任。精神障碍司法鉴定的目的是维护精神障碍患者的合法权益。世界各国对精神障碍患者、智力残疾者、未成年人、盲聋哑人出现违法行为有减免刑罚的规定。减免其刑事处罚，一方面充分体现了人道主义，另一方面对精神障碍患者实施刑罚客观上达不到惩戒的效果。然而，即使精神医学司法鉴定的结论为患者无责任能力，为保障社会安全，也要对其危险性进行评估，并提出治疗和监护方案。

第四节　精神科护理学的工作任务和范围

一、精神科护理学的工作任务

1．研究和实施对精神障碍患者进行科学治疗护理、生活护理、心理护理及康复护理的理论和方法，并运用于临床。

2．研究和实施如何对精神障碍患者进行科学组织和管理，为患者提供安全、舒适的治疗环境。

3．研究和实施如何维护精神障碍患者的权利与尊严，使其得到应有的尊重与适合的治疗；培养和训练患者的生活能力、社会交往能力，在病情好转后能及时重返社会。

4．研究和实施与精神障碍患者沟通的技巧、建立良好护患关系的技巧等，保证护理措施的有效实施。

5．研究和实施如何密切观察有关精神障碍方面的疾病变化，并详细记录，协助诊断，防止意外事件的发生，为医疗、教学、科研、法律和劳动鉴定等积累重要资料。

6．研究和实施对精神障碍患者的社区护理，对患者及其所属家庭、社区开展精神卫生宣传教育工作，对精神障碍患者做到防治结合，医院与社区结合，为患者回归社会作出贡献。

7．从人的全生命周期（备孕期、围生期、婴幼儿期、儿童期、青春期、成年期、老年期）发展的角度，研究和制订维护与促进精神健康和预防精神障碍的照护方案。

二、精神科护理学的工作范围

1．治疗性工作　是对有精神障碍的患者提供一个治疗性环境并进行护理，主要在医院内完成。保证医嘱的执行是精神科护理学特别需要强调的内容，因为大多数严重的精神障碍患者缺少对疾病的自知力，不认为自己患病，从而无治疗要求，甚至强烈反对接受各种必要的治疗，另外还有一些患者可能因为意识障碍或智力问题而无法料理自己的生活。因此，如何使医嘱得以顺利执行，让患者接受及时、必要的治疗是精神科护理的一个重要内容。药物治疗是最常用的治疗方法，必须时刻关注并保证患者按医嘱服药，在治疗效果不佳时还要考虑患者是否按医嘱服药。如果是在精神科病房，发药给患者后还要确定患者是否已服用药物，要严防患者吐药或藏药。患者服药后，要检查口腔并观察患者饮水后才能离开。对于拒不服药的患者，应及时向医师报告，改换给药途径或治疗方法。如果患者是在非精神科病房，也需要关注患者是否遵守了医嘱。

2．康复性工作　主要对象为各种精神障碍的患者，实行全程康复护理干预，通过工娱疗法（工作和文娱疗法）、社会功能训练等促进患者的康复。可在医院内，也可在医院外完成。

3．健康教育工作　主要对象为精神障碍患者及其家属、社区。其主要内容包括：心理卫生常识、对精神障碍的正确认识及态度、对精神药物的作用及不良反应的认识、应对压力的方式、营造健康及和谐的气氛等，达到促进患者康复、预防复发的目的。主要在医院和社区内完成。

4．心理卫生工作　这是精神科护理学发展的必然趋势，也是预防和减少精神障碍发生的根本途径。精神障碍护理工作必须从医院内护理扩大到社区精神卫生护理，并延伸到对社区精神障碍患者进行家庭治疗和康复护理的指导。主要在医院外完成（图1-1）。

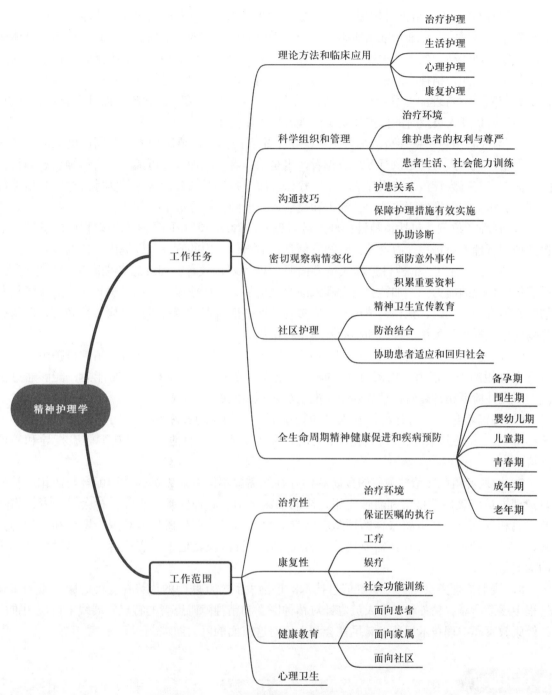

图 1-1　精神科护理学的工作任务和范围

第五节　精神科护理人员的角色功能与素质要求

一、精神科护理人员的角色功能

　　角色是处于一定社会地位的个体或群体，在实现与这种地位相联系的权利与义务的过程中，所表现出的符合社会期望的行为和态度的总模式。现代精神科护理人员主要承担着照护者、治疗者、管理者、教育者、研究者、咨询者、协调者和线上护理人员的角色功能。

1．照护者角色　精神科护理人员必须掌握精神护理的理论知识和实践技能，应该在完成护理程序的过程中，详细、准确地制订合理、周全的护理计划。根据护理计划，准确、具体地实施各项护理活动，如生活护理、临床护理、安全护理及用药护理等，确保患者获得最好的护理和照顾。例如，精神障碍患者可能受疾病的影响，不仅意识、思维和行为会发生异常，甚至在发病期间生活自理能力也会有不同程度的丧失，自身安全得不到保障，而且家属不在身边，这时精神科护理人员及时的保护和安全护理就显得十分重要。

2．治疗者角色　精神科的综合治疗决定了患者的治疗需要医护人员共同协助完成。在治疗过程中，护理人员既是执行者、协作者，也是治疗者。护理人员可参与患者精神状态和行为的评估，参与行为疗法、工娱疗法、家庭疗法、康复疗法及放松疗法等的实施。这要求精神科护理人员积极掌握疾病相关理论、知识和技能，与医师共同完成治疗任务。

3．管理者角色　包括精神科护理人员对患者的管理、环境的管理和护理程序的管理，也包括护理管理者对护理人力资源、时间、信息、财力、物力的管理，以提供最佳的服务。

4．教育者角色　精神科护理人员要按照护理计划，教育、训练患者提高生活自理能力、适应住院环境的能力、参加社会活动和人际交往的能力、职业能力，以及进行病愈后预防复发的健康教育等。同时，精神科护理人员应参与社区一般人群的精神卫生健康宣传教育，对精神疾病高危人群予以关注，预防和早期发现精神疾病。

5．研究者角色　精神科护理学是一门实践性与科学性相结合的学科。精神科护理人员应该具有敏锐的观察能力、周密的思考能力、冷静的分析能力、准确的判断能力，能够通过实践，研究并验证精神障碍护理的规律，推动学科不断发展。

6．咨询者角色　精神科护理人员应该掌握一定的沟通技巧和相应的理论知识，能够为精神障碍患者及其家庭、社区提供相关信息和咨询服务，使他们及时获得健康指导和心理支持。

7．协调者角色　精神障碍的预防和治疗往往需要不同专业人员的共同配合与协作。精神科护理人员应该发挥桥梁和纽带作用，协调临床医师、心理医师、护师、社会工作者、患者及家属相互配合，以取得最佳的预防和治疗效果。由于精神障碍患者意识、思维和行为的异常，精神科护理人员往往还需要代替患者向家属、社区及其他人员表达诉求、提供信息、协助沟通等。

8．线上护理人员角色　随着信息技术的迅猛发展，互联网的优势在全民健康战略的实施过程中逐渐凸显。精神科护理人员应针对精神医学和精神障碍患者的特点发展线上可应用推广的健康教育和护理技术规范，满足社会和人们对这方面的巨大需求。

知识链接

优秀精神科护理工作者的职业素养

1．真诚的热爱和职业认同感　精神科护士是一种需要热情帮助他人的职业，需要对大脑病变和精神疾病如何影响患者有深刻的理解，并将治疗的信心传递给患者。护理人员需要对精神科护理职业怀有发自内心的热爱和自豪感，将患者的康复和健康作为快乐和信心的来源，将探索能够帮助精神疾病患者康复的护理方法作为终生奋斗的目标。

2．批判性思维　临床上每位患者都有自身的特点和心理需求，因此精神科护理人员对每位患者的护理在遵循一般护理原则的基础上，还需要注意采用批判性思维的方式来为患者提供个性化的有效护理方案。

3．共情能力　共情指的是一种能设身处地体验他人处境，从而达到感受和理解他人心情的能力。精神科护理就是需要帮助患者提高精神、情绪和个性的稳定性，因此护理人员需要具有出色的人际沟通能力，在必要时成为一名耐心的倾听者，以提高患者对医护人员的信任感和治疗依从性。

4. 责任感和职业素养 优秀的精神科护士是患者治疗团队的重要力量，可以是帮助患者和医生进行有效沟通的桥梁，也可以是促进患者康复的助力。因此，优秀的精神科护士在具有较好共情能力的同时，也需要在职业角色和环境中保持理性和高度的责任感。在护理工作中，需要言行一致，护士态度或护理质量不能因人而异，要始终保持专业精神和素养。

二、精神科护理人员的素质要求

精神医学范畴的扩展对精神科护理人员提出了更高的要求。精神科护理人员除应具备一般护士的基本素质（即思想品德素质、科学文化素质、专业素质、心理素质和身体素质）外，还应该具备精神科护理人员特有的素质。

1. 精神科护理人员既要有强烈的社会责任感、极大的工作热情、丰富的情感反应，还必须在专业上具有勇于钻研的科学精神和较强的精神科护理学专业理论基础和护理能力，同时也要遵照"立德树人"的思想，不断培养精神科护理学领域的人才和接班人。

2. 精神科护理人员应树立自尊、自爱、自强的观念，严格要求自己，热爱专业，以献身护理事业作为自己的崇高理想，不忘为人民服务的初心和使命。在护理工作中要诚心、耐心、虚心，真心实意地做一名维护患者身心健康的白衣天使。

3. 言行谨慎、保守秘密 对于患者的任何隐私，护士都有保护的义务，不得泄露。特别是对于某些特殊精神障碍患者的症状和病情，应严格执行保护性医疗制度。要尊重患者的人格、诊治权利，把患者视为自己忠诚服务的对象。

4. 工作认真负责、任劳任怨 精神科护理人员必须认真、审慎地对待工作，对工作认真负责、仔细周密、不出差错。同时，精神科护理人员要养成"手勤、腿勤、眼勤、嘴勤、脑勤"的习惯，只要是为了患者的健康利益，护理人员都不应计较个人得失，要不怕苦、不怕脏、不怕累，兢兢业业做好工作。

5. 勤奋学习、精益求精 精神科护理学作为一门发展中的分支学科，需要护理人员不断吸取新知识、掌握新技术。因此，精神科护理人员必须做到勤奋学习、刻苦钻研、坚持不懈，才能适应精神科护理学的发展要求。

6. 互尊互助、团结协作 护士与医生、护士与患者、护士与其他工作人员，以及护士与护士之间都要有一种互尊互助、密切配合、协调一致的精神，更好地维护患者的身心健康、解除患者的病痛。

小 结

1. 精神科护理学是以护理学理论及技术为主要手段，结合精神障碍患者的具体特点，从生物、心理、社会三方面研究和处理人类现存的和潜在的异常精神活动与行为问题，促进健康恢复或提高精神健康水平，以及对患者实施科学的管理方法和制度的一门应用性学科。

2．精神科护理学的工作范围主要包括治疗性工作、康复性工作、健康教育工作和心理卫生工作。

3．精神医学范畴的扩展对精神科护理人员提出了更高的要求。精神科护理人员除应该具备一般护士的基本素质外，还应该具备精神科护理人员特有的素质。

思考题

1．简述精神障碍和精神病学的概念。

2．简述精神科护理人员的角色功能。

3．简述现代精神科护理学的工作任务和对精神科护理人员的素质要求。

（吴　超）

第一节　精神障碍的病因学

导学目标

通过本章内容的学习，学生应能够：

◆ **基本目标**

1. 描述常见精神症状的概念。
2. 说明常见精神症状的特征。
3. 比较常见精神症状的异同点。

◆ **发展目标**

1. 综合运用精神障碍的基础知识进行常见症状的识别，归纳症状护理要点。
2. 归纳精神障碍的病因以及认知障碍、情感障碍、意志行为障碍的类型和特点。

◆ **思政目标**

1. 培育和引导学生践行社会主义核心价值观。
2. 培养学生心怀敬畏、充满热爱的职业认同感。

案例 2-1A

　　患者，男性，32 岁，患有精神分裂症，1 年前无故出现多疑、敏感，自觉内心所想的事情并没有说出来，但都已被周围邻居知道并加以评价和议论。他认为邻居在背后议论他，指桑骂槐、诋毁他的名誉。患者近 1 个月症状加重，说邻居收买了公安局的人跟踪、监视他，想加害于他，并感觉到自己的行为已经被高科技仪器监视及控制，使他生不如死。患者自诉会说数十门外语，家里有数百名佣人等。患者十多岁时，有一次给奶奶擦身，看见了奶奶的躯体。他回忆这件事时，内容描述得非常细致，并说这是不道德的。近 3 天，患者拒食，自诉闻到食物中有特殊的气味，并听到有声音告诉他："饭里有毒，不能吃。"

　　请回答：

　　分析上述案例中患者存在的精神症状。

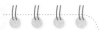

脑是产生精神活动的器官，人类的大脑功能和精神活动错综复杂。到目前为止，除器质性精神障碍、心因性精神障碍、少数遗传疾病（如唐氏综合征）等精神障碍的病因较为确定外，绝大多数精神障碍（包括精神分裂症、情感性精神障碍等疾病）的病因仍不明确，目前还没有找到确切的病因与发病机制，也没有找到敏感、特异的体征和实验室异常生物学指标。但人们认识到生物学因素（内在因素）和心理社会因素（外在因素）在精神障碍发生、发展的过程中起着重要作用。凡是能够导致人类大脑结构和功能损害或影响其正常发育的有害因素都可能引起精神障碍。许多精神疾病的发生是多种因素共同作用的结果。

一、生物学因素

生物学因素又称躯体因素，是指通过生物学途径影响中枢神经系统功能而导致精神障碍的因素，包括遗传因素、器质性因素、神经生物化学因素等。

（一）遗传因素

遗传物质基础发生病理性改变，从而发挥其致病作用。家系研究结果表明，精神分裂症、心境障碍、儿童孤独症、神经性厌食症、儿童注意缺陷多动障碍、焦虑症、阿尔茨海默病等都具有明显的家族聚集性。随着遗传学研究的不断深入，目前较公认的观点是，绝大多数精神障碍的发生是由于多个基因相互作用，使患病风险不断增加，加之环境因素的影响，从而导致疾病发生。多基因遗传病是由遗传因素和环境因素共同作用所致，其中，遗传因素的作用可通过遗传度来衡量。遗传度（heritability）是指遗传因素所产生的影响程度。需要强调的是，即使有较高的遗传度，环境因素对于疾病的发生、发展、病程及预后仍起着非常重要的作用。精神疾病是脑发育异常相关的遗传问题，并且取决于遗传因素与环境因素的相互作用。因此，虽不能改变基因，但可以通过对环境因素的调控来达到预防疾病的目的。

（二）器质性因素

器质性因素包括急、慢性躯体感染和颅内感染，或某些内脏器官、内分泌、代谢、营养、结缔组织和血液系统等疾病。如果引起水、电解质平衡失调，缺氧，衰竭等影响了脑功能或发生脑器质性病变，则可直接或间接导致大脑功能紊乱而引发精神障碍。如肝性脑病、肾性脑病、脑膜炎等患者可出现精神障碍。

（三）神经生物化学因素

脑功能的基础是神经细胞内和神经细胞间的信息传递，神经化学物质的改变可导致精神障碍。研究显示，神经生物化学改变与精神障碍的发生存在一定的相关性。例如，精神分裂症与多巴胺功能亢进有关，抑郁症可能与脑内 5- 羟色胺和去甲肾上腺素缺乏有关，躁狂可能与脑内 5- 羟色胺功能增强有关。

知识链接

神经递质的生物化学基础

1. 去甲肾上腺素（norepinephrine，NE） NE 能神经元广泛存在于神经系统，适当兴奋可产生欣快和兴奋情绪，过度兴奋则会产生躁狂和攻击行为。

2. γ- 氨基丁酸（γ-aminobutyric acid，GABA） GABA 是皮质主要的抑制物质，主要分布于脑灰质内，睡眠时释放增加。GABA 降低，可使抑制性神经冲动不足，导致多巴胺能神经元功能亢进，从而引发精神分裂症。

3. 多巴胺（dopamine，DA） 脑内 DA 能神经元胞体位于中脑和下丘脑，中脑内的 DA 主要影响机体的一般行为和情绪活动，下丘脑内的 DA 对垂体的内分泌功能有控制作用。

4. 乙酰胆碱（acetylcholine，ACh） 广泛分布于中枢神经系统的 ACh 可激活胆碱能受体（M 型），大脑皮质感觉区的受体与觉醒 - 睡眠周期有关，海马的胆碱能系统与学习、记忆和意识有关。

5. 5- 羟色胺（5-hydroxytryptamine，5-HT） 5-HT 能神经元位于低位脑干中线附近的中缝核，5-HT 可维持精神、情绪的稳定。研究表明，脑内 5-HT 代谢失调与智力障碍和精神症状有关。有强烈自杀观念的患者，其脑内 5-HT 水平低下。

6. 组胺（histamine，HA） HA 和 5-HT 能神经元为兴奋性神经元，DA 和 ACh 能神经元为抑制性神经元。这两个系统处于动态平衡，可维持锥体外系的正常神经功能。若两个系统失衡，则可导致帕金森病等锥体外系疾病。

二、心理社会因素

应激事件、情绪状态、人格特征、生活环境、父母养育方式、社会经济状况、种族、文化背景、宗教信仰、人际关系等均为精神障碍的心理、社会因素。这些因素在精神疾病的发生、发展与转归过程中起着重要作用。

（一）心理因素

心理因素包括心理素质和心理应激两个方面。心理素质往往是条件因素，而心理应激则为致病诱发因素。

1. 心理素质 人格是个体心理素质的体现，是一个人在日常生活中所表现出的总的情绪和行为特征，此特征相对稳定并可预测。人格的形成与先天的生物学基础及后天的生活环境均有密切关系。研究表明，发病前人格特征的偏离或障碍与精神障碍的发生密切相关，并且不同人格特征的人可能罹患不同的精神障碍。例如，精神分裂症患者发病前多具有分裂样人格障碍的人格特征，表现为孤僻、被动、冷漠、行为怪异、白日梦及好猜疑等；强迫症患者发病前多具有强迫型人格障碍的人格特征，表现为完美主义、犹豫不决、谨小慎微、固执及缺乏安全感等；分离转换障碍患者发病前多具有表演型人格倾向或障碍的人格特征，表现为过分地感情用事或言行夸张，以吸引他人的注意等。

2. 心理应激 心理应激通常是指机体在某种环境刺激作用下，由于客观要求和应对能力不平衡所产生的一种适应环境的紧张反应状态。心理应激与精神疾病的关系一方面是直接致病作用，某些强烈的应激事件（如地震、火灾、战争、被虐待、被遗弃、被强暴等）可引起心因性精神障碍，在这种情况下，心理应激起到主要的致病作用；另一方面，心理应激在疾病中属于诱发因素，如精神分裂症、情感性精神障碍等。在临床上，与应激有关的精神障碍主要有急性应激反应和创伤性应激反应。除应激事件外，内心得不到满足，动机行为在实施过程中受挫，也会产生应激反应，长期应激则会导致焦虑、抑郁状态以及心身疾病等。

科研小提示

研究表明，校园暴力行为属于精神应激因素之一，与学生的社会心理密切相关。学校应当为学生提供多渠道、多样化的支持，遭受校园暴力行为困扰的学生可根据自身的实际情况及时寻求帮助。

（二）社会因素

良好的社会因素对心理可产生保护作用，不良的社会因素则会对心理健康产生致病作用或为致病因素发挥作用提供有利条件。

1．环境因素　包括自然环境（大气污染、噪声、交通混乱、居住拥挤、环境脏乱）和社会环境（人际关系紧张、社会动荡、社会巨大变革）等，均可增加心理和躯体应激，使个体长期处于烦闷、紧张、兴奋或焦虑等状态下，进而诱发精神疾病。

科研小提示

研究表明，家庭环境对孩子的个性形成及心理健康具有极其重要的影响，长期不良的家庭环境容易使孩子形成不良的人格特征。

2．文化因素　民族文化、社会风俗、宗教信仰和生活习惯等与精神障碍的发生有着密切的关系。具有不同文化背景的个体所发生精神障碍的种类、症状等存在着差异性。例如，恐缩症的流行是中国、印度和东南亚居民中特有的现象。马来西亚的"杀人狂"与社会文化背景密切相关。在文化水平落后的地区常见分离状态、恍惚状态和附体状态。低文化水平人群阿尔茨海默病患病率明显高于高文化人群。精神分裂症的患病率城市明显高于农村。

3．移民因素　移居到陌生地区生活或避难也可成为精神障碍的发病因素。引起移民精神障碍的原因主要是环境改变、语言不通、怕遭歧视等诸多适应方面的问题。

纵观上述对精神障碍病因学的探讨，除器质性精神障碍和心因性精神障碍的病因较为明确外，病因不明的精神障碍及其发病是多种致病因素综合作用的结果。生物学因素（内在因素）和心理社会因素（外在因素）在精神障碍的发生、发展过程中均起着重要的作用，且二者相互作用，共同影响疾病的产生、发展及转归。但对于不同的精神障碍，两者的作用并非均等，目前认为精神分裂症、心境障碍等的病因以生物学因素为主，而应激性精神障碍、神经症及心身疾病等的发生主要与心理社会因素有关。

随堂测 2-1

第二节　精神障碍诊断分类学

精神障碍的分类是按一定的分类原则，将全部精神障碍分门别类地纳入一个分类系统中，以加深对疾病的研究与认识，有利于临床诊断、治疗和护理的实施。主要根据症状学分类原则，兼顾可能的病因、病理生理特征进行分类。

一、精神障碍诊断分类原则

（一）病因与病理生理学分类原则

根据疾病的病因和（或）病理生理改变建立诊断，同一个病因可能导致不同的症状。此种分类方法有利于病因治疗。例如，病毒性脑炎所致精神障碍、多发性梗死性痴呆、慢性酒精中毒性幻觉症、苯丙酮尿症等可认为是以病因和病理生理（包括遗传染色体与生化代谢障碍）命名与分类的；应激相关障碍则是按病因或病理生理学原则进行分类的。

（二）症状学分类原则

大部分精神障碍虽然可能存在遗传相关的病因和神经生理、神经生化等病理生理改变，但至今确切病因、病理生理机制仍然不明，只能根据临床表现的主要症状或症状群进行命名与分类。对于同一种以症状命名的疾病，若主要症状表现改变，也可以导致诊断的改变。同一症状或综合征可有不同的病因，病因不同但症状相似时，也可得出相同的诊断。此种分类方法有利于对症治疗。

二、国际常用的精神障碍分类系统

世界卫生组织（World Health Organization，WHO）制定的《国际疾病分类》（International Classification of Diseases，ICD）第 11 版（简称 ICD-11）的结构体系和应用范围较广。为了满足不同资源配置的初级医疗机构的疾病分类需求，ICD-11 提供了多种线性组合，包括供低资源配置初级医疗机构和中等资源配置初级医疗机构使用的线性组合，简称 ICD-11-PCL 和 ICD-11-PCM。

ICD-11 中关于精神障碍的主要分类如下：

BlockL1-6A0　神经发育障碍

BlockL1-6A2　精神分裂症或其他原发性精神病性障碍

BlockL1-6A4　紧张症

BlockL1-6A6　心境障碍

BlockL1-6B0　焦虑或恐惧相关障碍

BlockL1-6B2　强迫或相关障碍

BlockL1-6B2　应激相关障碍

BlockL1-6B6　分离障碍

BlockL1-6B8　喂食或进食障碍

BlockL1-6C0　排泄障碍

BlockL1-6C2　躯体忧虑或躯体体验障碍

BlockL1-6C4　物质使用或成瘾行为所致障碍

BlockL1-6C7　冲动控制障碍

BlockL1-6C9　破坏性行为或品行障碍

BlockL1-6D1　人格障碍及相关特质

BlockL1-6D3　性欲倒错障碍

BlockL1-6D5　做作性障碍

BlockL1-6D7　精神障碍

BlockL1-6E2　与妊娠、分娩和产褥有关的精神或行为障碍

BlockL1-6E6　与其他疾病分类相关的继发性精神或行为综合征

三、美国精神障碍分类系统

美国精神障碍分类系统称为《精神障碍诊断与统计手册》（Diagnostic and Statistical Manual of Mental Disorder，DSM），目前最新版本为 2013 年出版的 DSM-5。DSM 的系统分类虽然通行于美国，但因其有详细的诊断标准，因此具有较大的国际影响。DSM-5 主要是根据疾病的谱系障碍进行分类，并对相关障碍进行了新的分组。

DSM-5 中的主要疾病分类如下：

1．神经发育障碍

2．精神分裂症谱系及其他精神病性障碍

3．双相及相关障碍

4．抑郁障碍

5．焦虑障碍

6．强迫及相关障碍

7．创伤及应激相关障碍

8．分离障碍

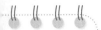

9．躯体症状及相关障碍

10．喂食及进食障碍

11．排泄障碍

12．睡眠 - 觉醒转换障碍

13．性功能失调

14．性别烦躁

15．破坏性、冲动性控制及品行障碍

16．物质相关及成瘾障碍

17．精神障碍

18．人格障碍

19．性欲倒错障碍

20．其他精神障碍

21．药物所致的运动障碍及其他不良反应

22．可能成为临床注意焦点的其他状况

知识链接

中国精神障碍分类与诊断标准（CCMD-3）发展简史

我国于1978年制定了《中国精神障碍分类与诊断标准（Chinese Classification and Diagnostic Criteria of Mental Disorder，CCMD）》第1版，将各类精神疾病归为十大类，并进一步划分了各种亚型与亚类。1989年通过并公布了我国新的疾病诊断与分类方案，同年发布了CCMD-2。随着20世纪90年代ICD-10和DSM-Ⅳ的问世，我国精神科学界进一步完善精神疾病的诊断与分类系统，于1995年出版了修订版CCMD-2-R。由于CCMD-2-R应用过程中存在的一些争议以及与国际分类接轨的需求，中华精神科学会于2001年推出了第3版（CCMD-3）。CCMD-3一方面参考和吸收了ICD-10的内容和命名原则，兼顾症状学分类和病因与病理生理学分类，正在与国际诊断系统接轨；另一方面也保留了我国的特色。但对于保留和增加的某些诊断，近10年来缺乏相应的研究，如长期随访研究、大样本前瞻性研究等，因此我国在未来诊断系统的修订过程中，需要进一步探讨和研究。基于此，目前已较少使用该系统。疾病系统多采用ICD进行分类与诊断，而研究多采用DSM的分类与诊断标准。

CCMD-3的主要分类如下：

0　器质性精神障碍

1　精神活性物质或非成瘾物质所致精神障碍

2　精神分裂症和其他精神病性障碍

3　心境障碍

4　癔症、应激相关障碍、神经症

5　心理因素相关的生理障碍

6　人格障碍、习惯与冲动控制障碍、性心理障碍

7　精神发育迟滞、童年和少年期心理发育障碍

8　童年和少年期的多动障碍、品行障碍、情绪障碍

9　其他精神障碍和心理卫生情况

第三节　精神障碍的常见症状

精神障碍是以精神活动异常为主要表现的一大类疾病，异常的精神活动可概括为认知过程障碍、情感过程障碍和意志行为障碍三方面。异常的精神活动可以通过个体的外显行为（如言谈、书写、表情、动作行为等）表达或表现出来，称为精神症状。精神症状是大脑功能障碍的表现，其发生在中枢神经系统病理改变的基础上，一般可分为四种情况：第一是大脑结构改变所致的精神活动异常，如阿尔茨海默病；第二是大脑功能障碍所导致的精神活动异常；第三是大脑代谢或生化改变所导致的精神障碍；第四是病因或发病机制未明的所谓"功能性精神病"的症状，如精神分裂症、心境障碍等。

每一种精神症状均具有以下共同特点：①症状的出现不受患者意识的控制；②症状一旦出现，即难以通过转移注意力使其消失；③症状的内容与周围客观环境明显不相符；④症状通常会给患者带来不同程度的痛苦体验和社会功能损害。这些精神症状在患者身上并不是孤立的，可分为与精神异常活动有直接关系的原发症状和可能与原发症状有因果关系或时间上有先后顺序的继发症状，多种症状伴随出现还可构成综合性的具有临床特点的症状群。由于多数精神障碍至今仍然病因不明，缺乏可有效利用的生物学指征，不能像普通内科疾病借助找到器质性的病理变化和多种辅助检查等手段来确定诊断，所以目前精神障碍的临床诊断主要是通过病史采集和精神检查发现精神症状及症状群，先做出精神障碍的症状学诊断，进而结合病例资料做出疾病的分类学诊断。因此，学习和掌握精神障碍的症状非常重要，它是精神病学及精神科护理学的基础，是做好精神科护理工作的必要条件。

精神障碍症状的检查主要通过交谈和观察两种方法来完成。一般来说，精神障碍患者的症状并不是每时每刻都存在的，在临床工作中必须仔细、反复观察，运用各种交谈技巧，善于挖掘隐蔽症状，才能避免漏诊和误诊的发生。在精神检查时应注意：①确定是否存在精神症状及存在哪些精神症状；②了解精神症状出现的频率、持续时间和严重程度，并进行鉴别诊断；③分析各种症状之间的关系，确定是原发症状还是继发症状；④探讨可能影响症状发生的生物学和社会心理因素，以利于客观、全面地了解症状，进而帮助患者消除症状。判定某一种精神活动正常与否时，一般应从以下 3 个方面进行对比分析：①纵向比较，即与患者以往的一贯表现相比较，精神活动是否具有明显改变；②横向比较，即与大多数正常人的精神状态相比较，是否具有明显差别，持续时间是否超出了一般限度；③是否与现实环境相符，应结合当事人的心理背景和当时的环境对其精神活动进行具体分析和判断。

人类的正常精神活动按照心理过程通常分为认知（感知觉、思维、注意、记忆、智能、自知力和定向力）、情感和意志行为 3 个过程，精神障碍的症状也按上述过程的障碍来进行阐述。应该认识到，人们的心理活动是一个整体，各种心理过程是密切配合、相互影响、协同作用且不可分割的。

一、认知过程障碍

（一）感知觉障碍
感知觉障碍包括感觉障碍、知觉障碍及感知综合障碍。

1. 感觉障碍　感觉（sensation）是指大脑对客观事物个别属性的反映，是人类最初级的心理过程。人们对客观世界的认识活动是从感觉开始的。感觉借助于各种感觉器官来感知外界事物和躯体内部器官的活动状况，如客观事物的颜色、性状、气味、大小等；视觉、听觉、嗅觉、味觉、触觉、平衡觉、运动觉等都是不同类型的感觉，分别反映事物的个别属性。

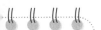

常见的感觉障碍有感觉过敏、感觉减退、内感性不适。

（1）感觉过敏（hyperesthesia）：是指对外界一般强度的刺激感受性增高，感觉阈值降低。如耳边轻语便觉得震耳欲聋，觉得月光特别耀眼，对普通的气味感到异常浓郁而刺鼻，甚至连正常心脏搏动和胃肠蠕动都不能耐受。感觉过敏多见于神经系统疾病患者，在精神科多见于分离性障碍、躯体忧虑障碍等患者。

【案例】某女，50岁，主诉1年来睡眠差，近2周不能接受任何刺激，入院时戴墨镜、围围巾、戴口罩、穿大衣，"全副武装"，主诉怕阳光刺伤眼睛，不能听汽车的刹车声、鸣笛声，不能听广播，平时几乎足不出户。

（2）感觉减退（hypoesthesia）：是指对外界刺激的感受性减低，感觉阈值增高。对外界强烈的刺激产生轻微的感觉体验或完全不能感知称为感觉缺失（anesthesia）。感觉减退多见于神经系统疾病患者，在精神科多见于抑郁状态、木僵状态、意识障碍和分离性障碍等患者。

【案例】某男，40岁，诊断为分离性障碍。患者足部有陈旧性烫伤瘢痕，家属解释为患者在家用开水洗脚，当被发现足部被热水烫伤出现大水疱时他还毫无察觉。

（3）内感性不适（senestopathia）：又称体感异常，是指躯体内部产生的各种不适和（或）难以忍受的异样感觉。如患者感觉某种挤压、溢出、牵拉、游走、蚁爬感等，这些不适感觉引起患者不安，可继发疑病妄想。其特点是不能描述异常感觉的性质，也不能明确指出体内不适感的部位。内感性不适多见于精神分裂症、抑郁发作及颅脑损伤所致精神障碍患者。

【案例】某男，62岁，诊断为精神分裂症。患者告诉医生自己腹部极度不适，似乎有物体在游走，感觉难以准确描述其性质，位置也不固定。患者已在多家医院接受了彩超、CT、磁共振成像等检查，仍然病因不明。

2．知觉障碍　知觉（perception）是在感觉的基础上，大脑将客观事物的各种属性进行综合，结合既往经验，形成对客观事物的整体印象，是认知的初级阶段。知觉具有两个特性：一是知觉的整体性，即客观事物的某些个别属性发生变化，不影响对整体的认知，很容易识别出来。二是知觉的恒常性，即个体对客观事物的知觉与既往的经验有关。感觉和知觉都是当前客观事物在人脑中的反映，感觉反映事物的个别属性，知觉反映事物的各种属性及它们之间相互关系的整体属性，是反映事物的外部表现及其相互之间的表面联系。

知觉障碍是精神科临床上最常见的症状。常见的知觉障碍包括错觉、幻觉、感知综合障碍。

（1）错觉（illusion）：是对客观事物歪曲的知觉，即把实际存在的事物歪曲地感知为与实际完全不相符合的事物。正常人在特定条件下偶尔也可出现错觉，如在照明不良或视觉、听觉减弱的情况下，或疲乏、精神紧张、恐惧时可产生错觉，如"草木皆兵""杯弓蛇影"等，但通过验证后能很快纠正。病理性错觉多见于感染、中毒等因素导致的意识障碍（如谵妄）和功能性精神病（如精神分裂症），后者多与幻觉同时出现。精神病患者的错觉可按不同的感官分为错听、错视、错嗅、错味、错触及内感性错觉，多带有恐惧色彩。临床上以错听和错视多见。

【案例】某男，30岁，谵妄状态。患者躺在床上输液时突然精神紧张，表情恐惧，用力挥舞正在输液的手臂，并指着输液管说，"那是一条蛇"。

（2）幻觉（hallucination）：是一种虚幻的知觉，即没有现实的客观刺激作用于感觉器官时出现的虚幻的知觉体验。例如，患者听到已去世的爷爷责骂自己的声音，在病房里凭空看见母亲边做饭边埋怨自己等。幻觉是精神科临床上常见且重要的精神病性症状之一，其特点有：①形象的生动性；②存在于客观空间；③不从属于自己；④不随自己的意愿而改变。生理情况下，如半睡半醒状态以及长期感觉剥夺或过分期待某种现象时可出现幻觉，通常是短暂的、单纯的，如听到有人叫唤自己的名字。病理性幻觉多见于器质性精神病、精神分裂症、情感性精神病等。

幻觉可根据其所涉及的感觉器官、来源和产生条件的不同进行分类。

根据所涉及的感觉器官不同，可将幻觉分为幻听、幻视、幻味、幻嗅、幻触、内脏性幻觉等。

1）幻听（auditory hallucination）：一种虚幻的听觉（幻听），即患者听到了并不存在的声音，是精神科临床上最常见的幻觉，分为言语性幻听和非言语性幻听。患者可以听到各种不同种类和不同性质的声音，非言语性幻听如虫鸣鸟叫声、单调敲击声、流水声、汽车鸣笛声等。临床上言语性幻听最多见，且常具有诊断意义，幻听的内容常与患者有关，且多对患者不利。根据幻听内容的不同，言语性幻听还可分为评论性幻听、争论性幻听和命令性幻听。评论性幻听多为评论患者的言行、道德品质，可以是批评、嘲笑的声音，也可以是表扬、赞赏的声音。争论性幻听（也称议论性幻听），是指两个或两个以上的声音站在不同角度谈论患者，它们之间的意见不一致，甚至相互间发生争吵。命令性幻听，是指幻听内容命令患者做某些事情，如向左转、不许进食、跳楼自杀、攻击他人等。受幻听的影响，患者常为之苦恼和不安，并可产生自言自语、对空谩骂、拒饮、拒食、自伤、自杀、伤人毁物等行为，常继发被害妄想。幻听可见于多种精神障碍，其中命令性幻听、评论性幻听和争论性幻听是诊断精神分裂症的重要症状依据。

【案例】某女，28岁，诊断为精神分裂症。患者告诉护士老公不要她了，近几天她在病房常能听到老公和一个小妹打情骂俏的声音。

2）幻视（visual hallucination）：是指患者看到了并不存在的事物（幻视）。临床上也较常见，常与其他感官的幻觉一起出现。幻视的内容丰富多样，形象可清晰、鲜明具体，但有时比较模糊，如可以是一道白光、简单的闪光，也可以是复杂的人物、地面、图像等，如看到自己身上爬满了小虫子、有人用黑漆漆的枪口对准自己等。意识清晰状态下出现的幻视多见于精神分裂症患者，意识障碍时的幻视多见于谵妄状态患者。谵妄状态时出现的幻视形象生动、鲜明，多具有恐怖色彩，如看到墙上有蜘蛛在爬，房间内有龙在飞舞等。

【案例】某男，32岁，诊断为酒精所致行为和精神障碍。患者说他昨晚看见自己头顶有一个小黑洞，许多小蚂蚁源源不断地从洞里爬出来，爬满了他全身和地上，他非常害怕。

3）幻嗅（olfactory hallucination）：是指患者可闻到现实中并不存在的某种难闻的气味（幻嗅），如腐败的尸体气味、粪便味、化学物品的烧焦味、浓烈刺鼻的药物气味以及躯体发出的怪味等，往往引起不愉快的情绪体验，常与其他幻觉和被害妄想合并出现，多见于精神分裂症患者。在颞叶损害的病例中，幻嗅是首发症状。

【案例】某男，52岁，诊断为精神分裂症。患者闻到室外有毒气体的气味，出门时戴多层口罩，并把门缝、窗户、空调孔等一切可疑释放气体的通道封堵起来。

4）幻味（gustatory hallucination）：在精神疾病患者中较少见。患者尝到食物或水中并不存在的某种特殊的味道（味幻觉），因而拒绝进食。幻味常与幻嗅同时出现，并继发于被害妄想，见于精神分裂症患者。

【案例】午饭时间，大部分患者都吃得津津有味，某新入院精神分裂症患者吃饭时刚吃几口，就呆坐在座位上，经医师询问说："这份菜被人动了手脚，我吃了几口就感到饭菜里有药味，不敢再吃了。"

5）幻触（tactile hallucination）：又称皮肤幻触（触幻觉）。在没有任何刺激时，患者感到皮肤或黏膜表面有某种异样的感觉，如针刺感、虫爬感、麻木感、通电感等体验，多见于周围神经炎、中毒、精神分裂症等患者。有的患者会感到有性器官的接触，称为性幻觉，多见于精神分裂症、分离（转换）性障碍患者。

【案例】某女，22岁，诊断为精神分裂症。医生查房时，患者反映昨晚自己被人强奸："我虽然看不见那些人，但我很清楚地感觉到了。"护士补充说昨晚病房安静，无异性人员进出病房。

6）内脏性幻觉（visceral hallucination）：与内感性不适相对（内脏性幻觉与内感性不适的比较见表2-1）。内脏性幻觉是指患者对躯体内某一部位或脏器虚幻的一种异常知觉体验。其幻觉性质明确，部位具体。如感到肠扭转、肺扇动、肝破裂、心脏穿孔、腹腔内有虫爬行等，常与疑病妄想或虚无妄想等伴随出现，可见于精神分裂症及抑郁发作患者。

【案例】患者刚吃了几口饭就放下碗筷，双手捂住腹部，表情非常痛苦。护士询问患者原因，患者说："我肚子胀得难受，胃里装满了臭袜子、破毛巾、烂棉花，什么都吃不下。"

表2-1 内感性不适与内脏性幻觉的比较

	内感性不适	内脏性幻觉
概念	患者躯体内部产生各种不适和（或）难以忍受的异样感觉	患者对躯体内某一部位或脏器虚幻的一种异常知觉体验
症状特点	患者不能明确指出体内不适的部位；性质不明确、部位不具体	患者能清楚地描述自己体内的异常感受；其幻觉性质明确，部位具体
患者自觉症状	感觉某种挤压、溢出、牵拉、游走、蚁爬感等	感到肠扭转、肺扇动、肝破裂、心脏穿孔等
常见疾病	精神分裂症、抑郁发作及颅脑损伤所致精神障碍	精神分裂症、抑郁发作

幻觉按性质又可以分为真性幻觉和假性幻觉。

1）真性幻觉（genuine hallucination）：患者所感知的幻觉形象与真实的事物完全相同。幻觉来源于外部客观空间，通过感觉器官获得，患者常常叙述为其亲眼所见、亲耳听到，并因此深信不疑，伴有相应的情感与行为反应。

【案例】某新入院患者告诉护士，她母亲要接她出院了。护士询问她从哪里获知的这个信息，患者说："你没看见我妈妈就在我身边吗？刚才从病区门口一蹦一跳地过来，你没听见她让我准备收拾东西回家吗？"

2）假性幻觉（pseudo hallucination）：患者所感知的幻觉形象较模糊，不清晰、不形象生动，也不够完整。幻觉存在于患者的主观空间（如脑内、体内）；不通过感觉器官而获得。患者常描述为没有听到或看见，大脑内就出现了某种声音或影像。假性幻觉以假性幻听、假性幻视较多见。真性幻觉与假性幻觉的比较见表2-2。

【案例】某患者在医生询问其病情时说道："在我脑子里有一个小人，虽然不是亲眼看到的，但和亲眼看到的一样，不知道是男是女，也不知道年龄。虽然他没有说话，但我能听到，就和亲耳听到的一样，这是没有声音的言语，它的意思是让我向右走。"

表2-2 真性幻觉与假性幻觉的比较

	真性幻觉	假性幻觉
幻觉体验的来源	幻觉来源于外部客观空间，通过感觉器官而获得	幻觉存在于患者的主观空间（如脑内、体内），不通过感觉器官而获得
幻觉的特点	所感知的幻觉形象与真实的事物完全相同，且生动、形象	所感知的幻觉形象较模糊，不清晰、不形象生动，也不完整
幻觉症状	对幻觉的内容深信不疑，并伴有相应的情感与行为反应	以假性幻听、假性幻视较多见，但患者仍相信幻觉的内容

根据产生的条件，可将幻觉分为功能性幻觉、反射性幻觉、入睡前幻觉和心因性幻觉。

1）功能性幻觉（functional hallucination）：是一种伴随现实刺激而出现的幻觉，即当某种感觉器官处于功能活动状态下同时出现涉及该器官的幻觉，正常知觉与幻觉并存。临床上常见功能性幻听，多见于精神分裂症患者。

2）反射性幻觉（reflex hallucination）：也是一种伴随现实刺激而出现的幻觉，但涉及两个不同的感觉器官，即当某一感官处于功能活动状态时，出现涉及另一感官的幻觉。如听到广播声音的同时就看到播音员的人像站在面前等。多见于精神分裂症患者。

3）入睡前幻觉（hypnagogic hallucination）：是出现在入睡前的幻觉，多为幻视。表现为患者闭眼后就能看见许多幻觉的形象，如各种动物、风景或人体的某部分等，与睡梦时的体验相近似。

4）心因性幻觉（psychogenic hallucination）：是在强烈心理因素影响下出现的幻觉，幻觉内容与心理因素有密切联系，如看到亡故亲人的影子在房间里走动等，多见于应激相关障碍、分离障碍等患者。

3．感知综合障碍（psychosensory disturbance）　是指患者对客观事物的整体属性能正确感知，但对事物的个别属性（如大小、形状、颜色、距离等）产生错误感知。

临床上常见的感知综合障碍有空间感知综合障碍、自身感知综合障碍、时间感知综合障碍和非真实感。

（1）空间感知综合障碍：是指患者看到周围的人或事物的大小、形状、颜色以及方位等方面发生了变化。看到外界事物形象比实际增大称为视物显大症，如患者看见铅笔如旗杆一样长。患者看到外界事物形象比实际变小称为视物显小症，如患者看到父亲比他3岁多的弟弟还要矮小。看到外界事物扭曲变化者称为视物变形症。

【案例】某男，20岁，诊断为精神分裂症。近4个月来经常殴打其母亲，并骂道："你是妖怪，不是妈妈"！患者自诉看到她母亲和以前不一样：一侧眼球大如鸡蛋，另一侧小如绿豆，嘴又大又长，手臂一长一短。

（2）自身感知综合障碍：又称体形感知综合障碍，是指患者感到自己身体的某一部分在大小、形状等方面发生了变化。如患者感到自己的身体变得像羽毛那样轻，在天空中飘来飘去；感到自己的颈部像长颈鹿那样长，手臂长得过了膝部；感到自己的面部发生了扭曲，双眼大小不一致，故反复照镜子等。可见于精神分裂症、脑肿瘤、癫痫性精神障碍、脑炎等患者。

【案例】某男，17岁，诊断为精神分裂症。在精神分裂症初期，患者不断地照镜子（即窥镜症状），反复向父母要求整容，因为他感觉自己的面部是歪的，下颌偏向右边，双眼大小也不一致。

（3）时间感知综合障碍：是指患者对时间的快慢出现了不正确的感知体验。如患者感到时间凝固或时光飞逝、岁月不再流逝或处于"时空隧道"之中、外界事物停滞不前或事物变化万千。可见于心境障碍及精神分裂症等患者。

（4）非真实感：即现实解体，是指患者感到周围事物和环境变得不真实，模糊不清、缺乏真实感，犹如隔了一层纱。例如，患者感到周围的房屋、树木等像是纸板糊成的、周围的人就像提线木偶一样，毫无生气。可见于抑郁发作、精神分裂症、中毒或颅脑创伤所致精神病患者。

【案例】某男，19岁，诊断为精神分裂症。患者常自诉："外边的树好像是假的，就像一幅画""周围的一切像隔了层纱，所有人的行为都像在演戏"。

知觉障碍常会对患者的思维、情感和行为造成一定的影响。尤其是当错觉、幻觉和感知综合障碍的感知体验比较鲜明、生动、逼真时，患者常会信以为真，并可能在此基础上产生各种妄想。知觉障碍也可导致患者出现相应的情感及行为反应。对患者行为影响最严重的是命令性幻听。

感知觉障碍的内容在各种精神疾病患者中的表现往往有所不同。例如，精神分裂症患者的幻觉一般是在意识清醒的情况下反复出现的，幻觉的种类、数量、出现的频次及其内容的复杂性和荒谬程度往往超过其他精神疾病患者，还可见假性幻觉。感染中毒性精神障碍患者的知觉障碍多在意识障碍（尤其是在谵妄状态）的情况下出现，以幻觉和错觉为主，幻视的内容多鲜明、生动。患者意识障碍消失，感知觉障碍也消失。脑器质性精神障碍患者出现的幻觉内容较为单调和片段化。癫痫性精神障碍患者以感知综合障碍较为多见。出现反应性精神障碍时，患者的知觉障碍以幻听为主，幻觉内容与精神创伤有密切关系，反映了患者的心理活动。

（二）思维障碍

思维是人脑对客观事物间接概括的反映，它可以揭露事物内在的本质特征，是人类认识活动的最高形式。思维是一种用推理或判断间接地反映事物本质的认识活动，包括分析、综合、比较、抽象、概括、判断和推理等基本过程。

正常的思维应具有以下特征：

（1）思维的目的性：思维围绕一定的目标进行，并旨在解决某一问题。

（2）思维的连贯性：思维过程中的概念前后衔接、互相联系。思维活动常常是围绕当前需要考虑和解决的现实问题而进行的，因此，正确的思想应具有实际的效用和可行性。

（3）思维的逻辑性：思维过程应符合逻辑规律，有一定的道理。

（4）思维的实践性：思维往往能够通过客观实践加以验证。

思维障碍（thought disorder）是精神科常见症状，其临床表现多种多样，主要包括思维形式障碍和思维内容障碍。

1. 思维形式障碍　以思维过程的联想和逻辑障碍为主要表现。常见症状包括以下几种。

（1）思维奔逸（flight of thought）：属于思维联想活动量及速度方面的异常。这是一种兴奋性的思维联想障碍，主要是指思维联想速度加快、数量增多、转换加速。患者表现为语量多、语速快、语调高，特别健谈，说话口若悬河、滔滔不绝、词汇丰富，且诙谐幽默。患者自觉头脑很灵活，反应特别快，好像机器加了"润滑油"，不假思索即可出口成章，语言虽不荒谬，但肤浅、轻率，给人以缺乏深思熟虑或信口开河的感觉。思维奔逸特有的表现为音联（受检者某些词汇表面呲连或某些句子在意义上相近但缺乏联系，或患者常转换主题）、意联（受检者后面的话与前面的意义接近，但整体上缺乏主题或内容杂乱的一种精神病理状态）及随境转移（被动注意明显增强，但稳定性差，很容易受外界环境变化的影响而不断转移注意对象的现象）。思维奔逸是躁狂症的主要症状之一，亦可见于精神分裂症患者。

【案例】某男，32岁，诊断为双相情感障碍。患者入院后，见人就打招呼，并自我介绍说："叫马林，'马'是美国总统奥巴马的'马'，'林'是民族英雄林则徐的'林'。他们的优良特质在我身上得到了充分体现，那就是勇敢、聪明"。当医生询问其家庭住址时，患者回答："南部山区"。随后便唱道："我家住在黄土高坡，大风从坡上刮过"。当看到一位女医生走过来时，患者立即面带笑容地赞美道："我一看你就是个有福的人，睫毛长长，鼻梁高高，身材纤细，皮肤粉白……"

（2）思维迟缓（inhibition of thought）：这是一种抑制性的思维联想障碍，主要是指思维速度减慢、数量减少和转换困难。临床表现为语量少、语音低、反应迟钝。患者常自诉"脑子像生了锈的机器一样，变笨了、反应慢了""什么也想不起来"，但患者智力与判断、理解能力正常。如患者想写一句话，数小时过去后什么也没写出来，为此感到很苦恼。思维迟缓多见于抑郁发作患者。

（3）思维贫乏（poverty of thought）：是指思维内容空虚，联想概念和词汇贫乏。患者表现为寡言少语、言语内容空洞、单调或词穷句短，回答问题简单。患者常主诉感到脑子是"空"的，常对周围的一切漠不关心，缺乏主动语言，对一般询问往往无应答性反应，多以"是""不知道"等类似电报式语言回答。思维贫乏往往与情感淡漠、意志缺失相伴随出现，构成精神分裂症的 3 项基本症状。另外，思维贫乏还可见于器质性痴呆及精神发育迟缓患者。

【案例】午饭后，护士问患者："今天吃饭了吗？"患者答："是。"护士问："吃的什么饭？"患者答："不知道。"护士问："您今年多大了？"患者答："不知道。"

思维奔逸、思维迟缓、思维贫乏均属于思维联想速度及量的异常，三者症状特点的比较见表 2-3。

表 2-3　思维活动速度和量的异常

	思维奔逸	思维迟缓	思维贫乏
症状特点	（快）思维联想速度加快、数量增多、转换加速	（慢）思维活动速度减慢、数量减少和转换困难	（少）思维内容空虚，联想概念和词汇贫乏，与情感淡漠、意志缺失构成精神分裂症的 3 项基本症状
临床表现	语量多、语速快、语调高；特有表现：音联、意想、随境转移；患者常主诉"脑子像加了润滑油一样"	语量少、语音低、反应迟钝；患者常主诉"脑子像生锈的机器一样"	寡言少语，言语空洞、单调，回答问题简单；患者常主诉"脑子里空了，什么也没有"
常见疾病	躁狂症	抑郁发作	精神分裂症、器质性痴呆及精神发育迟缓

（4）思维松弛或思维散漫（loosening of thinking）：这是一种思维联想连贯性障碍，主要是指联想内容之间缺乏必要的联系。患者表现为思维联想内容散漫，缺乏主题，对问题的叙述不够切题，话题转换缺乏一定的逻辑关系，说话时无故地从一个话题转到另一个话题，其言语的主题及用意也不易被他人理解，使人感到交流困难。思维松弛常见于精神分裂症及精神发育迟缓患者，严重时可发展为思维破裂。

（5）思维破裂（splitting of thought）：是指患者在意识清楚的情况下，思维联想过程破裂，缺乏内在意义上的连贯性和应有的逻辑性。患者表现为单独语句在结构和语法上正确，但主题与主题之间、句与句之间缺乏内在意义上的联系，变成语句堆砌，答非所问，整段内容令人不能理解。严重时，言语支离破碎，句子结构也不完整，成为一些理解困难的无意义语言，称为语词杂拌，是精神分裂症所具有的特征性思维障碍。

【案例】某男，62 岁，诊断为精神分裂症。护士问患者："您叫什么名字？"答："我的牙不好，拿小石头敲一敲就好了，我有地下造钱厂，我有 55 个好哥们儿，中午吃炖肉，你是牛魔王……"

（6）思维不连贯（incoherence of thought）：表面上与思维破裂相似，但产生的背景不同，它是患者在意识障碍的情况下出现的言语支离破碎和杂乱无章的状态。患者表现为言语更为杂乱，语句片段化，毫无主题，甚至词与词之间没有任何联系。思维不连贯多见于谵妄状态、感染中毒、颅脑创伤所致意识障碍、癫痫性精神障碍。

【案例】某男，53 岁，诊断为癫痫性精神障碍。护士问患者："您叫什么名字？"患者答："各地方，那个，好家伙，飞机……"

思维松弛、思维破裂和思维不连贯均属于思维联想连贯性异常，三者症状特点的比较见表 2-4。

表 2-4　思维联想连贯性异常

	思维松弛 / 思维散漫	思维破裂	思维不连贯
症状特点	患者思维清楚，联想内容之间缺乏必要的联系；联想松弛，内容散漫，缺乏主题，话题转换缺乏逻辑性	患者意识清楚，思维联想过程破裂，缺乏内在意义上的连贯性和逻辑性	患者意识障碍，言语支离破碎、杂乱无章

	思维松弛/思维散漫	思维破裂	思维不连贯
临床表现	说话东拉西扯，其言语的主题及用意也不易被理解，使人感到交流困难，严重时可发展为思维破裂	患者单独语句在结构和语法上正确，但主题与主题之间、句与句之间缺乏内在意义上的联系，答非所问	患者言语杂乱、语句片段化，毫无主题，词与词之间不连贯
常见疾病	精神分裂症及精神发育迟缓	精神分裂症	谵妄状态、感染中毒、颅脑创伤所致的意识障碍、癫痫性精神障碍

（7）思维中断（thought blocking）：这是联想过程的异常，是指患者在无意识障碍又无明显外界干扰的情况下，思维联想过程突然发生中断。患者表现为谈话过程中言语突然停顿，片刻后又重新开始，但是谈话主题已经转换。这种思维中断不受患者意愿的支配，可伴有明显的不自主感，多见于精神分裂症患者。

（8）病理性赘述（circumstantiality）：是指思维联想活动迂回曲折、联想枝节过多。主要表现为患者对某种事物或过程做不必要的、累赘的细节描述，言语啰唆，但最终能正确回答问题。如患者在叙述事物时，在个别问题上不厌其烦地做不必要的、详细的描述，以致掩盖了问题的主要内容。这种病理性赘述的思维障碍可以在一定程度上反映抽象概括和理解能力的减退，多见于脑器质性损害所致精神障碍。

【案例】医生问"你们工厂几点上班？"患者答："我每天7点起床，洗脸、刷牙后，到厂对面锅炉房打水。那里的开水很热，锅炉房有值班的老头，60多岁。他有一个孩子，大概七八岁的样子，孩子的妈妈常来，提着一个篮子，里面装着吃的。我打开水时碰见她。洗完脸后才去食堂吃饭，人很多，要排队，我每天吃一大碗稀饭、两个馒头。工人常常吃完饭打乒乓球，我不会打，所以吃完饭就上班了，不到8点就开始工作了。"

病理性赘述和思维中断均属于思维联想过程的异常，其症状特点的比较见表2-5。

表2-5　联想过程异常

	病理性赘述	思维中断
症状特点	思维联想活动迂回曲折、联想枝节过多	在无意识障碍又无明显外界干扰的情况下，思维联想过程突然发生中断
临床表现	（赘）抓不住主题，对过程做不必要的细节描述，但最终能正确回答问题	（停）谈话过程突然停顿，片刻后又重新开始，但是谈话主题已经转换
常见疾病	脑器质性损害所致精神障碍	精神分裂症

（9）思维被夺（thought deprivation）：属于思维自主性障碍，是指患者感到自己的思想被某种外力突然抽走，不受个人意志所支配，多见于精神分裂症患者。

（10）思维插入（thought insertion）：即思维被强加，是指患者认为头脑中某种不属于自己的思想强行闯入自己的头脑中。患者体验到头脑中插入了他人的思维，不受个人意志所支配。思维插入多见于精神分裂症患者。

（11）思维云集（pressure of thought）：即强制性思维（forced thought），是指思维不受患者意愿的支配，毫无现实意义、不属于自己的联想强制性地大量涌现在脑海中。主要表现为思维内容往往杂乱多变，是被外力强加的，往往突然出现、突然消失、内容多变。思维云集可与思维中断交替出现，多见于精神分裂症、流行性脑脊髓膜炎和颅脑损伤所致精神障碍患者。

（12）强迫思维（obsessional thought）：即强迫观念（obsessional idea），是指患者头脑中反

复不自觉出现同一内容的思维，患者自知不合理或没有必要，也没有实际意义，但无法摆脱，也很难控制，伴有主观的被迫感觉和痛苦感。强迫思维多见于强迫障碍患者，也可见于精神分裂症患者。

强迫思维可表现为：①反复出现某些想法，如担心被他人传染某种疾病；②总是怀疑自己的言行是否正确、得当（强迫怀疑）。③反复回忆做过的事情或说过的话（强迫回忆）。④反复出现一些对立的思想（强迫性对立观念），如听到"和平"就不自主地联想到"战争"。⑤反复考虑毫无意义的问题（强迫性穷思竭虑），如为什么"2+3＝"5等。强迫思维常伴有强迫动作。强迫思维与强制性思维不同：前者是自己的思想，往往同一内容的思维反复持续出现，多见于强迫障碍患者；后者则是外力强加的不属于自己的思想，内容变化多端，且突然出现、突然消失，多见于精神分裂症患者。

（13）象征性思维（symbolic thinking）：是一种思维逻辑障碍，是指概念转换，患者以无关的具体概念、词句或动作来表示某一抽象概念，不经患者解释，他人无法理解。象征性思维是形象概念与抽象思维之间的联想障碍，多见于精神分裂症患者。

【案例】某男，35岁，诊断为精神分裂症。医生询问患者拆掉暖气片的木架原因时，患者脱掉自己的衣服，以证明自己光明磊落，并解释拆掉暖气片的木架是表明当领导也要放下架子。

（14）语词新作（neologism）：是一种思维逻辑障碍，是指患者对概念的融合、浓缩和无关概念的拼凑。主要表现为患者自创一些文字、图形符号或语言，并赋予其特殊的意义，不经患者解释，他人无法理解。如用"％"代表离婚；用"礻义"代表社会主义等。语词新作常与思维破裂同时出现，多见于精神分裂症患者。

（15）逻辑倒错性思维（paralogic thinking）：是一种思维逻辑障碍，是指思维联想过程中的逻辑性存在明显错误或障碍。主要表现为患者的推理过程十分荒谬，缺乏逻辑根据，既无前提也无依据，或因果倒置，推理离奇古怪、不可理解。逻辑倒错性思维见于精神分裂症、偏执狂及某些病态人格患者。

【案例】某男，30岁，诊断为精神分裂症。患者认为人类是由动物进化来的，而动物是由植物进化来的，因此动物和植物都是人类的祖先，所以既不能吃肉，也不能吃蔬菜。

（16）诡辩性思维（sophistic thinking）：是一种思维逻辑障碍，是指思维联想过程中的表象和概念在逻辑论证上的联想障碍。主要表现为患者的思维内容空泛，缺乏现实意义和确切的根据，空洞、联系松散、似是而非，给人以诡辩印象。患者常侃侃而谈，拒不接受他人的批评和意见，语法结构正确。诡辩性思维见于精神分裂症患者。

2．思维内容障碍　思维内容障碍主要表现为妄想（delusion）。妄想是一种在病态推理和判断的基础上产生的病理性的歪曲信念。它虽不符合客观现实，也不符合患者所受的教育水平，但患者对此坚信不疑，无法被说服，也不能以亲身体验和经历加以纠正。妄想具有下列特征：①妄想内容与事实不符，缺乏客观现实基础，但患者坚信不疑；②妄想的内容均涉及患者本人，且与个人具有利害关系；③妄想具有个人独特性，是个体的心理现象，并非集体信念；④妄想的内容与患者的文化背景和经历相关，常具有浓厚的时代色彩。

妄想是精神科临床上常见且重要的精神病性症状之一，可以根据其起源、结构和内容进行分类。

（1）根据妄想起源，可以将其分为原发性妄想和继发性妄想。

1）原发性妄想（primary delusion）：是指突然发生，没有发生基础的妄想。主要表现为妄想的内容不可理解，与患者当前的处境和既往的经历毫无关系，也不是来源于其他异常心理活动的一种病理性体验。原发性妄想是精神分裂症的典型症状，对精神分裂症的诊断具有重要价值。

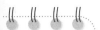

2）继发性妄想（secondary delusion）：是发生在其他精神病理状态基础上的妄想，或与某种经历、情境等有关的妄想，如在躁狂基础上产生的夸大妄想。继发性妄想见于多种精神障碍患者。

原发性妄想与继发性妄想的比较见表2-6。

表2-6　原发性妄想和继发性妄想的比较

	原发性妄想	继发性妄想
发生基础	无	继发于其他精神病理状态
妄想内容	与当前的处境和既往经历无关	与患者的某种经历、情境等有关
常见疾病	精神分裂症	多种精神障碍

（2）按照妄想的结构，可以将其分为系统性妄想和非系统性妄想。

1）系统性妄想（systematized delusion）：随着病情的发展和妄想内容范围的不断泛化，患者将周围的所闻、所见与固定的妄想观念交织在一起，逐渐形成一种前后联系、逻辑性强且结构严密的系统妄想。系统性妄想多见于原发性妄想患者。

2）非系统性妄想（unsystematized delusion）：是一些片段零散、内容不固定、结构不严密的妄想。主要表现为妄想产生较快、内容凌乱、缺乏逻辑性，内容明显脱离现实，前后矛盾、杂乱无章，且易发生变化。非系统性妄想多继发于意识障碍、智能障碍及其他感知觉障碍等，多见于精神分裂症患者。

（3）在临床上，思维内容障碍常根据妄想的内容进行分类，常见的有以下几种：

1）被害妄想（delusion of persecution）：是最常见的妄想之一。主要表现为患者无中生有地坚信自己受到某些人或某些组织的迫害。患者感到被人监视、跟踪、诬陷、毒害等。受妄想症状的支配，患者可出现拒食、报警、逃跑、自伤或自杀、冲动伤人等行为。被害妄想常与关系妄想交织在一起，常见于精神分裂症和偏执性精神病患者。

【案例】某男，28岁，诊断为精神分裂症。患者近2个月来逐渐出现精神失常，表现为紧张、害怕，常怀疑单位领导谋害自己，同事受领导指示故意跟自己过不去，听到警车响就赶紧锁门、拉窗帘，认为警察受领导指使要抓自己，甚至连父母和他们也是一伙的，因此不吃家里的饭菜，只喝自己的瓶装水。

2）关系妄想（delusion of reference）：是指患者把周围环境中一些实际与自己无关的事情或现象都认为与其本人有关，如患者坚信他人的眼神、咳嗽、关门、谈笑，以及报纸、电视、网络等媒体上的内容都和自己有关，是专门用来"影射"自己的。关系妄想常与被害妄想伴随出现，多见于精神分裂症和其他妄想性障碍患者。

【案例】某男，38岁，诊断为精神分裂症。患者认为领导以他有"作风问题"来陷害他。一次在食堂吃饭时某同事无意中说他近期好像胖了，患者即认为这是在指责他"腐化"。旁边另一同事在他吃饭时吐了一口痰，患者就认为这是因其生活"腐化"而被"唾弃"。下班后，患者走在路上，感觉自己因"作风问题"而被陌生人用异样的眼光看待、议论、嘲笑。

3）物理影响妄想（delusion of physical influence）：又称被控制感，是指患者感到自己的思维、情感和意志行为等精神活动受到某种外界力量的控制而身不由己，由此产生各种不适感，如患者认为自己的血压、排便、睡眠等内脏活动也是受外力的操纵和支配。患者常将异常体验描述为被某种先进仪器所发出的无线电波、激光、射线等控制。物理影响妄想多见于精神分裂症患者。

【案例】某男，28岁，诊断为精神分裂症。患者行走时动作夸张、怪异，询问其原因时，患者说："电磁波干扰器正照着我，我的行为不归我管，而受它的控制，我排便也受它的控制，如果没有它，我自己就无法排便。如果几天没有排便，我就很难受，最后可能会被憋死，我很痛苦。"

4）夸大妄想（delusion of grandeur）：患者夸大自己的身份、地位、财富、能力、学识等内容，且妄想的内容明显与时间、环境及患者自身的文化水平和成长经历不相符，如患者认为自己是世界首富、科学家、国家领导人等。夸大妄想见于麻痹性痴呆、躁狂症和精神分裂症等患者。

【案例】某男，62岁，诊断为精神分裂症。患者认为自己是"世界大总统，将来要掌管整个宇宙"，还认为自己有"一千多公顷黄金"。针对自己在病房内捡烟头吸、穿破洞袜子的现状，患者解释为自己住院是正在接受历练，等出院以后自己就可以"上任"了。

5）罪恶妄想（delusion of guilt）：又称自罪妄想，是指患者毫无根据地认为自己犯了严重的错误和罪行，甚至认为自己罪大恶极、死有余辜，使国家和人民遭受了不可弥补的损失，应受到严厉的惩罚。因此，患者常采取反复去公安局自首、要求接受劳动改造、拒食，甚至自杀、自伤等行为。罪恶妄想多见于抑郁症和精神分裂症患者。

【案例】某男，48岁，诊断为抑郁发作。患者曾因其女儿4岁时打翻花瓶，一怒之下扇了女儿耳光。患者为此一直耿耿于怀，认为自己体罚没有反抗能力的女儿是丧心病狂、罪大恶极，不配爸爸这个称号，在病房内拒食或仅进食他人留下的残羹剩饭，并通过和保洁人员抢着打扫病房内的卫生、无偿帮助病友的方式来赎罪。

6）嫉妒妄想（delusion of jealousy）：患者捕风捉影地坚信自己的配偶对自己不忠诚、另有外遇，并因此查找对方出轨的蛛丝马迹，如跟踪和监视配偶的日常活动，检查配偶的衣物、翻看对方手机等，以求证实。嫉妒妄想常见于慢性酒精中毒伴发性功能减退的男性患者，也可见于精神分裂症、反应性精神病及偏执性精神病等患者。

【案例】某男，35岁，诊断为精神分裂症。患者自嫖娼被抓后逐渐开始认为妻子对自己不忠，经常查看她的手机，打电话到妻子工作单位盘查。妻子与异性打招呼，他也会询问许久，甚至还在上班时间请假到妻子工作单位查岗。

7）钟情妄想（delusion of love）：是指在没有事实根据的情况下，患者坚信某个异性深爱着自己，因而眷恋、追逐对方，即使遭到对方严词拒绝，仍毫不质疑，反而认为对方是在考验自己对爱情的忠诚。钟情妄想常见于精神分裂症患者。

【案例】某男，22岁，诊断为精神分裂症。患者坚信某电视节目主持人秦女士喜欢自己，坚持每天在对方下班时间手捧鲜花在当地电视台门口等候，风雨无阻。尽管对方拒绝接受其所送鲜花，并再三解释，甚至当面回绝也无济于事，患者仍坚信对方是在考验自己。

8）非血统妄想（delusion of nonconsanguinity）：是指患者毫无根据地坚信自己非现在的父母亲生，虽经反复证实或解释，仍深信不疑。如患者认为自己是被收养或抱养的，但又无法解释自己从什么时候开始与现在的父母生活在一起，多见于精神分裂症患者。

【案例】某女，18岁，诊断为精神分裂症。近5个月以来，患者无故认为父母对姐姐比对自己更好，自己非父母亲生，反复要求做亲子鉴定。

9）疑病妄想（hypochondriacal delusion）：是指患者毫无根据地坚信自己患了某种严重躯体疾病或不治之症而反复求医，通过一系列的检查和多次反复的医学检验都不能纠正这种看法。如患者认为自己患了艾滋病，并将不久于人世。严重时，患者认为自己"内脏都腐烂了""血液干枯了"，坚信自身或自身的某些部分不存在，或现实世界的某些事物不存在，称为虚无妄想（delusion of negation）。疑病妄想可见于抑郁症、精神分裂症及器质性精神病等患者。

【案例】某女，33岁，诊断为精神分裂症。患者单位某同事因肺癌死亡后，患者便开始担心自己是否也患了肺癌，感觉自己"呼吸困难、胸闷""肺已经腐烂了"，遂辗转各地慕名求医。经反复检查均未发现异常，但患者仍不相信，总认为检查结果有疏漏，医生会误诊，当地医疗水平太有限。

10）内心被揭露感：又称思维播散、被洞悉感（experience of being revealed），是指患者感到自己内心所想的事情，虽然没有说出来，也没有用文字写出来，但已经尽人皆知。内心被揭露感与假性幻觉、被控制感相伴出现，称为康金斯基综合征，是精神分裂症的特征性症状。

【案例】某男，26岁，诊断为精神分裂症。当医生询问患者入院原因时，患者生气地说："我的事情有谁不知道啊？连我在想什么你们都知道，还到处议论，现在怎么又装模作样来问我？"

3．超价观念　超价观念（over-valued idea）是一种具有强烈情感色彩的错误观念，其形成有一定的性格基础和现实基础，无明显的逻辑推理错误，表现为患者的观念过于偏激而片面，并显著影响其行为和其他心理活动，见于人格障碍患者。但超价观念没有达到妄想的强度，与妄想的区别在于其形成有一定的性格基础和现实基础，伴有强烈的情绪体验，其内容与客观实际较为符合。

【案例】某男，45岁，诊断为精神分裂症。患者为某化工厂工人，平时喜好一些小发明创造，并曾获得单位科技创新奖第三名。近2年来，患者坚持认为自己会有重大发明创造，每天都加班到深夜。虽然目前没有什么收获，但患者仍不放弃，并抱怨单位领导不重用自己，逢人便讲述自己如何怀才不遇。

（三）注意障碍

注意（attention）是指个体精神活动集中指向一定对象的心理过程。注意不是一种独立的心理过程，与感知觉、思维、记忆、智能及意识活动密切相关，它使心理活动具有方向性和选择性。注意可分为两类，即主动注意和被动注意。

（1）主动注意：又称有意注意，是指自觉的、有预定目的的注意。例如在打电话时，必须克服外界的影响而主动地强制自己去注意听和说。

（2）被动注意：又称无意注意，是没有预定目的和不加任何努力而不自主的注意，是对外界刺激简单的、无目的的反应。如同学们都在认真听老师讲课，某同学站在教室门口喊，"报告！"洪亮的声音把同学们的注意力都吸引过去了。

通常所说的注意是指主动注意。主动注意与患者的意志活动、环境要求及个人兴趣爱好有关，为了实现这一目的，需要个体做出努力；而被动注意是对外界的定向性反射反应，其产生决定于外界刺激的强度，不需要个体自觉努力。

正常人的注意具有以下特征：①集中性，个体的心理活动只集中于一定的事物，具有一定的范围和广度；②稳定性，个体的心理活动能够长时间集中于某一个体或活动；③转移性，是指根据新的任务，个体主动把注意由一个对象转移到另一个对象的现象。

临床上常见的注意障碍包括以下几种：

1．注意增强（hyperprosexia）　是指主动注意兴奋性增高，表现为患者过分注意某些事物。注意增强包括两种：一种为指向外在某些事物的注意增强，如妄想的患者总是过度注意他人的举动，甚至对他人细微之处都保持高度警惕和注意；另一种为指向患者自身的某些生理活动注意增强，如有疑病观念的神经症患者过分地注意自身的健康状况和不适感。注意增强多见于神经症性障碍、偏执型精神分裂症、更年期抑郁发作患者。

2．注意减退（hypoprosexia）　又称注意减弱、注意迟钝，是指主动注意和被动注意的兴奋性减弱，注意稳定性降低。主要表现为患者注意力难以唤起和维持，并且由于注意力不集中，患者可出现记忆减退。注意减退多见于疲劳状态、抑郁发作、精神分裂症、脑器质性精神病等患者。

3．注意转移（shifting of attention）　是指注意转换性增强、稳定性降低。主要表现为被动注意的兴奋性增强，主动注意不能持久，容易受外界影响而导致注意的对象不断转换。例如，躁狂患者常有显著的随境转移，以致不断地转换话题。注意转移多见于躁狂发作患者。

4．注意涣散（divergence of attention） 是指被动注意兴奋性增强，注意稳定性降低。主要表现为主动注意明显减弱，即注意力不集中。患者不能把注意力集中于某一事物并保持相当长的时间，以致注意力容易受到外界干扰而分散。例如，即使阅读了很长时间的书，结果仍不知所云，就像没读过一样。注意涣散多见于注意缺陷多动障碍、焦虑障碍、神经衰弱、精神分裂症等患者。

5．注意狭窄（narrowing of attention） 是指注意广度和注意范围显著缩小，主动注意减弱。主要表现为当患者集中注意某一事物时，其他事物就不易引起患者的注意。注意狭窄多见于朦胧状态和痴呆等患者。

（四）记忆障碍

记忆（memory）是一种在感知觉和思维基础上建立起来的精神活动，是既往事物或经验在大脑中的重现，包括识记、保存、再认和回忆三个基本过程。①识记：是事物或经验在大脑中留下痕迹的过程，也是一种反复感知的过程。②保存：是将识记痕迹保存在大脑中免于消失的过程。③再认和回忆：再认是现实刺激与以往痕迹的联系过程；回忆则是痕迹的重新活跃或复现。这三个过程既相互关联，又密切组合。识记是记忆痕迹保存的前提，再认和回忆是记忆痕迹的再现过程。

记忆障碍可以发生在识记、保存、再认和回忆过程的各个环节，但一般都是各环节同时受损，只是严重程度不同而已。

临床上常见的记忆障碍包括记忆增强、记忆减退、遗忘、错构和虚构。

1．记忆增强（hypermnesia） 是一种病理性记忆增强。主要表现为患者对病前已经遗忘或不重要的事都回忆起来，包括事件的细节。记忆增强多见于躁狂发作、抑郁发作、精神分裂症等疾病患者。

【案例】某女，40岁，诊断为躁狂发作。患者在回忆起她童年的经历时，与小伙伴一起玩跳房子、老鹰捉小鸡的游戏，跳小天鹅的舞蹈，唱少先队之歌等情景都能清楚地回忆起来，甚至连当时穿的衣服、说过的话都能记起。

2．记忆减退（hypomnesia） 是指识记、保存、再认和回忆各个过程功能的普遍减退。轻者表现为近期记忆减退，即对刚发生的事件失去记忆，如记不住自己刚吃过的饭、刚买的物品等；重者远记忆也减退，即对过去的事件和经历失去记忆，如记不起自己的出生地、就读过的幼儿园等。记忆减退在临床上比较多见，常见于神经衰弱、脑器质性损害等患者，也可见于正常老年人。

3．遗忘（amnesia） 又称"回忆的空白"，是指记忆痕迹在大脑中的丧失。表现为患者对既往经历不能回忆，是一种记忆的丧失，多见于脑器质性损害患者。

临床上，一般根据遗忘与疾病的时间关系对其进行分类，包括顺行性遗忘、逆行性遗忘、进行性遗忘以及局限性遗忘。

（1）顺行性遗忘（anterograde amnesia）：是指不能回忆起在疾病发生以后一段时间内所经历的事件。遗忘和疾病发生同时开始，多见于意识障碍导致不能识记的患者，如脑震荡、脑挫伤患者。

（2）逆行性遗忘（retrograde amnesia）：是指回忆起疾病发生之前某一段时间内所经历的事件，如患者回忆不起受伤前自己在什么地点、正在做什么事情。逆行性遗忘多见于脑外伤、脑卒中发作后、颅脑创伤并伴有意识障碍等患者，也可见于脑器质性精神障碍、严重精神创伤后或一氧化碳中毒时。遗忘时间的长短与外伤的严重程度及意识障碍的持续时间有关。

（3）进行性遗忘（progressive amnesia）：是指随着疾病的进展，逐渐加重的遗忘，主要影

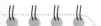

响再认和回忆。患者除有遗忘外，还同时伴有日益加重的痴呆和淡漠。进行性遗忘主要见于阿尔茨海默病（老年性痴呆）患者。

（4）局限性遗忘（circumscribed amnesia）：是指遗忘某一特定时间段的经历。遗忘的发生常与该段时间内的某种痛苦体验有关。

4. 错构（paramnesia） 又称记忆倒错，是一种记忆的错误现象，是指在遗忘的基础上，患者对过去生活中所经历的事件，错误记忆了发生的地点、情节，特别是时间，并且深信不疑，常伴发相应的情感反应。记忆错构多见于酒精中毒性精神病、精神发育迟滞、脑器质性疾病和外伤所致痴呆等患者。

5. 虚构（confabulation） 也是一种记忆的错误现象，是指在遗忘的基础上，患者以想象的、未曾经历的事件来填补记忆的缺损且深信不疑。该类患者常有记忆障碍，因此不能记住虚构的内容，故其叙述的内容常受暗示的影响而发生变化。虚构多见于酒精中毒性精神病（柯萨可夫精神病），外伤性、中毒性精神病，以及麻痹性痴呆等患者。

（五）智能障碍

智能（intelligence）是个体学习和运用知识解决实际问题的能力，包括个体既往获得的知识、经验，以及运用这些知识和经验来分析并解决新问题、形成新概念的能力。智能活动与感知、思维、记忆和注意密切相关。

临床上常通过检查患者的一般常识、理解力、判断力、计算力、分析与归纳能力、记忆力、创造力等对智能水平进行初步判断。智能障碍分为精神发育迟缓和痴呆两类。

1. 精神发育迟缓（intellectual development disorder） 是指先天或生长发育未成熟期（18岁之前），因遗传、感染、中毒、缺氧、脑外伤、内分泌异常等因素影响智力发育所造成的智能低下和社会适应困难状态。精神发育迟缓多见于精神发育迟滞患者。

2. 痴呆（dementia） 是指智力发育成熟后，因脑外伤、缺氧、颅内感染、脑血管病变等原因使原有智能损害所造成的智能低下状态。痴呆是一种临床综合征，可表现为定向、记忆、理解、计算、学习等能力以及判断力受损，严重者甚至生活不能自理，并伴有性格改变、情感淡漠、行为幼稚等。痴呆多见于阿尔茨海默病、脑动脉硬化性精神病、麻痹性痴呆及脑炎后遗症患者。

根据大脑病理变化的性质、所涉及的范围及智能损害的广度，可将痴呆分为全面性痴呆、部分性痴呆和假性痴呆。

（1）全面性痴呆：大脑的病变呈弥散性器质性损害，涉及智能活动的各个方面，影响患者的全部精神活动。患者常出现人格改变、自知力缺乏及定向力障碍。全面性痴呆多见于老年痴呆和梅毒性痴呆等。

（2）部分性痴呆：大脑的病变只侵犯某些局部区域，如大脑血管的周围组织，因而使患者智能发生部分障碍，如记忆力减退、理解力减退、分析与综合能力受损等，但其人格保持良好，有一定的自知力，定向力完整。部分性痴呆多见于血管性痴呆、外伤性痴呆等患者。

（3）假性痴呆：是指患者在遭受强烈的精神创伤后产生的一种类似痴呆的表现。患者大脑无任何器质性损害，经治疗后，痴呆症状容易消失，多见于分离障碍及应激相关障碍等患者。临床常见的特殊类型包括甘瑟综合征及童样痴呆等。

1）甘瑟综合征（Ganser syndrome）：又称心因性假性痴呆，表现为行为类似错误，如患者对简单问题给予近似而错误的回答，能理解问题的意义，回答的内容与主题相关，但回答不正确。患者能正确应对某些复杂的问题或事件，如上网、下棋、购物等。

2）童样痴呆（puerilism）：以行为幼稚、模仿幼儿的言行举止为特征，表现为成人患者的言行像儿童一样。

甘瑟综合征和童样痴呆患者均无脑器质性损害基础，与痴呆有着本质区别，且预后较好，应注意鉴别。

（六）定向力障碍

定向力（orientation）是指个体对时间、地点、人物以及对自身状况的认识能力，包括对周围环境（时间、地点、人物等）的定向力和自我定向力。定向力障碍（disorientation）是指对环境或自身状况认识能力的丧失或认识错误。引起定向障碍的原因有很多，如意识障碍、严重记忆障碍、智能障碍、注意障碍、思维障碍等。定向力障碍是意识障碍的一个重要标志，多见于躯体疾病所致精神障碍及脑器质性精神病伴有意识障碍者。

1. 对周围环境的定向障碍

（1）时间定向障碍：患者对当时所处的时间（如上午或下午、白天或黑夜等）不能正确判断，以及对较长的时间单位（年、月、日、季节）发生认识错误。

（2）空间定向障碍：患者对所处地理位置发生认识错误。如患者在住院，却坚持说自己是在家里。

（3）人物定向障碍：患者对周围环境中的人物身份及其与自身关系发生认识错误，如把医生说成是理发师。

2. 对自身状况认识障碍 即自我定向障碍，包括对自己的姓名、年龄、职业等发生认识错误。

精神分裂症患者在意识清楚的情况下可出现双重定向障碍，即对周围环境的时间、地点、人物产生双重体验。其中一种体验是正确的，另一种体验则是妄想性的判断和解释。

（七）自知力障碍

自知力（insight）又称领悟力或内省力，是指患者对其自身精神疾病状态的认识和判断能力，即能否察觉或识别自己的精神状态是否正常，能否正确分析和判断，并指出自己既往和现在的表现及体验中哪些属于病态。自知力缺失在临床上可作为判断精神病的指标之一。自知力是临床上进行诊断、鉴别诊断、预测疗效、判断预后的一个必不可少的重要指标。完整的自知力应满足以下三方面要求：①对疾病有正确认识，即承认自己患有疾病；②对症状有正确认识，即对病变的行为表现以及各种不正常体验能正确分辨和描述；③对治疗有正确的认识，即治疗依从性好，对治疗有正确的态度，对精神障碍恢复后的生活、工作、学习等有合适的安排。

临床上自知力障碍多见于精神分裂症、双相情感障碍患者等。焦虑症患者可基本保持较完整的自知力并积极寻求帮助。精神分裂症等重性精神障碍患者的自知力一般是缺乏的，即患者不能认识到自己的病态表现，否认存在精神方面的问题，认为自己的幻觉、妄想等精神病理症状都是客观现实，故往往拒绝就医治疗。

自知力缺乏是重性精神障碍的重要标志，临床上往往将有无自知力及自知力恢复程度作为判定病情轻重和疾病好转程度的重要指标。自知力完全恢复是精神疾病康复的重要指标之一。

二、情感障碍

情感（affection）和情绪（emotion）是个体对客观事物的态度及因此而产生的相应内心体验。在精神病学中，情感和情绪常为同义词，情感和情绪既有区别，又有联系。情感是一个复杂的心理过程，主要是指与人的社会性需要相联系的主观体验，具有稳定性、深刻性和持久性，不一定有明显的外部体现，如爱与恨等。情绪主要是指与人的自然性需要相联系的体验，是个体对内外信息的态度体验以及相应的行为和身体反应，具有情景性、暂时性和明显的外部表现，如喜与怒。情感是在多次情绪体验的基础上形成的，通过情绪表现出来，而情绪的表现和变化又受到已形成的情感制约。

情感是人类对客观事物的主观态度，作为一种心理过程，它具有下列特征：①情感的倾向性，是指个体的情感指向什么，因什么而引起。②情感的稳定性：是指情感活动的稳定程度。③情感的深刻性，是指情感活动在个体的思想和行为中的普遍和深入程度。④情感的效能性，是指情感对个体行为的鼓舞作用。情感的稳定性和深刻性常常是紧密相连的，只有深厚的情感，才能稳定而持久；肤浅的情感即使是强烈的，也是暂时的。

一段时间内保持的某种微弱而持续的情绪状态称为心境（mood），是某一段时间内精神活动的基本背景。

情感障碍主要包括以下几种类型：

1. 情感高涨（elation）　是指患者的正性情绪活动显著增强。主要表现为不同程度的、与周围环境不相称的病态喜悦，患者自我感觉良好，整日喜笑颜开，讲话时语音高昂、眉飞色舞、表情丰富、诙谐幽默；对任何事情都感兴趣、乐于助人、精力充沛，睡眠需要减少。但患者的这种情绪不稳定，常表现为易激惹、挑剔，稍不顺心即勃然大怒，但又转瞬即逝，较快恢复原状。患者高昂的情绪虽与环境和自身处境不相符，但往往可以理解，具有感染力，易引起周围人的共鸣。情感高涨与思维奔逸、活动增多同时出现，构成情感综合征之一——躁狂状态。

【案例】某女，25岁，诊断为躁狂发作。患者入院后非常兴奋，与医护人员一见如故，大声与他们打招呼，主动握手问好，话多且滔滔不绝，难以打断。当问患者有什么兴趣爱好时，患者称："所有你们喜欢的和不喜欢的我都喜欢，所有你们会的和不会的我都会……"患者自我感觉良好，自述"精力充沛，心情愉悦，头脑灵活，感觉大脑和嘴巴在赛跑"。

2. 欣快（euphoria）　是指在智能障碍基础上出现的与周围环境不相符的愉快体验。主要表现为患者自我感觉良好，自得其乐，十分幸福。这类症状表面上与情感高涨颇为相似，但由于智能障碍的影响，患者面部表情比较单调、刻板，给人以呆傻、愚蠢的感觉。欣快多见于脑动脉硬化性精神病、阿尔茨海默病及麻痹性痴呆等脑器质性精神病患者。

【案例】患者，56岁，诊断为麻痹性痴呆。患者每日端坐在镜子前傻笑。他人问其原因时，患者抬起头，仍傻笑着不说话。

3. 情感低落　与情感高涨相反，患者负性情绪活动显著增强，表现为表情忧愁、愁眉不展、忧郁沮丧、唉声叹气。重者悲观绝望，感到一无是处，对外界一切事物均不能产生兴趣。患者常自责、自罪，有"度日如年""生不如死"之感，甚至可出现自杀意念和自杀行为，常伴有思维迟缓、动作减少及某些生理功能的抑制，如食欲缺乏、闭经等，但整个精神活动与周围环境仍有密切联系。情感低落是抑郁症的典型表现之一。

【案例】某女，62岁，诊断为抑郁发作。近2个月来，患者无明显诱因出现少言寡语，愁眉苦脸，反应迟钝，动作迟缓，整日卧床，独自哭泣，对任何事情都没有兴趣，什么事都不想做。患者感觉度日如年，夜不能寐，食不知味，认为自己拖累了家人，终日长吁短叹，痛苦不堪，要求医生给予其安乐死以求解脱。

4. 情感淡漠（apathy）　是情感活动的缺乏，是指患者对外界刺激缺乏相应的情感反应，内心体验贫乏。主要表现为患者对一般能引起正常人极大情感波动的事件（如生死离别、久别重逢）也泰然处之、无动于衷，面部表情冷淡、呆板，缺乏相应的内心体验与外部非语言情绪表现，与周围环境失去情感上的联系。情感淡漠是精神分裂症晚期的常见症状。

【案例】某男，68岁，诊断为精神分裂症。当患者看到3年未见面的儿子回家时，仍呆坐在床上，毫无欣喜之情，表情淡然，漠不关心。

5. 焦虑（anxiety）　患者在缺乏相应客观刺激的情况下出现的内心不安的情绪状态。主要表现为顾虑重重、紧张恐惧、坐立不安、搓手顿足、惶惶不可终日等，还伴有心悸、出汗、手抖、尿频等自主神经功能紊乱症状。严重的急性焦虑发作称为惊恐发作，患者常体验到濒死感、失控感，并伴有呼吸困难、心率加快等自主神经功能紊乱症状，一般发作持续数分钟至十多分钟。患者常伴有自主神经功能紊乱和疑病观念。焦虑多见于焦虑性神经症、恐惧症及更年期精神障碍。

【案例】某女，32岁，诊断为焦虑性神经症。患病前性格内向、敏感。近2个月来，患者常有莫名担心、紧张、坐立不安，尤其是想到孩子在幼儿园受人欺负、老公上班路上可能出车祸时，就会突然感到胸闷、气促、大汗淋漓、全身颤抖、极其恐惧，有一种即将窒息的感觉。他人劝说无效。

6．恐惧症（phobia） 是指面临某种事物或处境时出现的紧张不安反应和惧怕。主要表现为与现实环境不相符的恐惧反应，如怕脏、怕感染、怕尖锐物件、怕空旷的广场、怕高地和深渊、怕黏糊糊或毛茸茸的物品等。患者常伴有明显的自主神经功能紊乱症状，如心悸、出汗甚至排尿、排便失禁等。恐惧可见于正常人，如对危险的动物或危险处境的恐惧等。病态的恐惧多见于恐怖性神经症、精神分裂症早期患者。

【案例】某男，17岁，诊断为社交恐惧症。1年来，患者不敢面对面与人说话，尤其是对异性，一说话就脸红，低头盯住脚尖，心跳加快，全身起"鸡皮疙瘩"。上课时，患者不敢朝黑板方向看，常因为紧张，对老师说讲内容也不知所云。休学在家时，患者终日不出门。

7．易激惹（irritability） 是指情感活动的激惹性增高，是一种剧烈但持续时间较短的情感稳定性障碍。主要表现为患者对刺激的反应性增高，极易因为一些小事即出现生气、愤怒、激动，甚至大发雷霆等一些强烈而不愉快的情感体验。易激惹多见于躁狂发作、分离性障碍、神经衰弱、焦虑状态、躯体性（如甲状腺功能亢进症）或器质性精神病患者。

【案例】某男，42岁，诊断为躁狂状态。午饭时，患者突然把筷子扔到地上，一边埋怨着，一边大步向门外走。当医生问其原因时，患者说护士发给他筷子太晚，故意跟他过不去，并大发牢骚。医生劝解后，患者重新坐回到饭桌吃饭，好像什么都没有发生过。

8．情绪不稳（emotional instability） 属于情感活动的稳定性障碍，是指患者在精神因素作用下，突然出现的发作性、爆发性、短暂的情感宣泄状态。患者的情感反应从一个极端波动至另一个极端，喜怒无常、变化莫测。主要表现为冲动毁物，哭笑无常，或捶胸顿足、号啕大哭，或兴高采烈、手舞足蹈等，整个精神活动表现得杂乱无章，变化很大。多见于脑器质性损害所致精神障碍、分离性障碍等患者。

9．情感倒错（parathymia） 属于情感活动的协调性障碍，是指患者的情感反应与其内心体验或处境不协调，甚至明显对立的表现。如患者听到自己亲人去世时，却表现出愉快的表情，放声歌唱。情感倒错见于精神分裂症患者，尤其以青春型多见。

【案例】患者面带笑容地告诉护士，某个集团采用各种残忍的手段迫害自己，用仪器控制自己的思想，使其头痛难忍。又如，当患者听到父亲去世的消息后，却哈哈大笑。

10．矛盾情感（ambivalent feeling） 属于情感活动的协调性障碍，是指患者在同一时间对同一人或事物出现两种截然相反、相互矛盾的情感反应。但患者对矛盾现象不能察觉，因而不能加以分析和批判，也不感到焦虑和痛苦，如患者怀疑自己被母亲抛弃而憎恨她，但同时又对其十分亲近和关心。矛盾情感是精神分裂症患者具有特征性意义的症状。

【案例】某男，25岁，诊断为精神分裂症。患者在对护士控诉其父母如何残忍迫害自己，表示要与他们不共戴天时，其父母来探视，患者热情地迎上去嘘寒问暖，表达思念之情。探视结束时，患者紧紧拉着他们的手，舍不得他们离开。

三、意志行为障碍

意志（will）是指人们自觉地确定目标，并为了达到预期目标而克服困难，采取行动努力实现目标的心理过程。意志与认识活动、情感活动及行为紧密联系而又相互影响。认识过程是意志的基础，而个体的情感活动则可能成为意志行动的动力或阻力。意志是人类特有的心理现象，个体在意志过程中所表现出来的意志品质各不相同。意志品质一般具有自觉性、果断性、自制性、坚持性四个特征。

在意志过程中，受意志支配和控制的行为称为意志行为。

（一）意志障碍

意志障碍通常表现为量和质两方面的变化，主要包括以下几种。

1．**意志增强（hyperbulia）**　是指意志活动增多或增强。主要表现为患者在病态情感或妄想的支配下，患者可以持续坚持某些行为，表现出极强的顽固性。症状的产生往往与其他精神活动有密切的内在联系，或以其为基础，或受其支配和影响。如精神分裂症患者存在嫉妒妄想时，长期对配偶进行跟踪、监视、检查；在被害妄想的支配下反复报警或向相关部门求助；有疑病妄想时到处求医；有夸大妄想时夜以继日地从事发明创造等。意志增强多见于精神分裂症、躁狂症患者。

2．**意志减退（hypobulia）**　与意志增强相反，是指意志活动显著减少。主要表现为患者对周围一切事物都兴趣索然，意志消沉，缺乏积极性、主动性及进取心，常独处呆坐或卧床不起，不愿参加任何活动，行动缓慢，学习、工作能力减退。意志减退常与情绪低落或情感淡漠有关，见于精神分裂症、抑郁发作患者。

3．**意志缺失（abulia）**　是指意志活动缺乏。主要表现为患者对任何活动都缺乏明显的动机，没有确切的目的或要求。学习和工作处于被动状态，需要他人督促和管理；严重时行为孤僻、退缩，缺乏饮食、进水等生活基本需求，但患者对此缺乏自知力，毫不在乎。意志缺失与思维贫乏、情感淡漠构成精神分裂症常见的基本症状。意志缺失见于精神分裂症单纯型或晚期阶段、器质性精神病的痴呆状态。

【案例】某男，62岁，诊断为残留型精神分裂症，整日呆坐一处，无任何要求，面无表情，每日需要在护士督促下才能进行洗漱、洗澡、进餐等。

4．**矛盾意向（ambitendency）**　是指患者对同一事物同时产生对立的、相互矛盾的意志活动。患者对此毫无觉察，不能意识到它们之间的矛盾性和对立性，因而从不加以纠正，主要表现为患者遇事不果断，反复考虑后也不知道该怎么做。矛盾意向见于精神分裂症患者。

【案例】某男，35岁，诊断为精神分裂症。患者早晨看见医生来到床边，便立即迎上去，一边想和医生握手，一边却又把手收了回来，反反复复，不能纠正。

（二）动作行为障碍

动作（action）是指简单的随意和不随意运动，如抬头、伸腿。行为（behavior）则是指有动机、有目的而进行的一系列复杂随意运动。两者既有区别又有联系，常同时被使用，称为动作行为。个体的动作和行为受到动机和目的的制约，并与认知、情感和意志活动保持协调一致。精神障碍患者因病理性感知、思维、情感和意志等受影响，常导致动作和行为异常，称为动作行为障碍（disorder of movement and behavior），又称精神运动性障碍。主要表现为：

1．**精神运动性兴奋（psychomotor excitement）**　是指患者的动作、行为及言语活动明显增多，包括协调性和不协调性两类。因此，临床上又把精神运动性兴奋分为协调性精神运动性兴奋和不协调性精神运动性兴奋。

（1）协调性精神运动性兴奋：是指患者动作、行为和言语的增加与其思维、情感、意志等精神活动协调一致，与周围环境也相符，行为具有目的性，可以被周围人理解。协调性精神运动性兴奋多见于轻躁狂发作患者。

（2）不协调性精神运动性兴奋：是指患者动作、行为和言语的增加与其思维、情感、意志等精神活动不协调，脱离周围现实环境。主要表现为动作、行为单调紊乱，缺乏动机及目的，令人难以理解。不协调性精神运动性兴奋多见于精神分裂症、脑器质性病变时出现兴奋状态的患者。

2．精神运动性抑制 是指患者动作、行为及言语活动明显减少，主要表现为言语动作的减少和抑制。临床上包括木僵、蜡样屈曲、缄默症、违拗症等。

（1）木僵（stupor）：是指动作、行为和言语活动完全抑制，是以缄默，随意运动缺失、显著减低或受阻，以及精神运动无反应性为特征的一种精神病理状态。患者表现为不语、不动、不饮、不食、肌张力增高，面部表情固定，对刺激无反应，常保持一种固定姿势。有的患者呈亚木僵状态，表现为少语、少动、表情呆滞，无旁人时能自动进食及排尿、排便。木僵多见于精神分裂症、严重抑郁发作、应激障碍、脑器质性损害所致精神障碍等患者。

（2）蜡样屈曲（waxy flexibility）：在木僵的基础上，患者出现肢体可任人随意摆布，长时间维持某一姿势不动，形似蜡像一般。如将仰卧患者的枕头取走，患者也能长时间保持头部抬高姿势不变，称为"空气枕头"。蜡样屈曲多见于精神分裂症患者。

（3）缄默症（mutism）：是指患者在语言功能正常的前提下，言语活动的明显抑制。主要表现为患者保持沉默不语，不回答任何问题，有时可用书写或表情及手势示意，症状持续1个月以上。缄默症多见于精神分裂症、分离障碍等患者。

（4）违拗症（negativism）：是指患者对他人提出的要求不仅没有相应的情感反应，甚至加以对抗，分为主动违拗症和被动违拗症。违拗症多见于精神分裂症患者。

1）主动违拗症（active negativism）：患者做出与对方要求截然相反的动作、行为反应。如让患者吃饭，他立即紧闭双唇，把头扭到一边。

2）被动违拗症（passive negativism）：患者拒绝他人的所有要求，不肯履行他人要求自己做的事。如反复叮嘱患者吃饭，他仍在座位上无动于衷。

3．模仿动作（echopraxia） 是指患者毫无目的、无意义地模仿周围人的动作。如医生摸一下自己的头发，患者也跟着摸一下自己的头发。模仿动作常与模仿言语性质相同且常同时出现，多见于精神分裂症和器质性精神障碍患者。

4．刻板动作（stereotyped act） 是指患者机械、刻板地重复某一单调的动作。如患者长时间将水杯拿起和放下。刻板动作没有具体的指向性和意义，常与刻板言语同时出现，多见于紧张型精神分裂症患者。

5．装相（mannerism） 又称作态，是指患者做出古怪的、愚蠢的、幼稚的动作、姿势、步态与表情，虽不离奇，但使人感觉好像是故意装出来的，如做怪相、扮鬼脸等。装相常见于精神分裂症和器质性精神障碍患者。

6．强迫动作（compulsive act） 是指患者难以控制地重复某种强迫的动作和行为。患者清楚地知道做这些动作完全没有必要，却难以克制。如不重复，患者常会焦虑不安而非常痛苦，对治疗的要求也很迫切。如强迫性洗手、强迫性检查等。强迫动作多与强迫思维有关，常见于强迫症患者，也可见于精神分裂症早期。

知识链接

本能行为异常

人类的本能包括维持生命和延续种族两大类。本能行为具体表现在安全、饮食、睡眠和性等方面。本能行为异常包括以下几类。

1．自杀（suicide） 是指有意识地伤害自己的身体，以达到结束生命的目的。常见于精神发育迟滞、抑郁症、精神分裂症等。自杀的常见原因有多种，如对生活极度悲观绝望、感觉生不如死、受命令性幻听、被害妄想等精神症状支配，滥用精神活性物质，受到外界强大的压力，表演性行为弄假成真等。

2. 饮食障碍（eating disorder） 是指维持生命所需的物质摄入行为障碍。①食欲减退：常见于抑郁发作和神经性厌食症患者，合并躯体疾病的精神病患者也可出现食欲减退的症状；②食欲亢进：多见于精神发育迟滞、躁狂发作、神经性贪食症、青春型精神分裂症等患者。③拒食：是指精神障碍患者在命令性幻觉、被害妄想、自罪妄想、木僵等症状基础上出现的拒食行为；④异食：是指嗜食正常人不吃或不常吃的物品，如烟头、香蕉皮、泥沙、玻璃、铁钉等，可见于异食症、精神分裂症患者。痴呆患者因丧失判断能力而随意进食不属于异食症的范畴。

3. 睡眠障碍（sleep disorder） 是指睡眠-觉醒周期性变化障碍。①失眠：多见于神经症、抑郁症等患者；②睡行症：又称梦游症，多见于儿童和分离转换障碍患者。

4. 性功能障碍（sexual disfunction） 包括器质性和功能性两种。常见的性功能障碍有性欲亢进、性欲减退和性欲倒错（性偏好障碍）等。

四、意识障碍

意识（consciousness）是指个体对周围环境、自身状态的认识反应能力和觉察能力，是人类所特有的个体与环境关系的一种特殊反映形式。意识具有主动性和连续性的重要特征。

意识障碍（disorder of consciousness）可表现为意识清晰度降低、意识范围缩小及意识内容的变化。当患者出现意识清晰度降低时，可有感知觉迟钝、注意力不集中、理解困难、判断力及记忆力降低、情感反应迟钝、定向力障碍等。其中，定向力障碍是判断意识障碍的重要指标。

意识障碍可分为对周围环境的意识障碍和自我意识障碍，常见于脑器质性损害、躯体疾病及中毒所致精神障碍患者。

（一）对周围环境的意识障碍

对周围环境的意识障碍包括对周围环境的清晰度、意识范围及意识内容的变化。

1. 以意识清晰度降低为主的意识障碍

（1）嗜睡（drowsiness）：是指意识清晰度降低较轻微。主要表现为患者在安静状态下处于睡眠状态，受刺激即可被唤醒，可进行简单应答及交谈，刺激去除后很快又进入睡眠状态。患者吞咽、角膜、对光反射均存在。

（2）意识混浊（clouding of consciousness）：是指意识清晰度轻度受损。主要表现为患者处于半睡状态，反应迟钝、思维缓慢，对外界刺激阈限增高，强烈刺激才能引起反应。患者可出现原始动作，如舔唇、伸舌、吸吮、强握。注意、记忆、理解均困难，能回答简单问题，存在时间、地点、人物等周围环境定向障碍。吞咽、角膜、对光反射存在。

（3）昏睡（sopor）：是指意识清晰度降低程度较意识混浊更严重。主要表现为患者对周围环境的定向力及自我意识均丧失，无言语功能。强烈疼痛刺激（压眶、针刺）可引起防御反射。患者可出现深反射亢进、病理征阳性，出现震颤和不自主运动。角膜反射减弱，吞咽、对光反射迟钝。

（4）昏迷（coma）：是指意识完全丧失，以痛觉反应和随意运动消失为特征。患者对任何刺激都不产生反应，生理反射消失，可出现病理反射。

2. 以意识清晰度降低伴意识活动范围缩小或意识内容变化的意识障碍

（1）朦胧状态（twilight state）：是指患者在意识清晰度降低的同时伴意识活动范围缩小。主要表现为患者意识活动集中在较狭窄而孤立的范围内，只有相对正常的感知觉以及协调连贯的复杂行为。患者可有定向力障碍，可有片段的幻觉、错觉和妄想，以及相应的行为。朦胧状态呈发作性，常突然产生与中止，持续时间从数分钟至数小时，超过数日者少见。发作后患者常陷入深度睡眠，意识恢复后常伴有完全或部分遗忘。朦胧状态见于癫痫性精神障碍、分离性障碍患者。

（2）谵妄状态（delirium）：是指患者在意识清晰度降低的同时出现大量错觉、幻觉，以幻视多见。幻觉内容多为生动、逼真、形象的人物或场面，伴有紧张、恐惧等情绪反应，患者常出现喊叫、逃跑、双手在空间不停抓摸等不协调性精神运动性兴奋表现。患者思维、言语不连贯，理解困难，可有片段妄想。对周围环境的定向力丧失。部分患者出现自我定向力丧失。病情具有昼轻夜重的规律，持续数小时或数日，发作后可有部分或全部遗忘。谵妄见于躯体疾病所致精神障碍、感染中毒性精神障碍患者。

（3）梦样状态（oneiroid state）：是指患者意识清晰度降低的同时出现梦境样体验。主要表现为患者外表看似清醒，但完全沉湎于梦境之中。梦境的内容多反映现实生活中的某些片段，并与幻想交织在一起。患者沉溺在其中，对真实环境感知不清晰，以假性幻视、假性幻听为主。梦样状态可持续数日或数月，发作后对梦样内容可部分回忆。梦样状态可见于心因性精神病、癫痫、紧张型精神分裂症、感染中毒性精神障碍患者。

（二）自我意识障碍

1. 人格解体　是个体对自我与周围现实的一种不真实的感觉。对自我的不真实感，即狭义的人格解体；对周围环境的这类感觉称为非真实感。人格解体常突然产生，伴有晕厥感和面临恐慌的紧张感。患者感觉在自己与环境之间放置了一个屏障，他能很好地把握自己和现实，只是体验不到，并非歪曲理解。患者通常意识清晰，自知力存在，感觉痛苦，迫切要求治疗。人格解体可见于癫痫、器质性精神障碍、抑郁症、精神分裂症等患者。

2. 交替人格　属于统一性意识障碍的一种表现，同一患者在不同时间内具有两种完全不同的个性特点和内心体验，在不同时间内可以交替出现，多见于分离性障碍、精神分裂症患者。

3. 双重人格、多重人格　属于统一性意识障碍的表现，患者在同一时间内具有两种完全不同的人格（双重人格），有时患者出现两种以上的人格，称为多重人格。例如，患者在同一时间内，一方面表现为王某的身份，另一方面又表现为张某的身份、言语、思想、行为。双重人格或多重人格常见于精神分裂症、分离性障碍患者。

4. 人格转换　患者否认原来的自身，而自称是另一个人，或是某种鬼或神。人格转换可见于分离性障碍的附体状态。

五、精神障碍常见综合征

精神障碍的症状表现复杂多样，许多症状之间具有一定的内部联系或某种意义上的关联。临床上，通常将具有一定内在联系、且往往同时出现的一组精神症状称为精神疾病综合征。临床上常见的综合征有：

1. 幻觉-妄想综合征　以幻觉为主，多为幻听、幻嗅等。在幻觉的基础上继发被害妄想、物理影响妄想等，妄想无系统化倾向。该综合征的主要特征为幻觉和妄想之间密切联系、相互影响。如患者耳边出现同学议论的声音（幻听）后，逐渐怀疑同学对其进行跟踪和迫害（妄想）。该综合征多见于精神分裂症患者，也见于器质性精神病等其他精神障碍患者。

2. 躁狂综合征　以情感高涨、思维奔逸和活动增多为特征。主要见于躁狂发作患者，也可见于脑器质性损害所致精神障碍患者。另外，某些药物（如糖皮质激素、抗抑郁药）等也可引起类似症状发作。

3. 抑郁综合征　以情感低落、思维缓慢、活动减少为特征。主要见于抑郁发作患者，也可见于脑器质性损害所致精神障碍患者。另外，某些药物（如利血平等）也可引起类似症状发作。

4．紧张综合征 以全身肌张力显著增高为突出特点，是在意识清晰的状态下，以紧张性木僵和紧张性兴奋为主要特征的一组综合征。紧张性木僵患者有违拗、刻板言语和动作、模仿言语和动作、蜡样屈曲、缄默等表现，症状可持续数月至数年。患者可以突然转入紧张性兴奋状态。紧张性兴奋状态的时间短暂，表现为突然爆发的兴奋和暴烈行为，然后又突然进入木僵或缓解状态。典型的紧张综合征见于紧张型精神分裂症、抑郁发作、急性应激障碍、脑器质性损害所致精神障碍、药物中毒所致精神障碍等患者。

5．遗忘综合征（amnestic syndrome）：又称科尔萨科夫综合征（Korsakoff's syndrome）。患者无意识障碍，智能相对完好。临床以近事记忆障碍、时间定向障碍、虚构症为显著特征，多见于慢性酒精中毒性精神障碍、脑器质性损害所致精神障碍，中毒、内分泌疾病所致精神障碍等患者。

小 结

1．精神疾病的病因包括生物学因素（内因）和心理社会因素（外因），二者对精神疾病的发生共同起着决定性作用。

2．精神障碍的诊断分类原则包括病因、病理生理学分类原则，症状学分类原则，常用的精神障碍分类系统包括 ICD-11 和 DSM-5。

3．精神障碍是以精神活动异常为主要表现的一大类疾病，根据心理过程可分为认知障碍、情感障碍和意志行为障碍。其中，认知障碍包括感知觉障碍、思维障碍、注意障碍、记忆障碍、智能障碍、自知力障碍和定向力障碍。思维障碍包括思维形式障碍、思维内容障碍以及超价观念。症状学是精神科的基础，认识和辨别异常的精神症状是每个护士必备的基本功。

4．精神障碍的症状并不是孤立的，临床上常见的综合征有幻觉、妄想综合征、躁狂综合征、抑郁综合征、紧张综合征和遗忘综合征等。

 思考题

1．精神症状的共同特点有哪些？

2．什么是幻觉？真性幻觉与假性幻觉的区别有哪些？

3．什么是妄想？请列出妄想的临床常见类型。

4．如何理解自知力及其临床意义？

5．案例 2-1A 中，患者存在哪些精神症状？

（彭 燕）

第三章　精神科护理的基本内容

第一节　与精神障碍患者的沟通技巧

 导学目标

通过本章内容的学习，学生应能够：

◆ **基本目标**

1. 描述治疗性关系和治疗性沟通的含义，治疗性关系的组成要素，对精神障碍患者进行生活护理的基本内容。
2. 说明治疗性关系形成的过程及各阶段护士的任务，对精神障碍患者的观察内容和方法，护理记录的方式和内容。
3. 归纳治疗性关系的特点，精神障碍患者的生活护理与疾病康复的关系。
4. 比较治疗性关系与社交性关系的异同。
5. 运用本章知识和技能建立治疗性护患关系，对患者实施临床生活护理。

◆ **发展目标**

1. 综合运用精神护理的基本技能满足精神障碍患者的护理需求。
2. 将精神科护理的基本技能和基本内容与临床护理实践建立联系。

◆ **思政目标**

理解和尊重患者的思维、情感和意志行为等方面的异常精神症状，不歧视，不排斥精神障碍患者，满足其合理的需求。

案例 3-1

　　实习护士小阳参与护理一名精神分裂症患者张小姐。第1天，除了日常给药外，小阳还与张小姐聊天、打扑克牌，尽量陪在她身边。傍晚，两人坐在椅子上望向窗外。张小姐缓缓地说："夕阳真美啊！"小阳的心里涌起一丝落寞和孤单，说："看到夕阳，我心里有些伤感。"张小姐也喃喃自语地说道："我也是……妈妈说好今天来看我，可到现在还没来。"小阳想起儿时倚在教室门边，一边看着夕阳一边等待母亲来幼儿园接自己。她

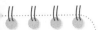

想，张小姐现在的心情一定和她当时差不多。于是，她对张小姐说道："妈妈要是一直不来怎么办？一个人一定感到很无助吧！"张小姐默默地点了点头。两人无言地眺望着远处的夕阳。

请回答：

1. 你如何评价实习护士小阳和患者张小姐之间的互动？

2. 什么是治疗性关系？

3. 护患关系的建立应该注意哪些？

精神障碍患者由于疾病的影响而失去正常的判断力、理解力和控制能力，会出现行为异常、生活无法自理，甚至伤害自己或他人的行为等。患者不能正确反映客观现实，其行为不能为常人所理解，因此护士必须学会运用沟通技巧与患者进行有效的沟通，并建立良好的护患关系；加强对患者的病情观察与记录，重视患者的安全和日常生活照料，做好患者的组织和管理工作；保障患者住院期间的安全，提高患者的生活质量。

精神障碍患者情感一般比较脆弱，易产生焦虑情绪。因此，在与他们建立关系、进行沟通的过程中，护士需要掌握沟通的知识和技巧。护患之间的沟通不同于一般的人际交往，它是护士对患者进行护理干预、建立关系、有效开展护理实践的最重要手段。

一、建立良好护患关系的要求

（一）治疗性关系

治疗性关系（therapeutic relationship）是一切护理活动的基础，是建立在信任的基础上的一种合作性、帮助性的关系。护患之间的专业性关系有别于一般的人际关系，在精神障碍护理中，治疗性护患关系的建立有助于帮助患者解决问题，有效应对和完成发展任务。治疗性关系主要包括以下几个组成要素。

1．信任 是所有亲密关系的基础。信任涉及双方坦诚相待，向对方袒露自己。处于情感痛苦或焦虑状态的患者可能不愿轻易相信他人，护士可以通过关怀的态度和敏锐的觉察力获得患者的信任。

2．专业性 在治疗性关系中，护士的角色是一名专家，即运用特定学科领域知识和技能的专业人员。专业性关系的目的是促进患者的身心健康。护士主要通过运用心理学的知识和有效干预的能力来体现其专业性。在治疗性护患关系中，护士需要从情感支持和实际解决问题两个方面去帮助患者。

3．互相尊重 治疗性关系建立在相互尊重的基础上。研究表明，住院患者对不被尊重或遭受不公正待遇非常敏感和无助，尊重和关怀的护理干预有助于其克服失控感和不完整感。

4．关怀 是护理的核心价值观之一，包括3个主要行为，即自我的付出、及时满足患者的需要、为患者及其家属提供舒适的护理。护士必须具有为患者谋福利的精神，尽一切可能为患者减轻痛苦、焦虑和困惑。关怀也包括倾听和努力理解患者感受的共情（同理心）。

5．伙伴 传统型的护患关系是非对等的关系，护士被视为治疗者、教育者，而患者被视为相对被动、接受治疗的存在。随着生物-心理-社会医学模式的普及和以患者为中心的理念渗透，患者和家属已成为治疗的参与者、协作者。

（二）建立治疗性护患关系的过程

1．互动前期 是指护士真正接触患者之前的时期，此期护理人员主要进行收集资料的工作。护士可通过门诊医师、同事、患者家属等了解患者的情况。在治疗关系的前期，护士有可能存在许多顾虑和担忧，如害怕被拒绝、害怕被驳斥、害怕无助，以及害怕患者的攻击行为等。在此阶段，患者同样也会产生一些顾虑和担忧等反应。此时，护理人员的工作是自我探索及分析自身的感受，确认是否有不切实际的幻想或者害怕等反应，并对此进行调整和修正。

2．介绍期　从护理人员与患者第一次见面即展开，是相互介绍、了解、熟悉的阶段。介绍期的目标是建立信任，为进一步开展工作奠定基础。护士应注意做好以下工作。

（1）自我介绍，以对方姓名称呼患者。

（2）表示对患者的关注。

（3）对患者的问题、需求或紧急事件及时予以回应。

（4）设立护患沟通的约定。

（5）收集信息。

（6）确定焦点问题，设定目标，并制订干预计划。

（7）减轻患者的焦虑。

此期护士的行为主要是热情接待初入院的患者，有计划地介绍环境和护理人员，建立护理人员与患者之间的彼此信任，确认患者问题等。

3．工作期　是解决问题的阶段。护士在此期的工作目标包括认识和确定患者的问题，并与患者共同解决问题，发展健康的行为。工作内容主要是引导患者表达他们的感受、想法，共同寻找压力源，尝试新行为，协助患者应对焦虑，提高其独立能力和自我责任感，并发展有效的应对机制。使患者行为发生改变是此期的重点，在设定目标时要考虑患者的动机和可行性。

4．结束期　经过工作期，患者放弃原有的行为，开始掌握新的解决问题的技巧，表现出正性自我评价和显示自我照顾的能力，就应该考虑结束这种关系。结束期的工作实际上应从早期就开始准备，以避免患者因结束关系而引发情绪失落反应。

此期的目标是帮助患者回顾在治疗性关系中所学习和获得的适应性行为并能运用到与他人的交往中。此期护理人员要处理好患者因分离而引起的反应，理解患者的这种失落感，坦诚地与患者讨论，不要使患者有被遗弃感，并帮助他们应对这种感受。应逐步减少患者对护理人员的依赖，使患者开始新的生活。

随堂测 3-1

二、建立良好护患关系的方法和技巧

（一）治疗性沟通

沟通是人与人之间、人与群体之间进行思想与情感的传递和反馈的过程。沟通是一个动态的持续过程。影响沟通的因素包括沟通双方的个人因素和环境因素。个人因素包括生理因素（生长发育，躯体的疼痛、不适，听力或视力障碍等）、情绪因素（焦虑、紧张、抑郁、悲伤、愤怒等）、智能因素（知识水平、文化程度、语言运用能力等）和社会文化因素（社会经济状况、种族、文化、风俗、语言等）。

治疗性沟通（therapeutic communication）是指护士在共情的基础上，运用有效的沟通技巧，回应患者的想法、需求和兴趣。这个有计划的过程有助于建立信任关系，便于患者自由表达自己的想法、情感和意见。治疗性沟通的过程并非自然发生，而是护理人员在细心的护理实践和经验积累中习得的独特技巧。

（二）建立治疗性护患沟通的技巧

沟通技巧是护士所必须具备的基本能力。在护士与患者进行沟通的过程中，沟通技巧应当非常自然地融入其中，而非刻板、僵化地使用。在动态及多变的沟通过程中，护士的着眼点应该放在大目标、大方向，而技巧是在护理过程中交替运用的。护患沟通技巧主要包括倾听、共情、沉默、接纳、认可、献身、引导、整理顺序、观察、促进表达、促进比较、复述、反问、焦点化、探究、信息提供、明确化、现实提示、提出疑问、言语化、促进评价、情感的理解、建议、总结和促进行动（表3-1）。

表 3-1　治疗性护患沟通技巧

技巧	内容和例子
倾听	理解患者，推进治疗性关系的第一个原则，是其他技巧的基础
共情	设身处地，以对方的立场去体会其心境
沉默	充满关心和期待的沉默可促进患者的语言表达
接纳	接纳对方的表现，如"哦""嗯嗯""是这样的"或点头等
认可	认可对方，将护士注意到的变化告知对方，如"您的头发梳得真漂亮"
献身	将护士自身的存在应用于护理实践中，需要时陪伴在患者身边等
引导	将话题主导权交给患者，鼓励患者，如"您有什么想说的吗""请说下去""后来呢"
整理顺序	理顺事件发生的时间顺序，如"因为发生了……所以造成这样的后果"
观察	说出观察到的事情，如"您好像挺紧张啊""您……的时候，我也感到很难过"
促进表达	观察到患者的变化，鼓励患者自己表达，如"把您的感受说出来吧"
促进比较	促进患者注意到类似点和不同点，如"那就和……一样吗""类似的感觉以前有过吗"
复述	重复患者表达的主要内容，如患者说："睡不着，整夜都睁着眼"，护士重复："睡不着啊"
反问	复述患者的疑问、情感和想法等，并进行反问。如患者说："应不应该和医生说呢"，护士说："您认为应该那样做吗"
焦点化	把话题集中到一点，如"那是非常重要的事情，理解这件事可能还需要一段时间"
探究	深入探究问题或想法，如"关于这一点，请再详细说一说吧"
信息提供	提供患者需要的信息，如"探视时间是 × 点到 × 点"
明确化	弄清楚意思不明确的事情，如"您的意思我有些不太明白……"
现实提示	促使患者面对实际上发生的事情，如"房间里没有其他人"
提出疑问	指出患者对现实不切实的认识，如"真的吗"
确认一致	确认话语意思的一致性，寻求相互理解，如"我的理解和您一样吗"
言语化	说出患者暗示的事情，如患者说"除了您，和谁也说不出来"，护士说"您觉得谁也不理解您，是吧"
促进评价	促进患者评价自己的体验，如"关于……您怎么认为呢"
理解情感	说出患者间接表达出来的情感，如患者说"就像被人抛到无边无际的大海里一样"，护士说"感到十分不安和寂寞，是吧"
建议	提出和患者一起承担、一起努力的建议，如"您感到不安的根源究竟是什么，咱们一起多谈谈心，或许就能找到"
总结	梳理、总结谈话的内容，如"……说了以上这些事情"
促进行动	让患者考虑怎样做对自己的将来才是最好的，如"怎么做才能既不给他人添麻烦，又能让您的愤怒发泄出来呢"

当护士的反应使患者感到被防卫、被误解、被控制、被限制自我表达时，都是非治疗性沟通。非治疗性沟通主要包括社交性的应对、使用封闭性提问、错误的保证、道德评判、挑战等。日常生活中可能在很多情况下使用非治疗性沟通，但护理人员要清楚这种方式会阻碍开放性讨论，可能导致患者更加退缩。护士了解非治疗性沟通的特定语言有利于在护理沟通中加以认识和避免。

另外，护士还要开展有效的非语言沟通技巧，可应用非语言行为，如点头、微笑、传递眼神、抚摩患者的手、轻拍患者的肩等表达对患者的兴趣和关心。

三、影响治疗性护患沟通的因素

在沟通过程中，很多因素会造成沟通障碍。要达成有效的沟通，认识引起沟通障碍的因素非常重要。以下是造成沟通障碍的几种常见因素。

（一）予以否定

否定患者的看法或感受，会使其体验到不被接受，因而阻碍患者的表达。例如，患者说"活着没有意思"，护士回答"您怎么会说这种丧气的话呢"，这样就会使患者不愿意再谈下去。又如，患者说"我不是父母亲生的"，护士说"别瞎猜，您长得很像您的母亲"，这会使患者感到护士不相信他的话，认为他在说假话。

（二）给予忠告或建议

当护士不理解患者所传递信息的意义，理解发生偏差时，常会造成沟通障碍。如告诉患者该怎样或不该怎样，这种忠告或建议常常没有意义，也没有效果。因此，护士应尽量避免使用"您应该……""您怎么不……"等带有指责或批判意味的话语，应当充分考虑患者的感受，婉转地提出建议，如"您有没有想过试试……方法呢"。

（三）过度发问或调查审问式的发问

护士过度发问会让患者应接不暇，感觉自己好像在接受审问而不愿意敞开心扉继续会谈。对有恐惧、退缩的患者进行调查式的提问，会加剧患者对外界的恐惧和不安，使其更不敢与现实接触。所以，护士要避免对患者采用调查式的发问，如避免"请告诉我，您为什么会这样做"，或"您为什么会这样想"等。

（四）不切实的保证

患者有时可能向护士提出一些要求或希望，想得到确切的保证，如果护士给予患者不能实现的承诺，那么一旦患者发现护士有不诚实的言语，就会产生不信任感，之后对护士的讲话，就会不重视，沟通也就毫无意义。如护士应避免对患者说"好好表现，很快会出院""别担心，过两天就好了"等语言。

（五）注意力不集中、对患者的困难不予重视或不耐烦

护士谈话时心不在焉、东张西望、时不时看手表等行为均体现护士不耐烦，急于结束谈话，也会使患者感到不受尊重和不被重视。护士对患者的言行不重视，容易使患者感到自己很渺小和不重要。

（六）负性情绪

护患双方的负性情绪（如焦虑、烦躁、愤怒、悲伤、抑郁等）会影响沟通。所以，护士在接触患者前，首先应该调整好自己的情绪，以免自我不良情绪影响沟通的效果，甚至对患者的康复造成不良影响。

（七）无准备

护士在与患者交谈前未做好准备，无计划，使谈话零散、无重点，会使患者感到护士并不是真心想与之交谈，或认为护士根本不了解他，因而不愿意交谈。

（八）环境干扰

喧闹、嘈杂的环境及其他人员的行动等都会影响护士与患者的沟通，使患者感到不安全，以致不愿表达自己的感受和想法，特别是个人隐私。

第二节　精神障碍患者的观察与记录

> **案例 3-2**
>
> 　　护士小于接待了新入院的患者王先生，安排好王先生的床位后，便开始进行记录。她填写了"新入院患者护理记录单"，内容如下：T 36.6℃，P 88次/分，R 20次/分，BP 130/80 mmHg。患者今日14：00由父母陪同第一次入院。门诊入院印象：精神分裂症，由家属半强制将其带入病房，患者更衣不合作，体格检查无外伤，个人卫生较好，院外主要表现为行为怪异，自言自语、多疑，对家人有敌对情绪。家属无法照顾，将患者送入我院治疗。患者入病房后：情绪不稳定，吵闹要回家，说父母蛇蝎心肠，对护理活动欠合作，遵医嘱予以一级护理，给予抗精神病药物治疗并严格执行保护性约束。入院宣传教育已完成。
>
> 　　请回答：
>
> 　　精神科护理记录包括哪些内容？

密切观察病情，及时掌握病情的动态变化，了解患者的需求，不仅是为患者提供有针对性的优质护理，同时也是为诊断和治疗提供有价值的依据。护士对患者病情变化的记录，是护理工作的重要内容。

一、精神障碍患者的观察

（一）观察的内容

1. **身体发育和营养状况**　精神发育迟滞、神经性厌食症、精神分裂症、抑郁症、神经症、酒精依赖等患者，往往伴有身体发育或营养问题。因此，护士需要注意观察患者身体发育是否正常，营养状况是否存在问题。

2. **卫生和仪表**　患者常因心理上的焦虑、不安、困惑等无暇顾及自己的外貌和形象。因此，护士需要观察患者的衣着、容貌、洗漱或沐浴、进食、排泄、月经、睡眠等自护行为是否存在问题，根据具体问题和原因采取针对性措施。

3. **精神症状**　精神分裂症、双相情感障碍等患者常会对外界刺激产生不合理的反应。因此，护士观察时需要注意以下几点：①幻觉，观察患者是否存在幻听、幻嗅、幻味等反应；②反应，观察患者是否存在对周围环境的过度敏感，或对外界刺激的反应过于迟钝或无反应等现象。

4. **记忆、定向力**　阿尔茨海默病、器质性精神障碍等患者，易出现记忆力和定向力方面的问题。因此，护士观察时需要注意以下几点：①记忆力，观察患者是否存在健忘或错构，是否能独立完成开闭门窗、穿脱衣物等日常动作；②定向力，观察患者能否分清自己和他人的物品，是否存在对场所、时间或人物的认识障碍。

5. **语言、动作**　护士需要注意观察以下几点：①表情，观察患者的表情是否茫然、空洞，是明朗还是阴沉，是否显得焦虑，是否过于欣喜或过于忧郁等；②动作，观察患者的动作是否平稳，有无迟缓、卧床不起、徘徊走动或粗暴行为等，是否存在幼稚行为、性行为异常和其他怪异行为等；③语言，观察患者是否存在喜好辩论或沉默寡言、自言自语、独自发笑等。

6．人际关系　精神障碍患者常伴有与人交流、人际协调等方面的障碍。因此，护士观察时需要注意以下几点：①人际交流，观察患者是经常与他人交流还是处于孤立状态，是否易与他人发生冲突等；②协调性，观察患者能否与他人一起活动，是否有与他人一起行动的意愿等；③对他人的知觉，观察患者能否理解他人的立场，对他人是否持有消极情感，是否厌恶他人的评价等。

7．社会功能　精神障碍患者在一些必要的社会行为方面常会存在问题。因此，护士观察时需要注意以下几点：①日常生活领域评估，评估患者对自己日常生活的满意度、日常个人生活独立程度、能否承担一些力所能及的家务、参加活动是否守时、能否独立合理安排时间，是否会用电话，并使用电话进行求助，能否看电视、看电影、听音乐、参加体育活动等，以及这些活动的频率，承担家庭责任的情况如何，是否有工作收入，经济自主管理的能力如何等。②社会关系领域评估，评估患者的朋友数量，友谊维持时间的长短，与朋友的关系和接触频率；是否需要通过他人的帮助来维持人际关系；与家庭成员（父母、子女、兄弟姐妹）的接触频率，婚姻状况，夫妻关系如何；能否与他人进行有效沟通，能否主动发起交谈等。③工作、学习领域评估，评估患者是否正在工作、上学；以前是否工作过；如不再工作，原因是什么；如仍在工作，疾病对其工作的影响有哪些。④家庭领域评估，评估患者是与他人一起居住，还是独居，是否有自己的住房；患者的家庭背景、家庭结构、家庭成员之间的关系如何；家庭经济状况如何；有无家庭暴力或虐待；患者家庭目前所遭遇的压力问题及其来源是什么，该问题对患者及其家庭的影响有哪些；家属对患者所患疾病的认识程度如何，该疾病对家属造成了哪些身体、心理的压力和创伤，家属对患者的理解程度，以及对患者的期望；患者是否得到社区医疗，能否得到来自民政、残联部门的关心和照顾，是否有可利用的社区康复资源等。

8．生活态度　精神障碍患者常常在维持生活规律或节奏方面出现问题。护士观察时需要注意以下几点：①自发性，观察患者在日常生活中能否保持适度的紧张感，是否存在漫无目的、无所事事的表现，能否自发地进行活动，能否按要求完成任务；②坚持性，观察患者能否有规律地完成一些任务或工作，是否存在情绪化的热情或退缩，或很容易厌烦等。

（二）观察的方法

1．直接观察法　是指护士直接与患者接触，面对面地与其交谈，了解患者的思维内容，也可通过患者与他人接触或参加活动时的表现，直接观察患者的言行举止、情绪、思维等，从而了解患者的精神症状和心理状态。另外，还可以采用量表测评，了解患者的疾病情况。此方法获得的资料真实、可靠，所以在临床中是最常用的方法。

2．间接观察法　是指护士从侧面观察患者在独处、自主活动或与他人交往过程中的态度。可以通过患者的日记、通话、书信、手工作品等了解患者的思维内容和心理状态，也可以通过家属、病友反馈的信息，了解患者的精神症状。

直接观察和间接观察两种方法可以同时使用，相互补充。护士在掌握病情观察方法的基础上，对病房内的所有患者做到心中有数，才能防患于未然。

（三）观察的要求

1．有目的的观察　护士要知道哪些方面的信息是需要重点观察的内容。

2．有计划的观察　观察应有计划性，其内容应当涵盖患者的躯体情况、精神症状和心理需求，并将观察的内容进行记录与交接班。

3．客观性的观察　护士在观察患者病情时不要随意加入主观判断，如偏见、刻板印象等，以免误导其他医护人员对病情的了解和掌握。

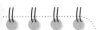

4．整体性的观察　护士应对病区所有患者进行全面观察，掌握每位患者的病情。对重点患者（如新入院患者、有自杀或自伤倾向的患者、有出走倾向的患者等）必须严密观察，做到心中有数，以防止发生意外。因为精神病患者的行为存在突发性，所以对于一般患者，护士在观察时也不能掉以轻心，护理观察既要重视重症患者，也要注意一般患者，进行整体观察。

5．观察的最佳时机

（1）每天交接班、巡视病房时：观察患者在做什么、睡姿、情绪状况等。

（2）晨、晚间护理时：观察患者能否自己整理床铺、洗漱自理情况、有无失眠。

（3）进餐时：观察患者进食的量和速度、有无噎食现象、有无拒食，拒食的原因是什么，是否愿意与他人共同进餐。

（4）参加工娱治疗时：观察患者的参与度如何，是主动还是被动、注意力是否集中、对参加的活动是否感兴趣。

（5）治疗时：观察患者是否愿意接受治疗、治疗前后的情绪反应，观察患者用药后有无不适主诉。

（6）探视时：观察患者探视前后的情绪反应、探视时与家属的互动、探视时与家属的谈话内容。

（7）特殊事件：观察其他病友出院时患者的情绪如何，是为病友高兴还是因自己不能出院而生气、发脾气，有病友打架时的反应，有病友发生自伤、自杀行为时的行为表现。

二、精神障碍患者的评估

（一）护士用住院患者观察量表

护士用住院患者观察量表（Nurse Observation Scale for Inpatient Evaluation，NOSIE）由Honigfeld G.等于1965年编制，国内版本参见张明园主编的《精神科量表手册》，已广泛应用于临床研究，并得到普遍认同。应用目前的临床治疗护理模式，护理人员在与患者的近距离接触过程中，对住院患者的精神症状、行为方式、日常生活状况、治疗的态度等了解得比较细致。因此，如果在临床工作中能常规且规范化使用NOSIE作为护士的观察工具，可对住院患者的病情变化收集到更真实、更客观的依据。NOSIE的效度与信度较高，已经得到业界验证。

NOSIE是供护理人员使用的较为重要的量表之一，它是通过护理人员的观察及其与患者的交谈，对精神障碍患者的症状存在与否及发生频率、强度进行评定，而且这种评定限于最近1周来的情况。

（二）跌倒的评估

我国成人精神科每年跌倒发生率为3.0%，老年精神科跌倒发生率则达到7.3%，跌倒在精神科不良事件发生率的占比较高。因此，有效评估是跌倒防控的首要环节。为预防跌倒的发生，护士应在了解疾病的情况下进一步对患者进行评估。常用的评估工具有修订版Morse跌倒评估量表（Morse Fall Scale，MFS）、Hendrich Ⅱ风险跌倒模型，以及Wilson-Sims精神科跌倒风险评估量表等。MFS由美国宾夕法尼亚大学的Janice Morse教授于1989年编制，是专为预测患者跌倒风险而设计的评估工具。

Wilson-Sims精神科跌倒风险评估量表（Wilson-Sims Psychiatric Fall Risk Assessment Tool，WSFRAT）由Wilson等于2014年为精神科住院患者编制，是精神科专用跌倒风险评估工具中较为常用的量表之一，是精神科跌倒安全管理的有效评估工具。与常用的跌倒风险评估量表相比，WSFRAT能更好地反映精神科住院患者的跌倒风险。

（三）自理能力评估

自我护理能力是个体为了维护和促进身心健康而进行自我护理的能力。自我护理不仅可以促进患者调整生活状态，还有助于延缓病情恶化，避免并发症的发生，从而提高生活质量。目前，我国应用于评估患者自我护理能力的量表有自我护理能力测定量表（Exercise of Self-Care

Agency Scale，ESAS）和汉化版自我护理能力评估量表（Chinese version of the Appraisal of the Self-care Agency-Revised，ASAS-R-C）。

自我护理能力量表（ESAS）由 Kearney 和 Fleischer 等编制。2000 年，台湾学者 Hsiu-Hung Wang 对量表进行了汉化修订和运用。该量表有 43 个条目，其中 11 个条目为反向评分，分为 4 个维度：自我概念、自我护理责任感、健康知识水平和自我护理技能，采用 Likert 5 分评分法，0 分表示非常不像我，4 分表示非常像我，总分为 172 分。根据总分把自我护理能力水平分为 3 个等级：0~57 分为低等水平，58~115 分为中等水平，116~172 分为高等水平。

EVERS 等研制的自我护理能力评估量表（Appraisal of Self-Care Agency Scale，ASAS）经修正，形成了结构稳定、维度清晰的 ASAS-R 量表，评估更为简便、灵活，并且易于理解和回答。ASAS-R 量表有 15 个条目，分为 3 个维度：一般性自理能力、发展性自理能力和健康欠佳时自理能力。其中，条目 4、11、14 和 15 为反向评分，采用 Likert 5 级评分法，得分范围为 15~75 分，分值越高，表明自我护理能力越强。

（四）日常生活活动能力评估

日常生活活动（activity of daily living，ADL）能力分为基础性日常生活活动（自我料理，功能性移动）和工具性日常生活活动（既包括基础性日常生活活动，又包括家务活动、交流和工作）两方面的能力。评定方法分为直接评估、间接评估和量表评估。直接评估是由评估者向患者发出动作指令，让患者实际去做，逐项观察患者进行活动的能力。间接评估是指评估者无法直接观察患者的活动，而是通过向家属或监护人询问的方式了解和评估。个体的日常生活自理内容包括更衣、进食、如厕、洗漱、梳妆等，功能性移动的内容包括翻身、坐起、行走、驱动轮椅、上下楼梯等。

常用的标准化 ADL 评估工具有巴塞尔指数（Barthel index，BI）、改良巴塞尔指数（Modified Barthel Index，MBI）及功能活动问卷（Function Activity Questionnaire，FAQ）等。巴塞尔指数由巴塞尔（Barthel）首先提出，其评估方法简便、可信度高，是目前临床应用最广、研究最多的一种 ADL 评估方法。它不仅可以用于评估患者治疗前后的功能状况，而且可以预测治疗效果、住院时间及评估预后。

功能活动问卷（FAQ）主要用于评估个体的独立性和执行能力，分值越高，表示活动障碍程度越严重，正常标准 < 5 分，≥ 5 分为异常。FAQ 评估项目较全面，能较好地反映患者在家庭和社会中的独立程度。

（五）深静脉血栓评估

深静脉血栓（deep venous thrombosis，DVT）是指血液在深静脉内异常凝结，阻塞管腔而导致的静脉回流障碍性疾病。血栓脱落可导致肺血栓栓塞，危及患者生命。DVT 具有隐匿性、高发病率、高误诊率和易反复发作的特点，是住院患者的常见并发症。其主要症状为患肢疼痛、肿胀等，疾病慢性期可发展成为血栓形成后综合征（post-thrombotic syndrome，PTS），严重影响患者的生活质量。深静脉血栓的形成与年龄、体重、血管内膜损伤、静脉血流淤滞、血液高凝状态等有关，为预防 DVT，需进行早期评估。常见的评估工具有 Prini 血栓风险评估模型、Caprini 血栓风险评估模型、Padua 血栓评分表和 Autar 血栓风险评估量表等。

Padua 血栓评分表由意大利帕多瓦大学血栓栓塞中心的 Barbara 等于 2010 年设计。该量表包括血栓病史、患者活动度降低、活动性恶性肿瘤、血栓形成倾向、年龄 ≥ 70 岁、心脏和（或）呼吸衰竭、急性心肌梗死和（或）脑卒中、肥胖（BMI ≥ 30 kg/m^2）等共计 11 个危险因素，分别赋值 1~3 分，根据总分将患者的血栓发生风险分为高危和低危两个级别。研究指出，Padua 血栓评分表可有效地对患者的血栓形成风险进行预测。

（六）自杀的评估

1. 自杀意念（suicidal ideation）　是关于死亡、自我伤害以及自我造成死亡的意愿。常用的评估自杀意念的量表有：自杀意念量表（Suicide Ideation Scale，SIS）、成人自杀意念问卷（Adult Suicidal Ideation Questionnaire，ASIQ）、自杀可能性量表（Suicide Possibility Scale，SPS）、多重态度自杀倾向量表（Multi-Attitude Suicidal Tendency Scale，MAST）、自杀行为量表（Suicide Behavior Questionnaire，SBQ）等。针对情绪状态评估的量表有贝克绝望量表（Beck Hopeless Scale，BHS）、贝克抑郁问卷（Beck Depression Inventory，BDI）等。

Beck 自杀意念量表中文版（Beck Scale for Suicide Ideation-Chinese Version，BSI-CV），是在 Beck 自杀意念量表（Beck Scale for Suicide Ideation，BSI）、当前自杀意念量表（Scale for Suicide Ideation-Current，SSI-C）和最严重时的自杀意念量表（Scale for Suicide Ideation-Worst，SSI-W）的基础上修订而成的。BSI-CV 既可以通过患者自评，也可通过他评访谈获得；既可评估患者访谈近 1 周的现状，又可评估其最严重时的状况。Beck 等在编制 BSI 或 SSI 时，其调查对象主要为精神科的门诊和住院患者，即在自杀的高危人群中进行量表的信效度评估。因此，该量表主要用于精神科住院患者，条目较多，计分方法复杂。该量表有 19 个条目，2 个维度，分为自杀意念（前 5 项）和自杀倾向（后 14 项），分别计算相应的得分。前 5 项为筛选项，仅当第 4 或第 5 项在任意一个时间段（最近 1 周或是最严重时）的答案为"弱"或"中等到强烈"时（即不为 0），才能继续回答接下来的第 6~19 项；否则，即应结束量表调查。通过最终结果可以计算最近 1 周和最严重时的量表总分。

科研小提示

国内外很多精神病学家非常关注精神疾病患者的自杀问题，并组成了研究自杀的团队，开展了自杀预防的相关研究，了解自杀发生率的流行病学情况，评估自杀的风险和影响因素，从而为提出自杀预防对策，加强精神科护理提供依据，以维护人类健康、促进社会和谐发展。

2. 自杀行为（suicidal behavior） 一般认为包括自杀未遂和自杀死亡。

护士用自杀风险整体评估量表（Nurse Global Assessment of Suicide Risk，NGASR）是由英国学者 J.R.Cutcliffe 编制的自杀风险综合评估护理量表。该量表共有 15 个条目，每个条目根据回答为是或否记分，如果回答"是"，则按照条目的权重赋分，其中有 5 个条目（绝望感、计划采取自杀行动、情绪低落 / 兴趣丧失 / 愉快感丧失、近期亲人死亡或重要关系丧失、自杀未遂史）赋值 3 分，其余的条目赋值 1 分。如果回答"否"，则记 0 分。该量表总分为 25 分，0~5 分提示为低风险，6~8 分提示为中风险，9~11 分提示为高风险，12 分以上提示风险非常高。

（七）攻击性评估

攻击行为是指以伤害某个想要逃避此种伤害的个体为目的而采取的任何形式的行为。攻击行为可以是任何有意伤害他人的行为，且攻击者相信其行为将伤害对方，而对方有避免这种伤害的动机。

攻击行为包括躯体攻击和言语攻击。暴力属于攻击行为中的极端方式，所造成的危害也更大，世界卫生组织将它列为影响全球公共卫生的问题之一。最早且最常用的个体攻击性评估量表是由 Buss 和 Durkee 于 1957 年编制的 Buss-Durkee 敌意评估调查表（Buss-Durkee Hostility Inventory，BDHI）。Buss 和 Perry 对 BDHI 进行了修订，编制了 Buss & Perry 攻击问卷（Buss-Perry Aggression Questionaire，BPAQ），该量表共 29 个条目，分为 4 个维度：躯体攻击（physical aggression）、语言攻击（verbal aggression）、愤怒（anger）、敌意（hostility）。北京心理危机研究与干预中心对 BPAQ 进行了翻译和修订，该量表有 30 个条目，包括 5 个分量表：躯体攻击性分量表（条目 1、6、11、16、21、26、29），语言攻击性分量表（条目 2、7、12、17、22），愤怒分量表（条目 3、8、13、18、23、27），敌意分量表（条目 4、9、14、19、24、28、30），指向自我攻击性分量表（条目 5、10、15、20、25）。得分采用"1 = 不符合，2 = 较少符合，3 = 一半符合，4 = 基本符合，5 = 完全符合"5 级评分。各分量表的得分和量表总得分为其所含条目得分之和。计算时需将量表得分转换成 0~100 分。例如：指向自我攻击性分量表原始分量表得分范围为 5~25 分，转换为 0~100 分范围，其转换公式为 100×（5 个条目得分之和 − 5）/20，其他分量表得分转换相同。总得分越高，表明攻击性越强。

三、护理记录

护理记录是医疗文件的重要组成部分，是记录患者病情发展变化的真实过程。护理记录不仅是护士对患者实施护理措施的记录，也是科研、教学的宝贵资料，同时还是具有法律依据的文字档案。因此，必须书写规范、妥善保管，以保证其正确性、完整性和原始性。

（一）记录的方式和内容

1. 入院护理评估单　入院评估一般在入院 24 h 内完成，主要是全面收集患者的资料，并初步提出患者的健康问题（护理诊断）及护理措施。入院护理评估单一般在患者入院 48~72 h 内完成。记录内容包括一般资料、简要病史、精神症状、心理社会情况、日常生活与自理程度、护理体检、患者的主要健康问题及护理要点等。

2. 入院护理记录单　简要反映患者的主要病情及护理要点，以叙述形式书写。入院护理记录单由当班护理人员及时完成，并向下一班人员进行交班。记录内容一般包括入病房的时间、陪同者、住院次数、入院方式、本次入院原因、主要病情、生命体征情况、入院后的表现及护理要点。

3. 住院期间的动态护理记录单　护理人员根据患者的病情变化，对不同的患者分别进行每班、每日、每周或阶段性的护理评估，并按日期、时间的程序记录。记录方式有很多，每个医院各不相同，目前常用的有叙述形式有"A.B.C"记录法（A，appearance，患者的外观；B，behavior，行为；C，conversation，言谈）、"P.I.O."记录法（P，problem，问题；I，intervention，措施；O，outcome，结果）、护理计划单和护理观察量表等。

4. 出院护理记录单　记录内容包括入院次数，本次住院的生命体征情况，主要精神症状、诊断、治疗、护理，目前精神症状缓解程度，自知力恢复情况，何人来院陪同，带药情况，以及向家属交代"家庭护理须知"。

5. 出院护理评估单　记录内容一般包括健康教育评估、出院指导评估、护理小结与效果评价。

6. 其他　如护理病例讨论记录，阶段护理记录，请假、返院护理记录，转院、死亡护理记录等。

（二）护理记录的要求

护理记录要客观、及时、准确、完整、简要和规范。护理记录一般按事件发生的顺序记录，必须及时，不可拖延、提早或漏记。记录的内容和时间必须客观、真实、实事求是，最好能将患者的原话记录下来。记录应包括所有与患者有关的健康问题和医疗护理情况。记录内容应尽量简洁、流畅、重点突出。应使用医疗机构规定的书写工具，书写过程中出现错误时，应当用双线划在错误处，将正确文字写在上方，并签名、注明修改时间。记录完整后，签全名，注明记录时间。

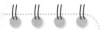

第三节　精神障碍患者的日常生活护理

案例 3-3

因精神分裂症入院的吴先生，躁动兴奋，行为冲动，被送入单间病房约束保护。患者不时高声喊骂，很难安静下来，对护士递过来的水杯也是抗拒的态度，进餐时也不愿意张口。因为活动量大，吴先生已全身被汗湿透。到夜晚休息时间，吴先生仍无睡意，不时喊叫、怒骂，并大喊"放我出去，我没有病"。

请回答：

护士该如何做好吴先生的日常生活护理？

日常生活活动（activity of daily living，ADL）是指个人为了满足日常生活的需要每天所进行的必要活动，是正常成人独立生活过程中所进行的日常生活行为。为了维持正常生活，人们需要具有包括饮食、排泄、个人卫生、仪容仪表等（自护）行为，家务、购物等生活相关行为，以及家庭、职场等的人际交往、沟通等社会行为的能力。

一、饮食护理

日常生活中，饮食不仅是个体的基本生理需要，而且是维持生活规律的重要因素，同时也是人际交往、生活乐趣的一部分。精神障碍患者常出现食欲缺乏、绝食、极端偏食、拒食或多食等现象，这些情况甚至可能导致威胁患者生命的危机状态。患者出现这些进食问题的原因很多，包括不安、被害妄想、幻听等精神症状或情绪问题，或者将其作为表达不满、抵抗的手段等。

（一）进餐前的准备

1．提供良好的进餐环境　备好已清洁、消毒的餐具，每人一套。餐具要用塑料制品，忌用玻璃、陶瓷、金属餐具，避免餐具成为患者冲动伤人毁物的工具。

2．餐前患者准备　餐前督促或协助患者排尿、排便和洗手。逐一巡视病房，将患者集中到餐厅，以防止患者漏食或躲避进食。对需要在床边进餐的患者固定安排专人护理。

3．根据患者的情况安排好餐桌　可分别设普通餐桌、特别饮食餐桌、重点监护餐桌和床边喂食。

（二）进餐时的护理

精神障碍患者进餐，一般采用集体用餐分食制方式。集体用餐有利于护理人员观察患者病情及进餐情况，有利于调动患者的进食情绪而促进食欲，但对特殊患者应给予重点进食护理。

1．对抢食、暴饮暴食、不知饥饱的患者，护理重点是限制其进食量及进餐速度，以免导致噎食和急性胃扩张，但要保证患者所需食量和营养。

2．对有被害妄想而怀疑饭菜有毒的患者　护理重点是让其任意挑选饭菜，或由他人在其面前先品尝饭菜，或与他人交换食品，以解除疑虑，促使其进食。

3．对罪恶妄想（自认为罪大恶极、低人一等、自己不配吃好饭）而拒食的患者　护理重点是可将饭菜拌杂，使其误认为是他人的残汤剩饭而促进其进食。

4．对抑郁、紧张引起厌食的患者，或因疑病妄想、消极自杀不肯进食的患者　护理重点

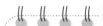

是设法劝其进食，也可请其他患者协同劝说，这往往可促使其进食。对劝说无效者，可给予鼻饲或静脉营养，并做进食记录和重点交班。

5. 对吞食异物、捡食秽物的患者 护理重点是劝导、解释和看护，避免其进食异物和秽食，以保证患者的饮食卫生。

6. 对吞咽困难有噎食危险的患者 护理重点是安排专人看护，给予流质或半流质饮食，进食速度宜慢，必要时给予鼻饲。

7. 对木僵、紧张综合征患者 一般给予鼻饲，但也可在夜深人静或幽暗安静的环境中备食，有时患者会自行进食，以补充鼻饲营养的不足。

8. 对于被幻听吸引而不思进食的患者 护理重点是将食物放在其面前，在其耳边以较大声音劝导，提醒其进餐，以干扰幻听而利于其进餐。

（三）进餐后的护理

进餐后，应尽快取走食具，整理餐桌，督促并协助患者洗手、漱口。为床边喂食者整理好床单位，做好口腔护理。检查患者是否有倒食、藏食或自我引吐等现象，并做记录和交班。

（四）食品管理

凡是由家属或亲友送来的食物或饮料等，均需由护理人员保管。标明患者的姓名、床号及起存日期，存放在专用柜内，由护理人员根据患者的具体情况，适时、适量地分发给患者。

二、生活卫生仪表的护理

更衣、个人卫生等行为是个人保持舒适的需要，也是与人交往等的准备。对于精神障碍患者，卫生状况或穿着打扮往往也是其精神症状的反映。例如，急性期或衰退期的患者往往长时间不更换衣服、衣着脏乱。躁狂状态的患者常表现为引人注目的妆容或奇装异服。护士不可将自己的价值观强加给患者，要根据患者的特点提出建议，与患者一起思考和决定，帮助其形成良好的个人卫生习惯。

1. 入院时护理 患者入院时，护士应首先评估患者的自理情况，根据评估结果协助患者进行必要的生活卫生护理，增加患者的舒适度，如沐浴、更衣、修剪指（趾）甲等。对拒绝更衣者，要在取得患者信任的基础上，耐心询问原因并劝说，必要时可请求家属的协助。对有头虱和体虱者，须先行灭虱处理。

2. 晨、晚间护理 根据患者生活自理能力的程度，协助完成晨、晚间护理。例如，根据患者自理能力丧失的程度，协助或完全给予患者排尿、排便、洗漱、清洁口腔、梳头等护理。梳头时不可使用发夹，以防止其成为患者伤人或自伤的工具而发生意外。女性患者要清洗会阴，经期阶段要注意经期卫生，如病床应用橡胶单并保持床单清洁、干燥。保持患者的衣裤清洁，污染后须及时更换，以防止泌尿系感染。

3. 定期护理 根据患者生活自理能力的程度，定期协助或完全给予患者洗头、沐浴、剃须、修剪指（趾）甲、理发等护理。沐浴时，对重点患者（如精神症状严重者、年老体弱行动不便者）要安排专人看护。沐浴完毕，护士需协助患者更衣并将其护送到病房。对于长期卧床的重症患者，可给予床上擦浴，并注意受压部位的皮肤变化，予以局部按摩，以防止压疮的发生。

4. 保持床单位整洁和患者衣着卫生 每天清扫、整理病床，擦拭床头桌，清洗水杯等用具，定期更换床单和被褥。衣物随脏随换，帮助患者整理服饰，鼓励其适当打扮，以满足患者的审美需要。在病情允许的情况下，尽量让患者自己完成日常卫生行动，有利于其社会功能的恢复。

三、排泄的护理

精神障碍患者由于生活规律被打乱、抗精神病药的不良反应及运动量低下等原因，易出现便秘、尿潴留等排泄障碍。有的患者对自己的身体状况漠不关心，缺少相应主诉。急性期患者

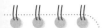

无法认识到其自理能力的丧失。相反，也有患者特别关注便秘等排泄问题，反复进行相同主诉。护士具体可从以下几方面进行护理。

1. 对于痴呆或意识障碍者随地便溺或排尿、排便失禁等情况，护士要注意其排便规律，定时给予便器或陪护如厕，同时加强教育和训练，使其养成排尿、排便的规律，尽可能避免便于床上或裤内。当患者的尿液、粪便污染衣裤或床褥时，要予以及时更换。

2. 对于因服用抗精神病药物而导致便秘、排便困难者，护理人员应鼓励、督促其多饮水，给予富含纤维素的饮食，嘱其多活动。对卧床者应给予被动活动和腹部按摩，以促进排便。必要时可根据医嘱应用缓泻药。对持续 3 天仍未排便者，可给予灌肠排便，以解除其痛苦，预防并发肠麻痹和肠梗阻。

3. 对尿潴留的患者，先利用条件反射诱导排尿，以解除其痛苦。例如，让患者听流水声，或用温水冲洗会阴部，或采用热敷、按摩下腹部等，以促进排尿；也可根据医嘱用药，或给予针灸治疗；无效时可根据医嘱行导尿术。

四、睡眠、活动和休息的调整

保持活动和休息的平衡是形成良好生活规律的基本要求。精神障碍患者的特征之一就是活动和休息的平衡遭到破坏。良好的睡眠可促使患者病情好转或缓解，而严重失眠可导致病情恶化。保证患者的有效睡眠非常重要。具体措施包括以下几方面。

（一）创造良好的睡眠环境

病室内应清洁、无异味、空气流通、温度和湿度适宜、光线柔和适宜入睡。应保持环境安静、无噪声，将兴奋、躁动的患者安置在单独病室，以免影响其他患者睡眠。工作人员应做到说话轻、走路轻、操作轻、关门轻，尽量保持病室安静。床褥要清洁、干燥、平整，被褥长宽要合适，柔软暖和，使患者感觉舒适，以利于入睡。

（二）养成良好的睡眠习惯

午睡时间不宜过长，限制在 1~2 h。鼓励患者参加适宜的工娱活动，有利于促进夜间睡眠。睡前让患者用热水泡足，使其感觉舒适。就寝时，听轻柔的催眠曲，有利于安定情绪，利于入睡。睡前忌服用致兴奋的药物或饮料，如茶、咖啡等。限制患者睡前参加引起激动、兴奋的娱乐活动或谈心；不看情节紧张、牵动情感的小说和影视片，以免影响入睡。临睡前，嘱患者排空膀胱，避免起夜后难以入睡。

（三）失眠患者的护理

对于失眠患者，首先要找出影响其睡眠的原因，然后根据情况给予相应的帮助。

1. 新入院患者对医院的人员、环境比较陌生，不太适应生活起居，不了解治疗等情况容易引起精神紧张而导致失眠。护理人员应主动接触患者，向患者介绍自己，介绍病区的情况和治疗措施，做好解释工作，使其有安全感和信任感。

2. 生活事件是引起失眠的原因之一，如恋爱、婚姻、孩子就业、工作、学习、经济压力等均可导致患者焦虑、紧张而失眠。可以让其倾诉烦恼，或让其将担忧的问题写在纸上。同时，护理人员应给予耐心的心理疏导和劝慰，缓解患者的焦虑和紧张，促使其入睡。

3. 病痛及身体某些部位不适可引起患者不能入睡，如疼痛、皮肤瘙痒、胃部不适、腹胀、饥饿、寒冷等。如果遇到这些情况，应及时给予相应处理，解除患者的疼痛和不适，使其入睡。

4. 对抑郁症、幻觉、妄想症状严重而引起失眠者，遵医嘱及时给予催眠药，以帮助患者入睡。

五、安全护理

由于精神障碍患者往往存在自知力缺乏、住院时间长等特点，所以对安全管理方面的要求非常高。一方面，患者不能识别自己的病态，可出现自伤、自杀、出走、冲动伤人、毁物的危险行

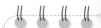

为，这些都会危及患者本人及他人的生命安全。另一方面，病房既是患者接受治疗的场所，又是其在医院生活的居所。因此，不仅要保证患者身体的安全，而且要创造能让患者心理上感到安定的环境。

（一）掌握病情，有针对性地防范

护士要熟悉每位患者目前的病情和病史，重视患者的主诉，了解患者的精神状态、护理上的需求和注意事项等。在家庭病房内对重点患者进行病情观察，对有自杀、自伤、冲动伤人、毁物、出走企图和行为、新入院、意识障碍、无生活自理意识、急性期症状活跃、拒绝治疗的患者，需要重点监护，限制其活动范围。患者外出活动时须由专人陪同。

（二）与患者建立信赖关系，及时发现危险征兆

护理人员要在尊重、关心、理解患者的基础上，以真诚、平等、接纳的态度与患者进行沟通，建立治疗性护患关系，及时满足患者的合理需求，取得患者的信任。在此良好关系的基础上，患者往往会主动向护士表述内心感受和想法，护士也可据此及时发现患者的危险征兆。

（三）加强巡查，做好安全管理

凡患者入院、会客、用餐后回病室、出院返回、外出活动返回时，均须对其进行安全检查，防止患者将危险物品带入病室。在封闭式管理的病室，须随时清点人数，并严守各通道，锁好门窗，保管好钥匙，以防止患者出走。凡是有患者活动的场所，均须有护理人员巡回看护。定时（30 min）巡查厕所、走廊尽头处、盥洗室等，尤其是夜间、凌晨、午睡、进餐前，交接班时更要加强巡视，以便及时发现问题。对有暴力、自杀及出走等倾向的患者，要做到心中有数，并始终保持其在护理人员的视线内，或予以视频监控。晚间整理病床时，应检查床单位、患者的衣物、鞋内是否藏有药物、绳带、锐器等危险物品，发现危险物品须及时收回。

（四）严格执行护理常规和工作制度

护士要严格执行各项护理常规和工作制度，如发药时要精力集中，仔细核查，保证患者将药物服下后方可离开，以防止患者吐药或藏药。对约束保护的患者，要检查约束带的松紧度是否适宜，注意随时观察局部血液循环，严格执行交接班。

第四节 精神障碍患者的组织与管理

案例 3-4

某日上午10时左右，心理治疗中心的王护士推着装有各种手工道具的小车走进病区。王护士俨然老朋友一样，笑盈盈地和患者打招呼："你们好啊！今天我又给你们带来新花样了。"有患者站起身走近小车。王护士要带领大家做"刮画"，就是用竹笔、牙签等在刮画纸上进行绘画创作。考虑到安全，王护士带来的刮画工具是棉棒。了解了操作要领后，大部分患者都拿起棉棒"刮"起了喜欢的图形，沉浸在绘画的乐趣中。他们非常投入，注意力也很集中。这些每周2~3次的作业疗法对患者的社会功能康复非常有效，也深受患者的喜爱。当天下午，护士长组织休养委员会的大组长、小组长开会，讨论如何更好地组织患者保持个人卫生、定期洗澡等问题。

请回答：

1. 病区可以组织患者开展哪些活动？
2. 有效组织患者活动的好处有哪些？

住院期间将患者组织起来，调动患者的主观能动性，有组织地学习、座谈，开展娱乐、体育、劳动等活动，有针对性地进行正向行为训练等，不仅有利于创造良好的治疗环境，使各项医疗护理工作得以顺利进行，而且更能促进患者提高生活自理、学习和工作、人际交往等方面的能力，有利于患者早日康复和回归社会。

一、患者的组织

患者组织有病房休养委员会、休养小组、康复互助组等，由专职护士具体负责，指导和参与患者的各项活动，其他医护人员予以支持、协助和参与。休养委员会的主任、委员、组长人选由处于恢复期、病情稳定、在患者中有一定影响力、能热心为病友服务，并有一定工作能力的患者担任。主任负责全面工作，委员分别负责学习、生活、宣传、文娱、体育等方面的工作。组长配合委员，关心组内的病友，带头和督促小组成员积极参加病区的各项活动。由专职人员负责与委员会的成员定期开会，研究、讨论、制订学习计划和开展各项活动的安排。定期召开座谈会，听取患者对医疗护理服务的意见，向患者提出需要配合的事项，表扬好人好事等。任职的患者若出现病情复发或康复出院，可及时推荐补充，以使休养委员会的工作稳定、持续进行。通过患者的各级组织，在患者中开展各种评优活动，调动患者的积极性，培养和提高患者的自我管理能力，配合医务人员共同做好病房管理。

二、患者的管理

（一）建立有关制度

1. 建立患者作息制度、会客制度、休养委员会议制度等。

2. 制定住院条例 如进餐时、睡眠时、服药时、工娱治疗时、外出活动时的条例等。要经常宣传制度和条例的内容，使患者理解遵守制度和条例的重要性，使他们能自觉地遵守。

（二）创造良好氛围

1. 护士要以身作则 注意自身的仪表、言行举止、工作态度、文化素养以及行为规范，以良好的形象来影响患者。

2. 采取各种方法使患者养成良好的生活习惯和行为规范 有计划地开展树立文明风尚的教育活动。开展各种评优活动，如"优秀病员"评选、"文明卫生"红旗竞赛等。注重及时表扬和宣传患者中的好人好事。提倡病友间的互帮互助和友好相处等。使患者不仅管理好自己，而且能关心他人和集体，营造病房的良好氛围。

（三）丰富住院生活

在病房休养委员会的计划和指导下，为患者安排丰富多彩的文娱、体育、学习、手工劳动、院外郊游和购物等活动，使患者在集体活动中转移病态思维，稳定情绪，增强信心和希望。这些将有利于病房的和谐、安定和安全。

（四）患者管理方式

1. 开放式管理

（1）目的及适用对象：开放式管理的目的是锻炼和提高稳定期患者的社会适应能力，满足患者的心理需求，调动患者的积极性和主动性，提高患者生活的信心，促进康复，有利于患者早日回归社会。开放式管理适用于抑郁症无自杀风险、神经症、病情稳定、待出院、有自知力且能自己主动寻求治疗的患者。

（2）实施办法

1）评估患者：开放式病房收治的患者经门诊医生初步诊断，病房医生、护士需要对患者进行评估，主要评估患者是否在精神症状的支配下存在冲动伤人、自伤的危险以及对疾病是否存在自知力。经评估后若患者不存在上述危险，则适合入住开放式病房。评估是做好病房安全

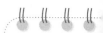

管理工作的基础。

2）建立和完善各种制度：包括患者住院的知情同意书、外出请假制度、周末回家制度、节假日管理制度、陪护管理制度、患者住院期间的权利及责任、药品及个人物品的管理制度等。护士应当向家属及患者进行宣传教育，使患者及家属了解住院期间应承担的责任和义务，以提高患者及家属的治疗依从性。

3）加强健康教育，倡导人文关怀：每周举办一次针对患者的健康教育讲座，教育患者要培养广泛的兴趣爱好、保持乐观情绪，教会患者正确处理不良生活事件的技巧，增强患者的自我控制力。对患者存在的不遵医行为（如不按时返院、不规则服药等）给予说服教育或一定的弹性管理。鼓励患者多参加各种娱乐活动，以分散患者的注意力，减少其不安全行为。关心患者的感受，设身处地地为患者着想，尽可能为患者解决实际问题或满足患者的正当需求。对于家属提出的质疑要耐心、细致、热情地予以解答。

2．封闭式管理

（1）目的及适用对象：封闭式管理的目的是观察和评估患者的病情变化，制订个性化的护理措施，以防止意外的发生。封闭式管理适用于精神疾病急性期、无自知力，以及有自杀、自伤、冲动倾向的患者。

（2）实施办法

1）建立患者作息制度、会客制度、休养员会议制度等。

2）制定住院规则：如进餐时、睡眠时、服药时、工娱治疗时、外出活动时的规则等。

3）创造良好氛围：护士要以身作则，注意自己的仪表、言行举止、工作态度、文化素养以及行为规范，以良好的形象来影响患者。

采取各种方法使患者养成良好的生活习惯和行为规范：有计划地开展树立文明风尚的教育活动；开展各种评优活动；注重及时表扬和宣传患者中的好人好事；提倡病友间的互帮互助和友好相处等。使患者不仅管理好自己，而且能关心他人和集体，营造病房的良好氛围。

4）丰富住院生活：在病房休养员委员会的计划和指导下，为患者安排丰富多彩的文娱、体育、学习、手工劳动、院外郊游和购物等活动，使患者在集体活动中转移病态思维，稳定情绪，获得信心和希望，以利于病房的和谐、安定和安全。

三、分级护理管理

分级护理管理是根据患者疾病的严重程度及其对自身、他人安全的影响程度而制定并实施的分级护理标准，并据此制订不同的护理措施。

（一）精神科监护

1．适用范围

（1）精神症状处于急性期的患者。

（2）存在自杀、自伤、兴奋、冲动、伤人、毁物及出走倾向等安全问题的患者。

（3）存在严重妄想、幻觉和木僵的患者。

2．精神科监护的内容

（1）安全护理措施到位：将患者安置在护士易于观察的病室内，严密观察病情，观察治疗过程中的各种不良反应，有无自伤、自杀、冲动、攻击倾向或征兆等。

（2）正确执行医嘱，按时完成治疗并指导患者正确用药。

（3）给予或协助患者完成生活护理，每日晨、晚间各护理1次，保证患者口腔、头发、手足、皮肤、会阴及床单位的清洁。

（4）必要时协助卧床患者每2 h进行床上活动、翻身和有效咳嗽1次，执行预防压疮的处理流程，确保患者无压疮发生。

（5）保障或协助患者饮食，保证患者每日入量。

（6）对于被约束的患者，严格执行约束制度，监护过程中保证患者的安全、清洁，保持患者卧位舒适，指导患者进行功能锻炼。

（7）履行相关告知制度，并根据病情对患者或家属进行健康教育，做好心理援助和康复指导。

（8）保持急救药品和抢救器材的良好备用状态，随时做好抢救准备。

（二）特级护理

1．适用范围

（1）病情危重，随时需要抢救的患者。

（2）有意识障碍或伴有严重躯体合并症的患者。

（3）生命体征不稳定的患者。

（4）发生严重药物不良反应的患者。

2．特级护理的内容

（1）由专人护理，全程评估病情，制订护理计划，严密观察患者生命体征的变化，保持水、电解质平衡，准确记录出入量，并及时做好相关护理记录。

（2）正确执行医嘱，严格按时完成治疗，并指导患者正确用药。

（3）给予患者全面的生活照顾，做好每日1次的晨、晚间护理，保证患者口腔、头发、手足、皮肤、会阴及床单位的清洁。

（4）协助卧床患者每2h进行床上活动、翻身和有效咳嗽1次，执行预防压疮的处理流程，确保患者无压疮发生。

（5）保证患者每日入量，根据病情严格记录出入量。

（6）对于被约束的患者，严格执行约束制度，保证患者在监护过程中的安全、清洁，保持患者卧位舒适，四肢处于功能位。

（7）加强留置导管的护理，确保导管无污染及脱落。

（8）履行相关告知制度，并根据病情对患者或家属进行健康教育。

（9）保持急救药品和抢救器材的良好备用状态，随时做好抢救准备。

（10）详细记录各项治疗护理措施。

（三）一级护理

1．适用范围

（1）精神症状急性发作的患者。

（2）有自杀、自伤、暴力冲动、出走倾向的患者。

（3）出现严重药物不良反应的患者。

（4）有严重躯体合并症的患者。

（5）经特殊治疗需要观察病情变化的患者。

（6）生活可部分自理，但病情随时可能变化的患者。

（7）需要严防摔伤、进行约束的患者。

2．一级护理的内容

（1）安全护理措施到位，密切观察病情：将患者安置在护士易于观察的病室内，每30 min巡视1次。观察患者在治疗过程中是否出现不良反应，有无自伤、自杀倾向等。

（2）正确执行医嘱，按时完成治疗，并指导患者正确用药。

（3）给予或协助患者完成生活护理，每日晨、晚间护理各1次，保证患者口腔、头发、手足、皮肤、会阴及床单位的清洁。

（4）必要时协助卧床患者每2h进行床上活动、翻身和有效咳嗽1次，执行预防压疮的处

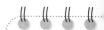

理流程，确保患者无压疮发生。

（5）指导患者饮食，保证患者每日入量。

（6）对于被约束的患者，严格执行约束制度，保证患者在监护过程中的安全、清洁，保持患者卧位舒适，指导患者进行功能锻炼。

（7）履行相关告知制度，并根据病情对患者或家属进行健康教育，做好心理援助和康复指导。

（8）保持急救药品和抢救器材的良好备用状态，随时做好抢救准备。

（四）二级护理

1. 适用范围　精神疾病缓解期患者、生活能自理的患者、轻度痴呆患者等。

2. 二级护理的内容

（1）安全护理措施到位，定时巡视，常规完成临床观察项目。

（2）遵医嘱按时完成治疗和用药，并指导患者正确用药。

（3）遵医嘱指导患者饮食，帮助或协助患者提高生活自理能力，保持患者卧位舒适、床单位整洁。

（4）履行相关告知制度，并针对疾病协助患者进行功能训练及健康教育。

（五）三级护理

1. 适用范围　精神疾病恢复期、躯体症状缓解、生活能自理的患者。

2. 三级护理的内容

（1）安全护理措施到位，定时巡视，常规完成临床观察项目。

（2）遵医嘱按时完成治疗，并指导患者正确用药。

（3）遵医嘱指导患者饮食，协助患者的生活护理，保持床单位整洁。

（4）履行相关告知制度，并根据病情指导患者进行功能训练，对患者或家属进行健康教育。

小　结

1. 治疗性关系是一切护理活动的基础，是建立在信任基础上的一种合作性、帮助性的关系，其主要组成要素有信任、专业性、互相尊重、关怀和伙伴。建立治疗性护患关系的过程包括互动前期、介绍期、工作期和结束期。护患沟通技巧主要包括倾听、共情、沉默、接纳、认可、献身、引导、整理顺序、观察、促进表达、促进比较等。影响治疗性沟通的因素有予以否定、给予忠告或建议、过度发问或调查审问式的发问、不切实的保证、注意力不集中或对患者发生的烦恼及困难不予重视、负性情绪、无准备、环境干扰等。

2. 对精神障碍患者的观察内容主要包括身体的发育和营养状况、清洁状态、卫生和仪表、自护情况、感知觉、认识、记忆、定向力、语言、动作、人际关系、社会生活行动和生活态度。护士用住院患者观察量表（NOSIE）是临床较为常用的评估工具。精神科护理记录主要包括入院护理评估单、入院护理记录单、住院期间的动态护理记录单、出院护理记录单和出院护理评估单等。

3. 精神障碍患者的日常生活护理主要包括饮食护理，生活卫生仪表的护理，排泄的护理，睡眠、活动和休息的调整以及安全护理等。

4. 患者的组织有病房休养委员会、休养小组、康复互助组等。患者的管理包括建立有关制度、创造良好氛围、丰富住院生活、实行开放式或封闭式管理。分级护理管理是根据患者疾病的严重程度及其对自身、他人安全的影响程度而制定并实施的分级护理标准，并据此制订不同的护理措施。一般分为精神科监护、特级护理、一级护理、二级护理和三级护理。

思考题

1．列出影响治疗性护患沟通的因素。
2．简述保障患者安全的护理措施。

（潘淑均）

导学目标

通过本章内容的学习，学生应能够：

◆ **基本目标**

1. 解释精神障碍药物治疗与物理治疗的适应证、不良反应。
2. 说明精神障碍药物治疗与物理治疗的处理措施。
3. 比较精神障碍药物治疗与物理治疗的区别。
4. 应用精神障碍药物治疗与物理治疗的护理方式。

◆ **发展目标**

制订精神障碍患者的康复护理计划并对患者进行康复指导。

◆ **思政目标**

培养学生将人文理念融入日常护理工作中，建立帮助、信任、关怀性的护患关系。

第一节　药物治疗与护理

案例 4-1

　　患者，女，24 岁，诊断为双相情感障碍，目前为不伴有精神病性症状的躁狂发作。患者以"兴奋、话多及情绪低落反复发作 6 个月"为主诉于 10 天前入院。患者 6 个月前开始无明显诱因出现夜间睡眠减少，白天仍然精力充沛，兴奋性高，言语、活动增多，喜欢外出游逛，花钱大手大脚。自我感觉好，心情特别愉悦，易激惹，经常因为小事与他人发生冲突，有冲动、伤人行为。发病期间一段时间，患者情绪低落，言语、活动减少，悲观厌世，并有轻生念头，出现过自杀行为。目前治疗用药为"利培酮 2 mg/d，碳酸锂 1.5 g/d"。今晨患者诉恶心，并呕吐 2 次，呕吐物为胃内容物，伴轻微手震颤。

　　请回答：

　　该患者出现了什么问题？护士应如何处理？

　　精神障碍的药物治疗是以化学药物为手段，对紊乱的大脑神经化学过程进行调整，达到控制精神病性症状，改善和矫正病理思维、心境和行为，以预防复发，提高社会适应能力为目标，并以提高患者生活质量为最高目标。

精神障碍治疗药物在传统上根据其临床作用特点可分为：①抗精神病药；②抗抑郁药；③心境稳定剂或抗躁狂药；④抗焦虑药。此外，还有用于治疗儿童注意缺陷多动障碍的精神振奋药、改善脑循环及神经细胞代谢的促进脑代谢药。

一、抗精神病药

抗精神病药主要用于治疗精神分裂症、躁狂发作和其他具有精神病性症状的精神障碍患者。

（一）抗精神病药的分类

1. 第一代抗精神病药 又称典型抗精神病药。其主要药理作用为阻断中枢神经系统多巴胺 D_2 受体，但在治疗过程中可引起锥体外系不良反应和催乳素水平升高。代表药物有氯丙嗪、氟哌啶醇等。

2. 第二代抗精神病药 又称非典型抗精神病药。第二代抗精神病药在有效治疗剂量下，较少引起锥体外系不良反应，但少数药物所致催乳素水平升高现象仍明显。按药理作用可将其分为四类：① 5-HT 和多巴胺受体拮抗剂，如利培酮、奥氮平、喹硫平、齐拉西酮等；②多受体作用药，如氯氮平；③选择性多巴胺 D_2/D_3 受体拮抗剂，如氨磺必利；④多巴胺受体部分激动剂，如阿立哌唑等。

（二）临床应用

抗精神病药的治疗作用可以归纳为 3 个方面：①抗精神病作用，即抗幻觉、抗妄想作用（治疗阳性症状）和激活作用（治疗阴性症状和认知缺陷）；②非特异性镇静作用；③预防疾病复发的作用。

1. 适应证 抗精神病药主要用于治疗精神分裂症，预防精神分裂症复发，控制躁狂发作，还可用于治疗其他具有精神病性症状的非器质性或器质性精神障碍。

2. 禁忌证 严重的心血管疾病、肝病、肾病患者以及有严重的全身感染时禁用，甲状腺功能减退、肾上腺皮质功能减退、重症肌无力、闭角型青光眼、既往有同种药物过敏史者也禁用。白细胞过低患者、老年人、妊娠期和哺乳期妇女等应慎用。

3. 应用原则

（1）尽早用药原则：一旦确诊为精神分裂症，即应尽早开始抗精神病药物治疗。

（2）药物的选择：药物的选择主要取决于不良反应的差别，第一代抗精神病药锥体外系不良反应多见，第二代抗精神病药中的部分药物导致体重增加的情况更为突出。在剂量充足的情况下，不同抗精神病药之间的治疗效果没有太大的差异。对兴奋、躁动者宜选用镇静作用较强的抗精神病药或采用注射制剂治疗。目前，第二代抗精神病药在临床应用中有取代传统药物的趋势。长效制剂有利于解决患者服药不合作的问题，从而减少疾病复发，但导致迟发性运动障碍的可能性较大。

（3）急性期的治疗：用药前必须排除禁忌证，做好常规体格检查、神经系统检查以及血常规、血生化（尤其是血钾和肝、肾功能）和心电图检查。对首次发作、首次起病或复发、病情加重患者的治疗，均应视为急性期治疗。此时，患者往往以兴奋、躁动、幻觉、妄想、行为怪异以及敌对攻击等症状为主。对于可以合作的患者，给药方式以口服为主。对于兴奋、躁动较为严重、不合作或不愿意服药的患者，可采用注射给药。注射给药应短期应用，注射时应固定好患者体位，避免折针等意外的发生，并采用深部肌内注射。静脉注射或静脉滴注给药时，患者应卧床休息。

（4）单一用药：抗精神病药物治疗应个体化，因人而异。从小剂量开始，逐渐加量至有效剂量，药物滴定速度视药物不良反应及患者症状改善情况而定。

（5）维持治疗：抗精神病药的长期维持治疗可以显著减少精神分裂症的复发。除氯氮平外，新一代抗精神病药安全性均提高，可以采用急性期有效剂量或略低剂量维持治疗。由于精神分裂症是一种慢性持续性疾病，多数患者尤其是反复发作、病情经常波动或缓解不全的患者需要长期治疗。对于首发的、缓慢起病的患者，维持治疗时间至少为 5 年；对于急性发作、缓解迅速且彻底的患者，维持治疗时间可以相应较短。

（三）临床常用抗精神病药

1. 氯丙嗪　多为口服给药，也可将注射制剂用于快速、有效地控制患者的兴奋和急性精神病性症状。该药较易引发直立性低血压、锥体外系反应、抗胆碱能反应（如口干、便秘、心动过速等）、催乳素水平升高以及皮疹等。

2. 氟哌啶醇　其注射制剂常用于处理精神科的急诊问题，也适用于老年或伴有躯体疾病的兴奋、躁动的精神病患者。小剂量也可用于治疗儿童抽动秽语综合征患者。主要不良反应为锥体外系反应。其长效制剂导致的锥体外系不良反应较口服用药轻。

3. 氯氮平　可用于治疗难治性、伴自杀或无法耐受锥体外系反应的精神分裂症患者，易导致直立性低血压、过度镇静，故起始剂量宜低。该药导致粒细胞缺乏症的发生率约为 1%，国外报道的死亡率为 0.13‰。体重增加、心动过速、便秘、流涎等不良反应多见。此外，还可见体温升高、癫痫发作、心肌炎和恶性综合征等。临床使用过程中应进行血常规、体重、血糖和血脂监测。

4. 利培酮　对精神分裂症患者的疗效较好。主要不良反应为激越、失眠以及高催乳素血症等，较大剂量可引发锥体外系不良反应。

5. 奥氮平　该药的化学结构和药理作用与氯氮平类似，但对血象无明显影响，对精神分裂症患者的疗效较好。其不良反应为体重增加、思睡、便秘等，锥体外系不良反应少见。临床使用过程中应对患者进行体重、血糖和血脂监测。

6. 喹硫平　也是由氯氮平的化学结构改造而来，对精神分裂症阳性症状的治疗作用相对较弱，对情感症状也有一定疗效。该药几乎不引起锥体外系不良反应及迟发性运动障碍。主要不良反应是嗜睡、直立性低血压等。

7. 阿立哌唑　是目前唯一用于临床的多巴胺 D_2 受体部分激动剂。治疗精神分裂症患者的疗效与氟哌啶醇相当。其激活作用有利于改善阴性症状和精神运动迟滞，但用药初期易导致激越、焦虑等不良反应。该药几乎不影响体重，极少引发锥体外系不良反应。

（四）不良反应和处理措施

鉴于抗精神病药具有许多药理作用，所以其不良反应较多，特异质反应也较常见，特别是长期使用或剂量较大时，更容易引发药物不良反应。药物引起的不良反应除了药物因素外，还与患者的年龄、性别、遗传因素、过敏体质等因素有关。

1. 锥体外系不良反应

（1）类帕金森病：最为常见。通常在治疗的最初 1~2 个月发生，发生率可高达 56%。女性比男性更常见。

临床表现：运动不能、肌张力高、震颤和自主神经功能紊乱。最初始的表现形式是运动过缓，体征主要为手足震颤和肌张力增高，严重者有协调运动的丧失或僵硬、佝偻姿势、慌张步态、面具脸、粗大震颤、流涎和皮脂溢出等。

处理措施：遵医嘱减少抗精神病药的剂量或更换锥体外系不良反应较轻的药物，也可加用抗胆碱药（如苯海索、东莨菪碱），或加用抗组胺药（如苯海拉明、异丙嗪）。

（2）急性肌张力障碍：出现最早，男性和儿童比女性更常见。主要表现为个别肌群突发持续性痉挛和异常姿势，持续时间为数秒至数小时，多反复出现。

临床表现：挤眉弄眼，似做鬼脸；眼球上翻，张口和吞咽困难，痉挛性斜颈（表现为多种姿势，头向一侧扭转，颈部前倾和后仰），四肢与躯干扭转性痉挛（表现为全身扭转，脊柱前凸、后凸、侧弯，骨盆倾斜，角弓反张等）。出现急性肌张力障碍时，患者常伴有焦虑、烦躁、恐惧等情绪，亦可伴有瞳孔散大、出汗等自主神经症状。

处理措施：须立即安抚患者，通知医生并遵医嘱给予抗胆碱药、抗组胺药或苯二氮䓬类药物，如肌内注射东莨菪碱 0.3 mg 或异丙嗪 25 mg 可即时缓解患者症状。有时需要减少药物剂量，加服抗胆碱药（如苯海索），或更换锥体外系反应较轻的药物。

（3）静坐不能：在治疗 1~2 周后最为常见，发生率约为 20%。其中以氟哌啶醇所致者发生率最高。

临床表现：患者可出现无法控制的激越不安、不能静坐、反复走动或原地踏步。重者伴有焦虑、易激惹、烦躁不安、恐惧，甚至出现冲动性自杀企图。

处理措施：对症状较轻者，可予以安抚，转移患者的注意力。对症状较重者，须立即通知医生，并遵医嘱减少抗精神病药的剂量，或选用锥体外系反应较轻的药物，或使用苯二氮䓬类药（如阿普唑仑）和 β 受体阻滞剂（如普萘洛尔等）。

（4）迟发性运动障碍（tardive dyskinesia，TD）：多见于持续用药数年后，用药时间越长，发生率越高。女性发生率稍高于男性，老年和脑器质性疾病患者多见。

临床表现：以不自主的、有节律的刻板运动为特征。其严重程度波动不定，睡眠时消失，情绪激动时加重。患者常有口唇、舌或面部的轻微震颤或蠕动，有时可伴有肢体或躯干的舞蹈样运动。

处理措施：目前尚无有效的处理方法，关键在于预防、早期发现、及时处理。抗胆碱药可能会促发和加重迟发性运动障碍，应避免使用。

科研小提示

第二代抗精神病药具有与 5-HT 受体亲和力强、受体占有率高等特点，与第一代抗精神病相比更容易引起食欲增强，体重增加，糖、脂代谢异常等。对于体重增加的患者，应对方式包括饮食干预、运动干预等。

2．体重增加　比较常见，长期治疗者更为明显。大部分抗精神病药可能是由于药源性高催乳素血症引起胰岛素敏感性改变，以及性腺、肾上腺素分泌失调，从而引起体重增加。非典型药物氯氮平、奥氮平、利培酮等是由于药物直接作用于进食相关的中枢神经受体而导致体重增加。

处理措施：①充分理解、尊重患者的心理需求，耐心向患者讲解疾病、药物和体重变化三者之间的关系，帮助患者树立持续用药的信心；②指导患者合理饮食，限制糖类、脂肪类食物的摄入，提倡多食高纤维、低热量食物及叶类蔬菜，以减少热量的摄入；③鼓励患者多活动，以消耗热量；④指导患者摈弃不健康的生活习惯，矫正不良行为，合理制订饮食、运动方案，并做好自我监督；⑤如果上述措施无效，则可遵医嘱减少药物剂量或更换药物。

3．过度镇静　许多抗精神病药物可导致过度镇静，多见于首次使用镇静作用较强的药物。药物剂量过大、服药次数过多也可引起过度镇静，老年患者更易出现。这种镇静作用通常也会很快因出现耐受而消失。

临床表现：患者可出现思维、行为迟缓，乏力，嗜睡，注意力不易唤起，无欲，主动性降低，对周围环境缺乏关注，睡眠过多，活动减少。严重者可影响患者的生活质量和工作效率。

处理措施：对症状较轻者可不予处理。随着治疗时间的延长，患者能够逐渐适应或耐受。对症状较重者，则须遵医嘱予以减少药物剂量。

4．自主神经不良反应 多出现在服用抗精神病药的初期。

（1）直立性低血压：多发生于用药初期，氯丙嗪肌内注射时最容易出现。患者由坐位突然站立或起床时出现晕厥、无力、跌倒或摔伤。增加药物剂量过快者、体质较弱者、老年患者及基础血压偏低者容易发生。

处理措施：①协助患者取头低足高卧位，密切观察生命体征，监测血压变化，并做好记录；②护士要密切观察患者服药过程中的血压情况，发现异常应及时通知医生处理；③对病情严重者，须立即通知医生采取急救措施，遵医嘱使用升压药物，如去甲肾上腺素、间羟胺（阿拉明）等，禁用肾上腺素；④待患者意识恢复后，护士要做好安抚工作，同时嘱患者起床或起立时动作要缓慢，以防意外的发生。

（2）其他临床表现：患者可出现口干、恶心、呕吐、视物模糊、排尿困难、尿潴留和便秘等，严重者可出现口腔感染、麻痹性肠梗阻。

处理措施：多数患者在治疗过程中的上述表现可自行消失，反应严重者，经减少药物剂量或停药即可恢复。对尿潴留患者，护士要做好心理疏导，消除其紧张情绪，鼓励患者尽量自行排尿或采用物理方法诱导排尿；无效时可遵医嘱给予新斯的明口服或肌内注射；对采用上述措施仍然无效者，可遵医嘱行导尿术。嘱便秘患者多吃富含纤维素的水果、蔬菜，鼓励患者增加活动，以促进肠蠕动，养成定时排便的习惯，必要时遵医嘱使用开塞露等通便药物。

5．白细胞减少症 外周血白细胞计数低于$4 \times 10^9/L$者，称为白细胞减少症。抗精神病药（如氯氮平、氯丙嗪等）可引起白细胞减少症，其中氯氮平发生率最高，故在用药阶段应遵医嘱做好血常规的监测。

临床表现：患者可出现乏力、倦怠、头晕、发热等全身症状，可伴有轻重程度不一的继发感染症状，如咽炎、支气管炎、肺炎、泌尿系感染等。

处理措施：注意观察，预防感染，做好血常规监测。遵医嘱停用抗精神病药、给予增白细胞药、抗感染药等。

6．恶性综合征 是一种少见的但严重的不良反应，最常见于氟哌啶醇、氯丙嗪和奋乃静等药物治疗时。恶性综合征往往出现在更换抗精神病药的种类或增加剂量的过程中以及合并用药时（如锂盐合并氟哌啶醇）。药物加量过快、用量过大，脱水，营养不足，合并躯体疾病以及气候炎热等因素，可能与恶性综合征的发生、发展有关。

临床表现：①高热；②严重的锥体外系反应（肌强直、运动不能等）；③意识障碍；④自主神经功能紊乱，如多汗、流涎、心动过速、血压不稳等；⑤急性肾衰竭；⑥循环衰竭。实验室检查可发现部分患者有白细胞计数增高、肌酸磷酸激酶水平升高。

处理措施：①遵医嘱立即停用抗精神病药；②遵医嘱给予支持性治疗，调节水、电解质及酸碱平衡，给氧，保持呼吸道通畅，采用物理降温，预防感染，保证营养充足等。早期发现、及时治疗是治疗原则，可以遵医嘱使用肌肉松弛药和促进中枢多巴胺功能的药物治疗。

二、抗抑郁药

抗抑郁药是一类治疗各种抑郁状态的药物，但不会提高正常人的情绪。这类药物不仅能治疗各类抑郁症，而且对焦虑、惊恐、恐惧、强迫、疑病及慢性疼痛等患者都有一定的疗效。

（一）种类

根据化学结构及作用机制的不同，可将抗抑郁药分为以下几类：①选择性5-羟色胺再摄取抑制剂（selective serotonin reuptake inhibitor，SSRI）；②5-HT和去甲肾上腺素再摄取抑制剂（serotonin and noradrenaline reuptake inhibitor，SNRI）；③去甲肾上腺素-多巴胺再摄取抑制剂（noradrenalin-dopamine reuptake inhibitor，NDRI）；④选择性去甲肾上腺素再摄取抑制剂（selective noradrenalin reuptake inhibitor，SNRI）；⑤5-HT阻滞和再摄取抑制剂（serotonin antagonist and reuptake inhibitor，SARI）；⑥α₂肾上腺素受体阻滞剂或去甲肾上腺素能及特异性5-HT能抗抑郁药（noradrenergic and specific serotonergic antidepressant，NaSSA）；⑦褪黑素能抗抑郁药；⑧三环类抗抑郁药（tricyclic antidepressant，TCA），包括在此基础上开发出的杂环或四环类抗抑郁药；⑨单胺氧化酶抑制剂（monoamine oxidase inhibitor，MAOI）。TCA和MAOI属于传统抗抑郁药，其他均为新型抗抑郁药。

抗抑郁药的作用机制是除可激动褪黑素受体外，均以增强中枢单胺类神经递质系统功能为主。传统抗抑郁药TCA和MAOI由于不良反应较重，使其应用受到一定的限制。新型抗抑郁药与传统药物相比疗效相当，但不良反应较轻，使用较安全。

（二）临床应用

1．适应证　适用于治疗各类以抑郁症状为主的精神障碍患者，还可以用于治疗焦虑症、强迫症、惊恐症和贪食症等。小剂量丙米嗪可用于治疗儿童遗尿症。

2．禁忌证　严重心脏病、肝病、肾病患者慎用，妊娠期妇女应尽量避免使用。

3．应用原则　从小剂量开始，并根据不良反应和临床疗效，经1~2周的时间逐渐增加到最大有效剂量。服用抗抑郁药以后，患者的睡眠情况首先可以得到改善。抗抑郁疗效通常在用药2~4周后出现。之后再以有效治疗剂量继续巩固治疗4~6个月。随后进入维持治疗阶段。对病情反复频繁发作者应长期维持治疗，可以起到预防复发的作用。

（三）临床常用的抗抑郁药

1．阿米替林　为三环类抗抑郁药的代表药物，具有抗抑郁作用和较强的镇静作用，适用于治疗抑郁症、焦虑症，对抑郁症伴有失眠者效果良好。常见不良反应有口干、便秘、视物模糊、排尿困难、心动过速、直立性低血压、心电图表现改变、肝功能异常等。

2．舍曲林　属于SSRI，适用于各种抑郁症和强迫症患者，包括儿童、青少年患者。用药早期易引发焦虑或惊恐。不良反应较轻且短暂，常见的有恶心、腹泻和性功能障碍。

3．米氮平　属于NaSSA，适用于治疗各种抑郁，尤其适用于伴有焦虑、失眠、食欲差的抑郁症患者。在目前的抗抑郁药中，米氮平是最少引起性功能障碍的药物。主要不良反应有镇静、嗜睡、头晕以及疲乏无力，故使用者在驾车或操作机械时需要小心。

4．艾司西酞普兰　是外消旋西酞普兰的左旋对映体，治疗作用较西酞普兰明显增强。适用于各种抑郁症或伴有惊恐的抑郁症患者。常见的不良反应有恶心、口干、腹泻、便秘、焦虑等。

5．文拉法辛　属于SNRI，中等至高剂量可用于严重抑郁和难治性抑郁症患者，低剂量时可用于治疗非典型抑郁，起效较快。低剂量时的不良反应有恶心、激越、性功能障碍和失眠；中等至高剂量时的不良反应有失眠、激越、恶心以及头痛和高血压。停药反应常见，如胃肠道反应、头晕和出汗等。

6．度洛西汀　除适用于治疗严重抑郁症外，还可缓解慢性疼痛（如糖尿病性周围神经痛）。主要不良反应有胃部不适、头痛、口干、睡眠障碍、多汗、便秘、尿急和性功能障碍等，可见停药反应。慢性酒精中毒和肝功能不全者慎用，未经治疗的闭角型青光眼患者应避免使用。

7．曲唑酮　镇静作用较强，适用于伴有焦虑、激越、睡眠以及性功能障碍的抑郁患者。不良反应为嗜睡、乏力、头晕、失眠、激越和恶心等。

（四）不良反应及处理措施

抗抑郁药大多数不良反应较轻，但有时也足以影响治疗。不良反应的发生频率及严重程度与药物剂量和血药浓度呈正相关，同时还与患者自身躯体状况有关。

1．中枢神经系统不良反应

（1）镇静作用：患者常会出现嗜睡、乏力、头晕、反应迟钝、动作能力低下等表现，但多数患者能很快适应。

（2）诱发癫痫：三环类抗抑郁药容易诱发癫痫，特别是在开始用药或剂量增加过快和药物用量过大时。

（3）共济失调：患者双手可出现细微震颤。若药物剂量过大，则可能导致共济失调。

处理措施：遵医嘱给予抗胆碱药对症治疗；建议患者在服药期间出现上述不良反应时，应避免进行驾驶、机器操作等。

2．消化系统不良反应　多数抗抑郁药可引起恶心、厌食、消化不良、腹泻、便秘。这些不良反应与抗抑郁药的使用剂量有关，多为一过性反应。可改为餐后服药、小剂量起始用药，以减轻上述反应。

3．心血管系统不良反应　常见的有血压升高、直立性低血压、心电图表现异常、头晕等，多见于使用三环类抗抑郁药的患者。

处理措施：定期监测血压、检查心电图。一旦发现异常，须立即遵医嘱减少药量或停药。

4．自主神经系统不良反应　常见口干、便秘、瞳孔散大、视物模糊、头晕、排尿困难等，多由于抗抑郁药的抗胆碱能作用所致。

处理措施：积极向患者宣传并讲解药物知识，使患者认识到随着机体对药物适应性的增强，躯体不适的感觉会逐渐减轻。嘱患者多饮水，多吃水果、蔬菜。必要时遵医嘱予以对症处理，并按规定的时间和剂量服药。

三、心境稳定剂

心境稳定剂是治疗躁狂以及预防双相障碍的躁狂和（或）抑郁发作的一类药物。主要包括锂盐（碳酸锂）和某些抗癫痫药（如丙戊酸盐、卡马西平和拉莫三嗪等）。

（一）碳酸锂

碳酸锂是最常用的心境稳定剂。锂的排泄受渗透因子的控制，使用的前提是患者肾功能完好。

1．适应证　主要适用于治疗躁狂症和双相情感障碍，并且是目前的首选药物，对躁狂症以及双相情感障碍的躁狂发作或抑郁发作均有治疗和预防复发的作用。分裂情感性精神病也可用锂盐治疗。对精神分裂症伴有情绪障碍和兴奋、躁动者，可以将该药作为抗精神病药物治疗的增效药物。

2．禁忌证　急性和慢性肾炎、肾功能不全、严重心血管疾病、重症肌无力、妊娠初期3个月以及缺钠或低盐饮食者禁用。帕金森病、癫痫、糖尿病、甲状腺功能低下、神经性皮炎、老年性白内障患者慎用。

3．应用原则　餐后口服给药，逐渐增加剂量。锂盐的中毒剂量与治疗剂量接近，所以应密切监测血锂浓度，可以据此及时调整剂量。在治疗急性病例时，血锂浓度宜为 0.6~1.2 mmol/L，超过 1.4 mmol/L 时易产生中毒反应，尤其是老年人和器质性疾病患者易发生中毒。维持治疗量通常保持血锂浓度为 0.4~0.8 mmol/L。

4．不良反应及处理措施

（1）早期不良反应：无力、疲乏、嗜睡、手指震颤、厌食、上腹不适、恶心、呕吐、稀便、腹泻、多尿、口干等。

（2）后期不良反应：由于锂盐的持续摄入，患者持续多尿、烦渴、体重增加、甲状腺肿大、黏液性水肿、手指细震颤。粗大震颤提示血药浓度已接近中毒水平。

（3）锂中毒先兆：表现为呕吐、腹泻、粗大震颤、抽动、呆滞、困倦、眩晕、构音不清和意识障碍等。应即刻检测血锂浓度，如血锂浓度超过 1.4 mmol/L，则应减少药量。如临床症状严重，则应立即停止锂盐治疗。

处理措施：①用药前，护士要全面评估患者的心脏、肝、肾功能情况，完善各项常规检查，熟知血液、尿液检测指标值的情况，做到心中有数；②用药过程中，鼓励患者多饮水，多吃偏咸的食物，以增加钠盐的摄入（锂离子与钠离子在近曲小管被竞争性重吸收，增加钠盐摄入可促进锂离子的排泄）；③护士应密切观察患者的进食情况、日常活动及其用药后反应，及时识别锂中毒的先兆表现，发现异常情况应及时报告医生并做好记录；④密切监测血锂浓度的变化，发现异常应及时配合医生减少药物剂量或停药；⑤做好患者的宣传教育工作，如碳酸锂中毒反应的早期表现及预防方法，促进患者主动配合服药。

（4）锂中毒及其处理：患者可出现共济失调、肢体运动协调障碍、肌肉抽动、言语不清和意识模糊，重者甚至昏迷、死亡。一旦出现毒性反应，需立即停用锂盐，给予大量生理盐水或高渗含钠盐溶液加速锂盐的排泄，或进行人工血液透析。

（二）丙戊酸盐

常用的有丙戊酸钠和丙戊酸镁。丙戊酸盐对躁狂症的疗效与锂盐相当，对混合型躁狂、快速循环型双相障碍以及锂盐治疗无效者可能疗效更好。丙戊酸盐可与锂盐合用，以治疗难治性患者。肝病和胰腺疾病者慎用，妊娠期妇女禁用。常见不良反应为胃肠道刺激症状以及镇静、共济失调、震颤等，实验室检查转氨酶升高较常见，减少药量后可减轻或消失。

四、抗焦虑药

抗焦虑药的应用范围广泛，种类较多，目前应用最广的为苯二氮草类，其他还有 $5-HT_{1A}$ 受体部分激动剂丁螺酮和坦度螺酮、β 肾上腺素受体阻滞剂普萘洛尔。多数抗抑郁药以及部分抗精神病药（小剂量使用）也有抗焦虑作用。

（一）苯二氮草类

此类药物具体表现为 4 类药理作用：①抗焦虑作用，可以减轻或消除患者的焦虑不安、紧张、恐惧情绪等；②镇静催眠作用，对睡眠的各期均有不同程度的影响；③抗惊厥作用，可以抑制脑部不同部位癫痫病灶的放电向外围扩散；④骨骼肌松弛作用，是由于抑制脊髓和脊髓上的运动反射所致。

1．适应证 苯二氮草类既是抗焦虑药，也是镇静催眠药，临床应用广泛，可用于治疗各型神经症、各种失眠以及各种躯体疾病伴随出现的焦虑、紧张、失眠、自主神经系统紊乱等症状，也可用于各类伴有焦虑、紧张、恐惧、失眠的精神疾病以及激越性抑郁、轻性抑郁的辅助治疗，还可用于癫痫的治疗和酒精急性戒断症状的替代治疗。

2．禁忌证 凡是严重心血管疾病、肾病、药物过敏、药物依赖、妊娠初期 3 个月、青光眼、重症肌无力者，以及使用酒精及中枢抑制剂时应禁用。老年、儿童、分娩前及分娩中慎用。

3．应用原则 治疗开始时可用小剂量，急性期患者治疗开始时剂量可稍大些，或静脉给药，以控制症状。用药不宜超过 6 周，对慢性焦虑患者长期应用不能超过 3~6 个月，因其既不能预防疾病的复发，又容易产生依赖性。停药宜缓慢进行。对于病情迁延或难治性患者，应考虑采用抗抑郁药或丁螺酮或坦度螺酮等长期治疗。

4．不良反应及处理措施 苯二氮草类药物的不良反应较少，患者一般能很好地耐受，偶尔会出现严重并发症。最常见的不良反应为嗜睡、过度镇静、智力活动受影响、记忆力受损、运动协调性减低等。偶尔可见兴奋、梦魇、谵妄、意识模糊、抑郁、攻击或敌对行为等。长期使用可引起记忆障碍，表现为长期记忆障碍和顺行性遗忘。苯二氮草类药物可使患者产生耐受性，应用数周后需调整剂量，才能取得更好的疗效。长期应用可使患者产生依赖性，突然停药时可导致不同程度的戒断症状，如焦虑、激动、易激惹、失眠、震颤、头痛、眩晕、多汗和烦躁不安等。

处理措施：遵医嘱用药，避免长期应用，出现戒断症状须及时就诊。停药宜逐步缓慢进行。

（二）丁螺酮和坦度螺酮

丁螺酮和坦度螺酮是非苯二氮䓬类抗焦虑药，化学结构属于阿扎哌隆类，为 $5-HT_{1A}$ 受体部分激动剂。药物常规剂量下没有明显的镇静、催眠、肌肉松弛作用，也无导致依赖性的报道。主要适用于治疗各种神经症所致的焦虑状态以及躯体疾病伴发的焦虑状态，还可用于抑郁症的增效治疗。其起效一般比苯二氮䓬类药物慢。与其他镇静药物、酒精没有相互作用，不会影响患者操作机械和驾驶车辆。妊娠期妇女、儿童和有严重心脏、肝、肾功能障碍者应慎用。

不良反应：较少，如口干、头晕、头痛、失眠、胃肠功能紊乱等。

处理措施：遵医嘱使用药物，做好观察，发现问题应及时报告医生并协助处理。

五、精神障碍药物治疗的护理

案例 4-2

　　患者，男，18岁，高中学历，未婚，以"凭空闻声、多疑1年"于5天前入院。

　　诊断：精神分裂症。

　　病史：患者情绪低落、夜间睡眠差、焦虑、凭空闻声、自言自语，反复称自己不想死，但很难受、很痛苦。据家属介绍，患者于1年前无明显诱因逐渐出现睡眠差、入睡困难、胡乱言语，认为同学、老师捉弄他，周围人都在串通起来欺骗他、要害他；走在路上常感到有人在跟踪他，说街上有汽车要撞他，进餐时害怕有人在食物里下毒；常无故对家人发脾气，说能凭空听到有人在说他的坏话，多次在公共场所吵闹。患者生活卫生自理，饮食正常，排尿、排便情况正常。目前治疗为利培酮2 mg/d，口服，氟哌啶醇5 mg/d，肌内注射。今晨患者出现眼球上翻，张口和吞咽困难，头向一侧扭转。

　　请回答：

　　此时护士应如何处理？

【护理评估】

1. 药物依从性评估　①患者对药物治疗的态度；②患者有无拒绝服药、治疗等现象发生；③患者是否存在隐藏药物的想法或行为；④患者对药物不良反应有无担心或恐惧；⑤患者是否存在影响治疗依从性的精神症状，如被害妄想、命令性幻听、木僵等；⑥患者对药物治疗的信念与关注点；⑦患者对坚持服药的信心如何；⑧患者是否按时复诊。

2. 躯体状况评估　①既往史及诊治情况；②患者目前的身体状况；③患者的进食、营养状况；④患者的睡眠状况；⑤患者的排泄情况；⑥患者的基础代谢状况；⑦患者的肢体活动状态。

3. 精神状况评估　①病程时间；②患者是否接受过系统治疗；③既往患病的症状表现、严重程度和持续时间；④现病史。

4. 药物不良反应评估　①既往用药不良反应；②患者对不良反应的耐受性、情绪反应，是否有缓解；③患者本次用药发生不良反应的可能性；④使用拮抗药物对缓解不良反应的效果；⑤患者是否有自我处理药物不良反应的经验；⑥患者无法接受药物的不良反应。

5. 药物知识评估　①患者对疾病与服用药物之间的关系是否了解；②患者对所服药物作用的了解程度；③患者对药物维持治疗重要性的认识；④患者是否做好服药的准备。

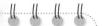

6．社会支持评估　①患者的亲属掌握精神药物治疗知识的情况；②家庭支持程度；③家庭成员是否有时间和精力照顾患者的治疗和生活；④患者是否有经济能力完成服药过程。

【与精神药物治疗相关的常见护理问题】

1．不合作　与自知力缺乏、拒绝服药或不能耐受药物不良反应等因素有关。

2．卫生／进食／如厕自理缺陷　与药物不良反应、运动障碍、活动迟缓等因素有关。

3．便秘　与药物不良反应、活动减少等因素有关。

4．睡眠型态改变：失眠／嗜睡　与药物不良反应、过度镇静等因素有关。

5．有感染的危险　与药物不良反应所致的白细胞减少、过敏性皮炎等因素有关。

6．有受伤的危险　与药物不良反应所致的步态不稳、共济失调、直立性低血压等因素有关。

7．焦虑　与知识缺乏、药物不良反应等因素有关。

8．知识缺乏：缺乏疾病、药物和预防保健相关的知识。

9．有对自己、他人施行暴力行为的危险　与药物不良反应所致的激越、焦虑、难以耐受不良反应等因素有关。

【护理措施】

1．服药依从性干预　依从性干预是指围绕提高精神障碍患者的药物治疗依从性而采取的综合干预，即针对精神障碍患者的、以动机访谈为基础的认知行为干预。这种干预基于健康信念模式，强调患者的参与和责任，帮助患者客观分析服药的利与弊，纠正患者在服药过程中的错误认知，增强患者的信心。

2．给药护理措施

（1）发药时，确认患者将药物服下，防止患者弃药或藏药。

（2）口服给药时，长效缓释片不可碾碎服用，以免降低药效。

（3）肌内注射时，须选择肌肉较厚的部位（通常选择臀大肌），注射时进针深度应足够，并双侧交替，注射后勿揉搓注射部位。使用长效针剂者可选择"Z"字形注射法，以减少药液外溢。

（4）静脉注射给药时，注射速度须缓慢，并密切观察药物不良反应。

（5）治疗期间应密切观察病情，注意药物不良反应，倾听患者的主诉，发现问题应及时与患者的主管医生进行沟通。

（6）当患者出现兴奋、冲动、意识障碍或者不合作时，可按医嘱强制给药，给药方式以肌内注射为宜，也可选择口腔崩解片或水溶剂。

3．密切观察并及时处理药物不良反应　精神障碍治疗药物的作用较为广泛，多数精神障碍治疗药物引起的不良反应在服药后1~4周出现，且不良反应的严重程度与药物剂量的多少、增减药物的速度、个体对药物的敏感性等因素有着密切的关系。因此，护理人员要密切观察患者用药后的反应，尤其是对初次用药第1周的患者以及正处于加药过程中的患者进行病情观察。发现不良反应，应及时报告医生并采取相应的护理措施，对症处理。患者在不良反应的作用下，易产生沮丧、悲观等负性情绪，此时护士要密切观察患者的言行举止，严防意外事件的发生。同时，应给予患者积极的心理护理，消除其不安和恐惧情绪。

4．维持基本生理需要，关注躯体状况　由于精神障碍治疗药物在人体内的浓度受体重的影响，因此保证患者的营养摄入是药物治疗顺利进行的基础。患者因饮食习惯改变或药物不良反应而出现食欲减退、恶心、呕吐时，可指导患者少食多餐；对吞咽困难者，可嘱其缓慢进餐或遵医嘱给予软食、流质饮食，必要时行胃肠外营养。此外，还应注意观察患者用药后的睡眠情况，保持患者皮肤清洁。

【健康宣传教育】

1. 对患者的健康宣传教育　建议采用个体化的方式进行有针对性的宣传教育。内容包括：①患者所用抗精神病药物的作用、特点以及使用方式；②与患者一起探讨可能出现的药物不良反应，并讨论可行的缓解措施；③结合患者以往的治疗经历讲解疾病的转归、复发以及巩固治疗的重要性，增强患者长期用药的信心；④嘱患者坚持随访，按时到门诊复查，在医护人员的指导下用药，切不可擅自减少药物剂量或停药。

2. 对家属的健康宣传教育　采用集体或一对一宣传教育的方式。内容包括：①疾病的发病机制、病情表现及治疗用药的过程；②药物的不良反应及应对措施；③巩固与维持治疗的重要性；④定期到门诊随访，不可自行减少药物剂量或停药；⑤复发的征兆。

随堂测 4-1

第二节　物理治疗与护理

一、无抽搐电休克治疗与护理

（一）无抽搐电休克治疗

电休克治疗，又称电抽搐治疗（electroconvulsive treatment，ECT），是以一定量的电流通过大脑，引起意识丧失和痉挛发作，从而达到治疗目的的一种方法。目前，有条件的地方已推广采用改良电休克治疗（modified electroconvulsive treatment，MECT），又称无抽搐电休克治疗。改良电休克治疗是对传统电休克治疗的改进，是指在治疗前使用静脉麻醉药和肌肉松弛药（简称肌松药），通过短暂的全身麻醉使患者在无意识状态下，以一定量的电流通过患者头部，导致大脑皮质癫痫样放电，以治疗疾病的一种手段。MECT 可减少骨折、关节脱位等并发症的发生，更为安全，也易被患者和家属接受。

1. 适应证　①严重抑郁，有强烈自伤、自杀企图及行为者，以及明显自责、自罪者；②极度兴奋、躁动、冲动伤人者；③拒食、违拗和紧张性木僵者；④抗精神病药物治疗无效或对药物治疗不能耐受者。

2. 禁忌证　①脑器质性疾病：颅内占位性病变、脑血管疾病、中枢神经系统炎症和外伤，其中对脑肿瘤或脑动脉瘤患者尤其需要注意，因为当抽搐发作时，颅内压会突然增高，易引起脑出血、脑组织损伤或脑疝；②严重的心血管疾病，如原发性高血压、高血压心脏病、主动脉瘤、严重的心律失常及心功能不全等疾病；③骨关节疾病：尤其是新近发生者；④出血或不稳定的动脉瘤畸形；⑤有视网膜脱落潜在危险的疾病：如青光眼；⑥急性全身感染、发热；⑦严重的呼吸系统疾病，严重肝、肾疾病；⑧采用利血平治疗者；⑨老年人、儿童及妊娠期妇女。

（二）无抽搐电休克治疗的护理

1. 术前护理

（1）应向患者和家属进行必要的解释，解除其紧张、恐惧情绪，以取得患者的合作。

（2）仔细核对患者的各项辅助检查结果是否符合治疗要求。了解患者的既往病史、用药情况及目前躯体疾病情况。治疗前 8 h 停用抗癫痫药和抗焦虑药，或治疗期间避免应用这些药物。

（3）每次治疗前应监测患者的体温、脉搏、呼吸和血压，如有异常应及时向医生汇报。如体温 > 37.5℃，脉搏 > 120 次 / 分或 < 50 次 / 分，血压 > 150/100 mmHg 或 < 90/50 mmHg，应暂停治疗。首次治疗前应测量体重。

（4）治疗前须禁食 8 h、禁饮水 4 h 以上，避免患者在治疗过程中发生呛咳、误吸、窒息等意外事故；临近治疗前先排空膀胱、排便，取出活动性义齿、发夹及各种装饰物品，解开领

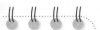

扣及腰带。

（5）治疗室内应保持环境安静，避免其他患者及家属进入。

（6）准备好各种急救药品和器械（如气管插管等用物）。

（7）准备治疗所需物品，如牙垫、导电膏、电极片、胶布、安尔碘、乙醇、棉签和注射液（生理盐水、葡萄糖注射液）等。

（8）打开心电监护仪，确保心电图机、除颤仪处于工作状态，打开氧气总开关（治疗开始时打开流量表）。

（9）医护人员衣帽清洁、整齐，治疗前洗手，进行无菌技术操作时须严格执行操作规程。对患者进行静脉注射时应做到"一人一巾一带"。

2．术中护理

（1）治疗时对患者予以心理安抚，减轻患者对治疗的恐惧，嘱患者仰卧于治疗床上，全身放松。或嘱患者闭目做深呼吸，以缓解紧张情绪。对患者进行心电图、血氧饱和度、脑电图等监测。

（2）作为助手协助医生做好诱导麻醉，遵医嘱安全、顺序给药。

（3）待患者睫毛反射迟钝或消失、呼之不应、推之不动、自主呼吸停止时，置入牙垫，开始通电治疗。

（4）痉挛发作时，患者面部及四肢肢端可出现细微的抽动，此时应注意观察患者血氧饱和度的变化，随时使用面罩加压给氧，使血氧饱和度保持在95%以上。

（5）痉挛发作后，取出患者的牙垫，使患者头后仰，保持呼吸道通畅，直至患者自主呼吸恢复、呼吸频率均匀、睫毛反射恢复。

（6）待患者自主呼吸恢复并稳定后，取出静脉穿刺针，携带血氧、心电监测仪，将患者转移至恢复室继续观察。

（7）用消毒液洗手后，更换治疗巾及止血带等，同时严格执行"三查七对"制度。

3．术后护理

（1）保证患者卧床休息，观察患者的呼吸、意识情况，直至患者呼吸平稳、意识完全恢复后，才能解除心电、血氧监测，一般监护时间为30 min。

（2）待患者完全清醒后方可离开恢复室，患者起床时应协助扶持，严防坠床、摔伤。

（3）经吞咽、肌力、意识等评估后，患者方可少量进食、进水。切忌大量、急速进食，尤其是固体食物，以免由于治疗中麻醉药和肌松药的残余作用而导致噎食等严重意外情况的发生。可嘱患者进食少量流质饮食，待下顿进餐时间再进普通饮食。

（4）观察患者治疗后是否出现不良反应，有无头痛、呕吐、背部及四肢疼痛、谵妄等。如患者有不适反应，应立即报告医生处理。如患者无不适，经医生同意即可离开治疗室。

（5）告知患者及家属治疗后勿驾驶车辆或操作有危险的机械等，否则可能会由于患者的判断力和反应能力下降而发生危险。

（6）治疗后，少数患者可能会出现较长时间的意识障碍，治疗全程要有家属或护士陪同并细心照顾患者，以免发生走失、摔伤、交通事故等意外。

（7）整个治疗过程中，注意避免患者饮酒和吸烟，乙醇与麻醉药同时使用可能会导致严重问题，吸烟可使分泌物较多而增加治疗过程中发生窒息和吸入性肺炎的危险。

4．并发症及处理措施

（1）机械性呼吸道梗阻

1）舌后坠：采用仰头抬颏法打开气道，保持气道通畅，或置入口咽通气管。

2）口腔内分泌物及误吸：吸除分泌物，使患者头偏向一侧；床旁备吸引器和气管切开包，配合医生行气管切开术。

（2）恶心、呕吐：轻者无需处理；对严重者须密切观察有无颅内压增高的体征，是否有脑血管意外的迹象。

（3）记忆障碍：主要表现为近期记忆障碍，部分可逆。一般无需特殊处理，轻者一般在2周左右恢复，重者一般在1个月左右恢复。

（4）关节脱位和骨折：由于肌肉突然剧烈收缩导致，以下颌关节脱位较为多见，发生后应立即复位。

（5）头晕、头痛：可能与患者治疗前紧张，无抽搐电休克治疗使脑内血管收缩，肌肉、神经被挤压、牵拉等有关。处理措施：①了解头痛的部位、性质、程度和规律，告知患者可能诱发或加重疼痛的因素，如情绪紧张、焦虑等。②保持环境安静、舒适，光线柔和。③指导患者减轻头痛的方法，如缓慢深呼吸、引导式想象、冷热敷以及按摩、指压止痛法等。④对疼痛剧烈的患者遵医嘱给予止痛药物，并观察止痛药物的不良反应及疗效，同时做好心理疏导，鼓励患者树立信心，配合治疗。⑤患者经休息，停止无抽搐电休克治疗2~3天后，头晕、头痛症状可自行好转。

二、经颅磁刺激治疗及护理

经颅磁刺激（transcranial magnetic stimulation，TMS）治疗是一种基于电磁感应原理，利用脉冲磁场产生感应电流，影响大脑皮质神经细胞的动作电位、血流量，从而影响脑内代谢和神经电活动的磁刺激技术。

TMS由Baker于1985年发明，作为一项无创中枢神经刺激技术，目前TMS在治疗精神疾病领域已被广泛应用，并且对抑郁发作、难治性抑郁症、精神分裂症患者的言语性幻听症状有明显疗效，对精神分裂症患者的阴性症状也有一定疗效，同时对焦虑障碍、孤独症谱系障碍有一定的治疗潜力。根据发放脉冲的形式，可将TMS分为单脉冲TMS、成对脉冲TMS、重复TMS和爆发模式TMS。其中，重复TMS脉冲效果可以累加，并能对神经细胞产生更强、更持久的效应，也是唯一广泛应用于临床的刺激模式。

TMS对突触可塑性的调节可能是其最重要的作用机制。它对于神经递质和突触可塑性的影响，对神经元及神经胶质细胞遗传装置的影响，对树突生长及神经营养因子的营养作用，以及磁场生物物理效应等，都可能是治疗有效性的原因。刺激频率是TMS治疗的一个重要变量，高频TMS（>1.0 Hz）可提高皮质兴奋性，而低频TMS（≤1.0 Hz）会降低皮质兴奋性，产生的效果截然相反。

（一）TMS的分类

1. 单脉冲刺激 用于测定运动诱发电位。

2. 成对脉冲刺激 常用于评估大脑皮质的兴奋性。

3. 重复脉冲刺激 具体频率参数设置根据治疗或研究目的而定。

4. 爆发模式脉冲刺激。

（二）TMS的适应证与禁忌证

1. 适应证 ①抑郁症；②躁狂发作；③焦虑症；④创伤后应激障碍；⑤精神分裂症。

2. 禁忌证 ①有癫痫发作史或强阳性癫痫家族史的患者；②严重躯体疾病患者；③严重酒精滥用者；④颅脑手术史者，脑内有金属植入者；⑤植入心脏起搏器者；⑥妊娠期妇女。

（三）TMS的治疗规范

（1）保证电压稳定、电流不会过载。

（2）签署知情同意书，并完成安全筛查评估。

（3）首次治疗时应测定患者大脑皮质的静息电位阈值。

（4）根据治疗目的选定TMS强度、频率和数目。

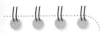

（5）对 TMS 的治疗靶点进行定位。

（6）评定治疗过程中的不良反应。

（四）TMS 治疗所需的临床环境

（1）临床环境应为 TMS 设备、患者和 TMS 操作者预留所需要的充足空间。

（2）TMS 操作者必须能够直接观察患者。

（3）建议治疗室内人员佩戴至少具有 30 dB 降噪功能的听力保护器（如耳塞）。

（4）在治疗期间，应鼓励患者保持清醒，避免移动头部。

（五）TMS 的不良反应及护理

常见的不良反应包括头痛、耳鸣，最主要的危害是有诱发癫痫的危险。

1．头痛　一般认为 TMS 引发的头痛是紧张性头痛，与头皮及头部肌肉紧张性收缩有关，可采用按摩的手法缓解，或者应用镇痛药加以预防与缓解。

2．耳鸣　可通过佩戴耳塞预防。

3．诱发癫痫　高频（＞10 Hz）TMS 可能诱发癫痫发作。对于有癫痫阳性家族史的患者要慎用，在治疗前要查看患者脑电图是否异常，如有异常，则应避免选择 TMS 治疗。

三、脑深部电刺激治疗及护理

脑深部电刺激（deep brain stimulation，DBS）是一种神经外科微创手术方法，具有侵入性，需要将刺激器或刺激电极植入大脑深部并且连接到位于胸壁内的发生器上，通过发生器持续不断地发送电流进入大脑。DBS 主要通过对脑深部特定核团进行电刺激，以达到治疗疾病的目的。DBS 引起的神经元网络的兴奋性或抑制性会随不同疾病状态而产生不同的效应，并可通过影响胶质细胞活动及神经递质的释放而间接影响神经网络的变化，产生复杂的作用。

1987 年，法国 Benabid 将 DBS 应用于运动障碍性疾病的治疗。脑深部电刺激治疗技术在我国的发展始于 1998 年，北京天坛医院神经外科实施了首例脑深部电刺激治疗帕金森病。由于具有可逆性和可调节性等优势，其应用领域日趋广泛，已发展成为多种神经和精神疾病的手术治疗方式。DBS 在精神科主要应用于治疗强迫症、难治性抑郁症、抽动秽语综合征、阿尔茨海默病等。另外，也有 DBS 治疗成瘾、神经性厌食症、自闭症、精神分裂症、创伤后应激障碍有效的病例报道。

脑深部电刺激术取得成功的关键在于选择合适的手术适应证、制订正确的手术计划、精细的手术操作确保靶点定位精准，以及术后制订合理的调控模式。其中，DBS 手术治疗作用靶点的选择是先决条件。靶点及刺激参数的差异可能带来不同的效果。

DBS 手术虽然是微创的，但对技术和设备的要求较高、手术操作过程复杂，也会有一定的并发症发生率。DBS 手术并发症主要与手术操作、治疗靶点的选择与定位、刺激器装置等有关。主要并发症包括出血、感染、颅内积气和癫痫发作等，另外还可能出现异物排斥、植入物钙化、术后切口疼痛、头痛和瘢痕形成。另外，治疗过程中还可能出现导线断裂、电极移位、电池耗尽和设备故障等情况，应予以注意。

DBS 治疗具有可逆性，可根据患者的病程及症状的改善程度合理调整刺激电流，使手术更加可靠、有效。然而，DBS 植入组件费用高，对手术设备和技术的要求也非常高。其疗效与程控调节相关，且目前相关研究大部分是个案报道或小样本研究，获得的临床资料有限，也难以对其治疗效果做出确切的评价。因此，仍需较大规模随机对照试验来评估其有效性及安全性，同时探索合适的治疗靶点和电刺激参数，以期达到最佳效果的同时尽可能减少术后的并发症及不良反应，使研究和治疗得以进一步推广。

随堂测 4-2

第三节　心理治疗与护理

一、心理治疗

心理治疗的概念有广义和狭义之分。广义的心理治疗，指的是医务人员在医疗行为中发挥心理学的治疗效应，在不同程度上自觉地应用心理学原理和技术，始终表现出良好的基本素质、专业精神与态度，对患者产生积极的影响。这就要求医务人员在与患者之间的交流、互动过程中，展现出对患者的尊重、对于患者心理痛苦的敏锐觉察力，以及对于心理问题的及时预防和干预能力。狭义的心理治疗，是指由经过训练的医师或临床心理学工作者运用心理治疗的有关理论和技术，在医疗机构实施的心理治疗。治疗师基于有关心理正常与异常的理论，用可以学习并掌握的技术，通过言语、表情、举止行为及特意安排的情境，使患者在认知、情感、意志行为等方面发生变化，以帮助他们解决学习、工作、生活、健康等方面的问题，从而能更好地适应内、外环境，保持心理和生理健康。

心理治疗按治疗对象可分为个体治疗、团体治疗（即小组治疗）、家庭治疗、夫妻治疗或婚姻治疗等；按理论流派又可分为精神分析性心理治疗（又称心理动力性心理治疗）、认知行为疗法、人本主义心理治疗、系统思想与家庭治疗等。

心理治疗技术有：建立与维持治疗关系的技术，如开场技术、接纳与反馈技术、倾听技术、引导技术、安慰和承诺技术、暗示技术、终止技术等；促进变化策略（如重建自我认识）的技术；处理躯体和情绪不适的放松技术，如渐进性放松训练、静坐冥想、催眠疗法、直接暗示疗法等；改变个体和人际行为的技术，如社会技能训练、系统脱敏与暴露疗法、作业疗法等。

二、心理治疗的护理

（一）心理治疗的过程护理

1. 建立良好的治疗联盟　护患关系的和谐程度对心理护理至关重要。在整个干预过程中，护士需要对患者保持尊重、关心、共情和支持的态度，取得患者的信任，建立治疗联盟，这样才能发现患者心理问题的细节，为患者提供有针对性的分析和建议。

2. 发掘患者的内在动力　心理护理的过程是促进患者心理成长的过程，需要患者发挥自身的主观能动性，护士需要及时发掘患者的内在动力。

3. 保护患者的隐私　要保证患者的各种信息不被泄露，在教学、学术活动中同样需要保护患者的隐私。

4. 保持中立　护理人员不能代替患者做出任何选择与决定。

（二）临床护理常用的心理治疗技术

1. 支持性心理治疗与关系技术　支持性心理治疗与关系技术是指心理治疗人员在医疗情境中，基于治疗的需要，在伦理、法律、法规和技术性规范的指导下，与患者积极互动而形成支持性、帮助性的工作关系，是精神卫生领域临床工作中各种心理治疗的共同基础性技术。

（1）方法及程序

1）进入治疗师的角色：心理治疗人员要以平等、理性、坦诚的态度，设身处地地理解患者，建立治疗联盟，避免利用性、操纵性的治疗关系。

2）开始医患会谈：建立让患者感到安全、信任、温暖、被接纳的治疗关系。

3）实施心理评估与制订治疗计划：在了解患者的病史、症状、人格特点、人际系统、对治疗的期望、转诊背景等基础上，进行心理评估，与患者共同商定治疗目标，制订可行的治疗计划。

4）实施治疗：采用倾听、共情与理解、接纳与反馈、肯定、中立、解释、宽慰、鼓励和指导等技术实施心理治疗。

5）结束治疗：简要回顾治疗过程，评估疗效，强化治疗效果，帮助患者与治疗人员完成心理分离，鼓励患者适应社会。

（2）注意事项

1）使用支持、保证的技术时，要尊重患者的自主性，同时要注意自我保护。承诺须适当，不做出过分肯定、没有余地的担保与许诺。

2）在鼓励患者尝试积极行为时，应避免根据治疗人员自己的价值观代替患者做出重大决定。对于具有攻击行为、妄想观念等症状的患者，要慎用鼓励的技术。

2．行为治疗技术　行为治疗是运用行为科学的理论和技术，通过行为分析、情景设计、行为干预等手段，达到改变适应不良行为、减轻和消除症状、促进患者社会功能恢复的目标。

（1）基本原则：建立良好的治疗关系，目标明确、进度适当、赏罚适当，激活并维持动机。

（2）常用技术

1）行为的观察与记录：定义目标行为，准确辨认并客观、明确地描述构成行为过度或行为不足的具体内容。

2）行为功能分析：对来自环境和行为者本身的、影响或控制问题行为的因素进行系统分析。以分析为基础，确定靶行为。

3）放松训练：①渐进性放松训练，采取舒适的体位，循序渐进地对患者各部位的肌肉进行收缩和放松的交替训练，同时嘱患者深吸气和深呼气，体验紧张与放松的感觉，如此反复进行。训练时间为数分钟至 30 min；②自主放松训练，有 6 种标准程式，即沉重感、温暖感、缓慢呼吸、心脏慢而有规律的搏动、腹部温暖感和额部清凉舒适感。

4）自信训练：运用人际关系的情景，帮助患者正确、适当地与他人交往，提高自信，敢于表达自己的情感和需要。

5）模仿与角色扮演：包括榜样示范与模仿练习。帮助患者确定和分析所需的正确反应，提供榜样行为，并随时给予指导、反馈和强化。

6）塑造法：采用操作条件作用原理，对患者的行为分步强化，渐进地形成目标反应，用于培养患者目前尚未做出的目标行为。

7）自我管理：指导患者在行为改变的各个环节扮演积极、主动的角色，自己对改变负责任。

8）行为技能训练：结合使用示范、指导、演习和反馈，帮助患者熟悉有用的行为技能。

3．认知疗法　认知疗法强调发现和解决意识状态下所存在的现实问题，同时针对问题进行定量操作、制订治疗目标、检验假设、学习解决问题的技术，以及布置家庭作业练习。

（1）方法与程序

1）识别与临床问题相关的不合理认知：①“全或无”思维；②以偏概全，过度泛化，跳跃性地下结论；③对积极事物视而不见；④对事物的灾难性推想，或者相反，即过度缩小化；⑤人格牵连；⑥情绪化推理。

2）识别各种心理障碍具有特征性的认知偏见或模式，为将要采用的特异性认知行为干预提供基本的努力方向。

3）建立求助动机。

4）计划治疗步骤。

5）指导患者广泛应用新的认知和行为，发展新的认知和行为，代替适应不良性认知行为。

6）改变有关自我的认知：对新的认知和训练结果，指导患者重新评价自我效能。

7）具体的基本技术：①识别自动性想法；②识别认知性错误；③真实性检验（或现实性检验）；④集中注意；⑤观察苦恼或焦虑水平；⑥认知自控法。

（2）注意事项：有明显自杀倾向、自杀企图和严重思维障碍、妄想障碍、严重人格障碍的患者，不适宜采取认知疗法。认知和行为二者做到"知行统一"最为关键，应避免说教。在真实性检验的实施阶段，患者易出现畏难情绪和抵抗，要注意在治疗初期建立良好的治疗关系。

4．家庭治疗　家庭治疗是基于系统思想，以家庭为干预对象，通过会谈、行为作业及其他非言语技术消除心理病理现象，促进个体和家庭系统功能的一类心理治疗方法。

（1）一般治疗程序

1）澄清就诊背景，重点评估以下几方面：①家庭动力学特征；②家庭的社会文化背景；③家庭在其生活周期中的位置；④家庭的代际结构；⑤家庭对"问题"起到的作用；⑥家庭解决当前问题的方法和技术；⑦绘制家谱图，用图示来体现有关家庭信息。

2）规划治疗目标与任务：旨在引起家庭系统的变化，创造新的交互作用方式，促进个体与家庭的成长。

3）实施治疗：每次家庭治疗访谈历时 1~2 h。两次座谈的间隔时间起初较短，一般为 4~6 d，之后可逐步延长至 1 个月或数月。总访谈次数一般为 6~12 次。

（2）系统家庭治疗的言语性干预技术：①循环提问；②差异性提问；③前馈提问；④假设提问；⑤积极赋义和改释；⑥提出诊断。

（3）非言语性干预技术

1）家庭作业：为来访的家庭成员布置治疗性家庭作业。常用的形式有：①悖论（反常）干预与症状处方；②单、双日作业；③针对"缺陷取向"的行为而设计秘密红账；④角色互换练习；⑤厌恶刺激。

2）家庭塑像、家庭"星座"，以及其他表达性艺术治疗技术。

与个体治疗相比，家庭治疗的实施需要注意以下几个特殊问题：①治疗师须同时处理多重的人际关系，保持中立位或多边结盟很重要。②干预对象和靶问题不一定会被认定为患者的家庭成员及其症状。这可能导致患者即家庭成员的阻抗。要在澄清就诊背景的基础上，合理使用关系技巧中的"结构"和"引导"。③部分干预技术有较大的干扰作用，应在治疗关系良好的基础上使用，否则易于激起阻抗，甚至导致治疗关系中断。

随堂测 4-3

第四节　康复护理

对精神障碍患者进行康复护理的三项基本原则是：进行功能训练、促进患者全面康复、帮助患者回归社会。功能训练是指利用各种康复方法和手段，对精神障碍患者进行各种专门的功能活动（包括心理活动、躯体活动、语言交流、日常生活、职业活动和社会活动等方面）能力训练。全面康复是实施康复护理的准则和方针，要实现生理的、心理的、社会的和职业的全面、整体康复；回归社会则是康复护理的目标和方向。精神康复的主要任务包括生活技能训练和社会心理功能康复、药物自我管理能力训练，以及学习求助医生的技能。

一、精神障碍患者的医院康复

（一）医院康复的工作内容

1．训练患者心理社会功能方面的行为技能　包括生活、学习、工作能力与社交能力等方面。

2．实行开放式或半开放式的患者管理模式　尽可能为患者提供宽松的生活和人际交往环境，训练和保持患者的社会功能。

3．设立工娱治疗场所，合理安排患者的工娱治疗项目　提高患者的工作能力，保持健康的心理状态。

4．努力改善医院工作人员的服务质量和服务态度　建立良好的医患关系，努力培养并提高患者的自主与独立能力。

5．设立康复科和健身场所　努力减少长期住院患者因缺少活动或者长期服药等因素而导致的躯体功能下降和疾病抵抗力下降。

（二）医院康复的训练措施

1．生活行为的康复训练　其目的是训练住院患者逐步适应生活环境的行为技能，使患者保持日常生活活动以及娱乐和社交活动所需的行为技能与能力。训练内容包括以下几方面。

（1）生活自理能力的训练：这类训练主要是针对长期住院，并且病情处于慢性衰退期的精神障碍患者。重点是训练个人卫生与自理生活能力，如洗漱、穿衣、饮食和排便等。一般通过2~3周的训练，可使大多数患者学会自己料理生活。但需要持之以恒，不断强化。

（2）社会交往能力的训练：精神障碍患者的社交能力往往会因长期住院与社会隔绝而导致显著下降。对这些患者的训练主要包括训练患者如何正确表达自己的感受，学习不同场合的社交礼节。不断鼓励患者通过语言、书信等方式表达自己的愿望，并与家庭成员保持情感上的联系。如有的医院在病房内安置电话机等，使患者能够经常与家庭成员保持联系，这对维持患者的亲情交流、促进其与外界的接触以及了解外部信息等均有积极作用。

（3）文体娱乐活动训练：这类训练的重点是使患者参与群体活动，增加社会交往，从而达到提高生活情趣、促进身心健康的目的。训练的内容与安排应根据患者的病情、兴趣爱好、受教育程度、躯体健康状况等而定，包括一般性娱乐与观赏活动，如听音乐、看电视、看演出等；带有学习和竞技性质的参与性活动，如歌唱、舞蹈、体操、球类、书画等训练或比赛。

2．学习行为的技能训练　即"教育疗法"，训练目的在于帮助长期住院的患者学会妥善处理和应对各种实际问题。

对慢性患者的学习行为训练可以采取两种方法：①住院期间常规进行各类教育性活动，如时事教育、常识教育、科普知识教育和历史知识教育等。通过系统的教育，提高患者的常识水平、培养学习新知识的兴趣和习惯。一般每次学习时间不超过1 h，可采取医务人员讲课和患者小组讨论等多种方式进行。②定期开展针对性较强的学习班，有所选择地集中不同病情状态的患者进行训练。如对衰退期的患者，可教授一些基本文化知识、简单书画技巧等。

经过这方面的训练后，患者在回归社会前应进一步学习有关技能，如家庭布置、清洗衣物、采购物品、家务料理、烹饪、社交技能、交通工具使用等。只有熟悉这些基本生存技能和生活中必须掌握的技能，患者才能在重返社会后，更好地行使家庭职能，改善家庭关系，并提高社会适应能力。

3．就业行为的技能训练　就业行为的技能训练又称"工疗"，也就是对精神障碍患者进行劳动就业方面的培训，对精神障碍患者的全面康复具有重要的意义。

二、精神障碍患者的社区康复

社区精神康复是社区卫生工作的重点之一，要对本社区精神障碍患者提供终生服务。因此，社区精神卫生服务工作要做到"个性化、整体化、长期化"。也就是说，社区精神障碍康复工作应该结合每个患者的特点，制订合适的康复计划和措施。对整个社区的精神障碍患者，则应有整体的管理规划，组织和协调相关部门的力量，进行宏观调控。无论是针对个体的服务措施，还是整个社区的康复规划，都应该是长期的、可持续发展的，可以是阶段性的，但不应该是短期行为。

（一）社区康复的目的

1. 预防精神障碍的发生　早期发现患者，给予及时、合理、充分的治疗，采取全面的康复措施，争取达到最佳的治疗效果，努力使大多数患者达到治愈和缓解。在精神障碍的缓解期，加强巩固治疗措施，防止病情复发，防止精神残疾的发生。

2. 尽可能减轻患者的精神残疾程度　对难以治愈的患者，要尽可能防止其精神和社会功能衰退；对已经出现精神残疾者，应设法逐步提高其生活自理能力，减轻精神残疾程度，从而减轻家庭和社会的负担。

3. 提高精神障碍患者的社会适应能力　在康复过程中，提高精神障碍患者的社会适应能力始终是工作重点之一，也是康复工作的终极目标。只有提高患者的社会适应能力，才能减少对社会的不良影响，提高患者的生活质量。

4. 恢复劳动能力　通过采取各种康复措施和训练手段，使患者恢复和维持生活、工作技能，充分发挥患者保留的各项能力。

（二）个案管理

"以患者为中心"的服务不仅仅是医疗服务，而是由精神科医师、临床心理学家、精神科护士、社会工作者和职业治疗师组成并提供多学科团队服务，以个案管理为主要技术的持续服务，以及根据个体患者实际需要提供的整合服务。个案管理是社区精神卫生服务中的一项关键技术。社区中的每一个精神疾病患者都由相应的个案管理者负责。个案管理者是患者接触到的关键人物，相当于患者的经纪人，给患者提供帮助，使患者得到各种精神卫生服务并协助解决其他问题。个案管理者通常是精神科护士、社会工作者、心理治疗师或职业治疗师，其与患者、患者家庭成员及其他服务机构是一种合作的关系。其主要职责和作用包括以下几个方面。

（1）提供全面、广泛的精神科评估和心理社会康复服务，促进患者心身的全面完好。

（2）负责协调各个部门的服务。

（3）协助形成、回顾总结和督促执行个体化服务计划（individualized service plan，ISP）。每一个患者均有对应的 ISP，由社区服务团队中的治疗小组与患者一起协商制订，包括各种治疗措施，如行为干预、动机策略、解决问题的技能训练等。ISP 制订完毕，要同时复印给患者和照料者各一份。制订 ISP 时，要考虑的患者问题包括：情绪和心理状态，应激反应能力，对疾病的反应，自身的安全和对其他人的安全，人际交往与家庭社会支持，经济状况，工作、休闲与教育情况，家庭对疾病的反应，躯体状况，住房情况，权利和义务等。对该服务计划至少每6个月回顾总结一次，并根据患者的情况进行合理的调整。

（4）提供有预见性和响应性的干预，通过咨询与建议使患者获得康复。患者的康复是个案管理关注的焦点。

（5）保证对患者进行适当的随访。

（6）促进患者与社会再整合。

（三）职业治疗

1. 概念　按照世界职业治疗联合会的声明，职业治疗是以患者为中心，通过帮助就业来促进健康和提升幸福感，从而促进当事人健康的治疗方法。职业治疗要想取得治疗成果，就需要通过与人们和社区合作，提高患者从事其想要、需要或者预期要从事职业的能力；或者通过改变职业或环境更好地支持他们的职业参与。

2. 原则　职业治疗是一种全面的医疗保健手段，其主要目标是使个体能够在整个生命周期中进行有意义和有目的的活动。职业治疗师是卫生专业人员，其职责是通过治疗来发展、复原或维持患有躯体疾病、精神疾病或发育障碍患者的日常生活和工作技能。

职业治疗以患者为中心，患者是整个治疗过程中的主要构成部分。职业治疗的过程包括：

①个体化的评估，在此过程中患者、家庭与职业治疗师共同确定个体的目标；②制订干预措施，用于提高个体进行日常活动的能力；③对成果的评估，用于检测达到既定目标的进展状况。职业治疗的干预措施重点关注环境适应、任务修改、技能学习和对患者及其家庭成员的教育，以增加对日常活动的参与度和表现力。

3．方法　职业治疗师需要对日常生活活动能力受到限制的患者进行评估和治疗，帮助患者恢复失去的功能、发展自己的能力和社交技巧，以及维护和促进患者独立进行日常工作，并促进他们的群体健康和福祉。

职业治疗的过程包括评估、干预和结果。

（1）评估：①职业概况，是评估过程的最初步骤，可以提供一个了解患者的机会，包括患者的职业历史和经验、日常生活模式、兴趣、价值观和需求。应识别患者的问题及其对职业和日常生活活动的关注度，确定患者优先关注的问题。②职业表现分析，评估过程的这一步骤更加详细、具体地确定了患者的优势、存在的问题及潜在的问题。要观察患者的实际能力，以及这些能力的支持因素和干扰因素，另外还要考虑患者的表现技巧、表现方式、背景资料、活动需求及患者的个人因素，确定有针对性的结果。

（2）干预：①干预计划，与患者共同合作，对所采取的行动进行指导。计划的形成基于所选择的理论体系、参照模式及证据，可通过有针对性的结果得到证实。②干预的实施，通过目前所采取的行动影响和支持患者的能力改善，需要监测患者的反应并记录。③干预的回顾，回顾实施计划和过程以及达到目标预后的过程。

（3）结果：包括确定是否达到预期的有针对性的结果，结果评估信息将用于与患者计划将来的行动、对服务计划进行评估（也就是项目评估）。

职业治疗师需要提供心理健康服务的各种设施，包括医院、日间项目和长期护理设施。职业治疗师应当帮助有精神疾病的个体掌握自我照料和照顾他人的技能，具体包括按计划时间表持续参与治疗、常规建设、应对技巧、药物管理、就业、教育、获取社区资源并参与社区生活活动、社交技能、休闲活动、财务管理及育儿等方面。

在整个职业治疗的过程中，患者家庭成员的参与是很重要的，他们可以对某一步评估是否可行给出意见，通常能够鼓励患者讲出一部分信息，并能补充、纠正或核实相关信息的准确性，也能增加患者的服药依从性，提高患者职业康复的参与度和被雇佣的概率，并能改善家庭关系和功能。

随堂测 4-4

小　结

1．精神障碍药物治疗是通过应用药物来改变病态行为、思维或心境的一种治疗手段，目前多以对症治疗、经验治疗为主要特点。根据临床作用特点可将精神障碍治疗药物分为抗精神病药、抗抑郁药、心境稳定剂和抗焦虑药等。在患者使用药物的过程中，要注意观察药物疗效及不良反应，发现问题应及时处理。

2．无抽搐电休克治疗是以一定量的电流通过大脑，导致意识丧失，引起大脑皮质广泛性放电以达到控制精神症状的一种物理治疗方法。无抽搐电休克治疗有相应的适应证，需要注意治疗前、治疗中和治疗后的护理并观察不良反应。

3．心理治疗是一种以助人、治病为目的，由专业人员有计划地进行的人际互动过程，通过言语和非言语的方式积极影响患者，达到改变行为、减轻痛苦、健全人格、治疗疾病和促进康复的目的。心理治疗有相应的技术与策略。

4．精神康复是综合应用医学的、社会的、教育的、职业的和其他方面的措施，对精神障碍患者进行训练和再训练，以减轻疾病因素所造成的后果，尽量改善患者的社会功能，使患者的能力得到提高，恢复或最大限度地发挥其功能水平，进而以平等的权利参加社会生活，履行应尽的社会职责。精神康复服务的主要对象是慢性精神病患者。

 思考题

1．常用抗精神障碍药物有哪几类？列出 1~2 种代表药物，并说出它们主要的不良反应和护理措施。

2．简述无抽搐电休克治疗前的护理要点。

3．简述心理治疗及康复治疗的概念。

（邵　静）

 第五章

精神障碍患者危机状态的防范与护理

第5章数字资源

导学目标

通过本章内容的学习，学生应能够：

◆ **基本目标：**
1. 解释暴力、自杀、出走、噎食和吞食异物行为的危险因素。
2. 描述暴力及自杀的紧急干预措施。
3. 运用恰当的方式与暴力及自杀患者沟通。

◆ **发展目标：**
识别暴力及自杀行为发生的征兆并进行处理。

◆ **思政目标**
引导学生正确认识精神障碍，尊重患者，维护患者的合法权益。

    精神障碍患者常常由于精神症状的影响、严重的精神刺激或药物不良反应等原因出现各种危急事件，如出现自伤或自杀行为、暴力事件、出走行为、木僵、噎食和跌倒等。这些事件不仅危害患者自身的安全和健康，而且会对他人和环境造成严重的威胁。因此，危机状态的防范与护理是精神科护理工作的重要内容。

第一节　暴力行为的防范与护理

    暴力（violence）泛指具有攻击性的行为，如生气、敌视、侵犯、骚扰、虐待、破坏物品、语言或躯体攻击、自伤（杀）、伤（杀）人等。一方面，暴力是情绪的一种表达方式，如患者感到害怕或体验到挫败感时出现的愤怒情绪；另一方面，暴力也可以是由于患者对某一事件不满而引发的结果，如某些患者对所接受的治疗不满而出现伤人行为。世界卫生组织将暴力定义为"故意使用武力或权威来威胁自己、他人、某个群体或社会而导致或可能导致受伤、死亡、心理伤害或发育不良等结果。暴力可以只是威胁，也可以是采取了具体的行动"。在全球范围内，每年约有47万人成为凶杀案的受害者。数以亿计的男性、女性和儿童遭受过非致命形式的人际暴力，包括儿童虐待、校园暴力、青年暴力、亲密伴侣暴力以及性暴力等。

    精神障碍患者在精神症状的影响下，其暴力行为具有极强的爆发性和破坏性，可对攻击对象造成不同程度的伤害，甚至危及生命，对患者、家庭和社会造成严重后果。精神科护士是照顾患者的一线人员，极易受到暴力行为的影响。Lu 等在 2019 年发表的研究报道显示，我国约

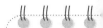

有 84.2% 的精神科护士在过去 1 年内遭受过语言和（或）躯体攻击。因此，精神科护士需要对患者的暴力行为及时加以预测，严加预防，并予以及时处理。

> **案例 5-1A**
>
> 　　患者，男，45 岁，入院诊断为"双相情感障碍：躁狂发作"。某日，护士在进行晨间护理时，发现患者在病房吸烟。护士要求该患者到指定吸烟区吸烟，但患者拒绝接受护士的建议，抱怨护士故意刁难、医院没人性、来住院已经很悲惨还要到处受气，并开始大声说话。
> 　　请回答：
> 　　此患者暴力征兆的护理评估内容有哪些？

【护理评估】

（一）暴力行为发生的危险因素评估

1. 生物因素

（1）性别因素：普通人群中男性与女性发生攻击行为的比例约为 9 : 1，但在精神障碍患者中发生攻击行为的性别差异不明显。女性患者多以家人为攻击对象，且相对频繁，男性患者的攻击行为危害性更大。

（2）基因和遗传因素：XYY 型染色体的个体对挫折的忍受度较低，容易出现攻击行为。此外，暴力行为具有一定的家族聚集性。

（3）脑功能、神经功能损伤和物质滥用：脑功能及神经功能受损的患者或存在酒精、药物滥用的患者，由于脑部病变或酒精、药物的影响，可出现判断力缺失或冲动控制失调，容易发生暴力行为。

（4）精神症状：命令性幻听、被害妄想、意识障碍、急性躁狂状态、悲观厌世等与暴力行为的发生有关。另外，处于急性期的精神障碍患者因缺乏对疾病的自知力，不认为自己患病，被强行收住院后常出现暴力行为。需要强调的是，处于某种病理性优势情绪（如焦虑、抑郁、躁狂）状态下的患者，易激惹性增高，往往很小的挫折就能激发暴力行为。不同精神障碍患者暴力行为的发生率、严重程度和针对性均不同。因此，仔细评估可能与暴力行为相关的精神症状及患者的精神状态十分重要。

2. 心理因素

（1）精神分析理论：精神分析理论认为，暴力倾向和行为是一种本能的内驱力，而且暴力是攻击时遭受挫折后产生的行为。

（2）心理发展：早期的心理发育或生活经历与暴力行为密切相关，可影响个体选择非暴力应对方式的能力。早年与父母互动不足、经历过严重的情感剥夺、遭受过忽视或虐待等情况可限制个体利用支持系统的能力，导致个体缺乏对冲动的控制能力，容易产生愤怒情绪。

3. 社会文化因素

（1）社会学习因素：社会学习理论认为，暴力行为是在社会化过程中由内在和外在的学习而习得的。内在学习是指实施暴力行为时的自我强化，而外在学习基于对角色榜样（如父母、同伴和娱乐界偶像）的观察。

（2）文化因素：文化因素可影响人们对暴力的界定和处理方式。一般西方社会主要通过法律手段来约束个体的行为，而东方社会则主要通过社会道德、规范、家规等来评判个体的行为。因此，某些行为在某种社会规范下被视为暴力行为，但在其他社会规范下则不然。如东方

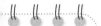
社会的父母将体罚视为一种教导方式，而在西方社会，体罚则可能被看成是家庭暴力。

（3）人口学特征和情境因素：男性、年轻、单身、失业、有暴力行为史的患者更容易再次发生暴力行为。拥挤、嘈杂、不舒适的环境，医护人员态度粗暴、需求没有得到满足、疾病急性发作、强制入院及入院时有攻击意念或威胁攻击的姿态、难以耐受药物不良反应等都可能诱发精神障碍患者的暴力行为。因此，当面临以上情况时，精神科护士应提高警觉并做好防范，以预防暴力行为的发生或减轻其可能造成的伤害。

（二）暴力行为发生的征兆观察

当精神疾病患者出现下列表现时，常被认为是即将要发生暴力行为的征兆，护士要高度警惕。

1．表情及姿势　面部表情紧张，眼神怀有敌意，牙关紧闭，双手握拳或用拳击物，肌肉紧张度增高，尤其是面部与手臂肌肉。

2．语言及行为　声调提高并有强迫性、大声喊叫、说脏话、说出敌对性或有威胁性的话语、好争辩、抗议、挑剔、提出一些无理要求、随意指责病友或医护人员、动作增多、坐立不安或来回走动、可能出现摔门或捶打物体的行为、拒绝接受治疗或反复纠缠医护人员要求出院、不时违反规定。

3．情绪状态　愤怒、怀有敌意、易激惹、异常焦虑或欣快、情绪不稳定。

4．精神状态　多疑、思维混乱、精神状态突然改变、定向力缺乏、记忆力损害。

（三）暴力行为的评估方法

1．临床经验性评估　是指临床医护人员根据自身知识储备及临床经验，通过观察，综合考虑患者的临床表现及周围环境因素，对患者可能发生的暴力行为进行预测。该方法具有及时、个性化、灵活性较强等优点，但存在评定者偏倚、主观性较强等问题。

2．精细评估　是指评估者将一系列已知的、明确的危险因素按影响程度划分出等级或分值，并形成评估工具，以供临床医护人员在实践中加以应用，如简明精神病评定量表（Brief Psychiatric Rating Scale，BPRS）、外显攻击行为量表（Modified Overt Aggression Scales，MOAS）、历史临床风险量表（Historical Clinical Risk-20，HCR-20）等。精细评估对特定人群某一时段内发生暴力行为的风险预测效果较好，但在不同情景中的预测结果仍有待探讨。

3．结构化评估　是指评估者根据评估工具中列出的影响因素进行具体分析，以确定各个因素是否会对患者的暴力行为产生影响，最后从专业的角度出发，对患者的暴力风险做出总体评价，如暴力风险评定指南（Violence Risk Appraisal Guide，VRAG）、多重迭代分类树（Multiple Iterative Classification Tree，MICT）。结构化评估具有动态、连续的特点，需要根据环境的改变不断调整。

【主要护理诊断／问题】

有实施暴力行为的危险　与幻觉、妄想、焦虑、器质性损伤等因素有关。

案例 5-1B

　　该患者越说越焦躁不安，走动加快，挥舞手臂，开始说大量脏话，且作势拿椅子砸病房玻璃。

　　请回答：

　　1．作为护士，应当选择哪些沟通方式来与患者交流？

　　2．如果患者已经砸坏了玻璃，应如何处理？

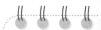

【护理措施】

（一）暴力行为的预防措施

1. 加强病情观察　发现暴力行为发生的征兆是预防暴力行为发生的第一步。护士要仔细观察患者的病情，及时将患者的暴力倾向告知医生，以便做出及时、有效的处理。

2. 减少环境刺激　嘈杂、拥挤的环境往往容易导致患者情绪烦躁，可诱发暴力行为的发生，所以要将有潜在暴力行为的患者安置在安静、宽敞、舒适的环境中，避免不良噪声刺激，并将患者与其他兴奋、冲动的患者分开安置。避免患者参与一些竞争性的工娱活动（即生产劳动和文娱体育活动），如下棋、打篮球等，以免引发冲突。

3. 注意沟通方式　护士在与患者沟通交流时应避免威胁性、紧张性或突然性的姿势，并及时调节身体位置；平视患者的双眼，避免过度且直接的眼神接触，这样可使患者感觉双方进行的是平等的交流；说话要温和、冷静，避免使用刺激性语言，适当满足患者的合理要求，但绝不承诺做不到的事情，使患者能接纳、信任护士；对待否认患病、拒绝接受治疗的新入院患者，避免使用命令性语言，切忌言语、动作简单生硬；在提供治疗及护理前，应充分告知患者病情，取得知情同意，尊重患者，不与其发生争执。

4. 提高患者自控能力　护士可以使用基本的社交技巧训练并协助患者学会恰当的应对方式。可以以团体活动的形式，在给患者提供支持的同时鼓励患者恰当地表达自己的需求、感受和想法。鼓励患者以适当的方式表达和宣泄情绪，如深呼吸，放松训练，捶沙袋、枕头、棉被，撕纸，多做运动等。鼓励患者在无法自控时，向医护人员求助。同时，明确告知患者暴力行为的后果，并设法增强患者的自信心，使患者相信自己有控制行为的能力。

5. 提前做好安全防护　在开始接近有潜在暴力行为的患者时，应当移除危险物品，疏散现场的非必要人员，布置能随时支援的人力。尽量不在封闭的环境下，尤其是上锁的房间内与患者独处，确保房门可以随时打开。靠近患者时，要保持至少一个手臂的距离，预留可以快速离开的出口。不要从患者的身后接近，以免引发其恐惧而激发暴力行为。

6. 加强人员培训　精神科护士处在特殊的工作环境中，被患者攻击的风险非常高，这就需要护士有保护自己的能力以及对患者的冲动行为做出及时干预的能力，避免遭受攻击，并使患者的暴力行为受到适当的控制。因此，应加强培训，提高护士的暴力行为评估能力、沟通能力、保护性约束等专科操作能力。此外，部分护士对于被攻击的反应表现为否认，认为受到攻击是自己专业能力不足而羞于启齿；还有部分护士则表现出非常愤怒而有过度防卫反应，因此，护士应加强与同事间的沟通，做好对自身负性情绪的管理。

（二）暴力行为发生时的护理措施

1. 立即寻求帮助　当患者出现暴力行为时，应迅速呼叫其他工作人员寻求援助；保持与患者的安全距离在1米左右，站在患者的半侧面；将重心转移到足部，膝盖弯曲，手放在前面，对患者的攻击不可迎面阻拦，而应从患者背后或侧面阻止其冲动行为，以保护患者及自身安全；对患者表示尊重，不要粗暴地拒绝患者的要求，也不要威胁患者，不要和患者辩论，用简单、清楚、直接的语言提醒患者暴力行为的结果。

2. 有效控制现场　现场医护人员要行动协调，相互配合。一组疏散围观人员，保持环境安静，并寻求足够的人力支援。另一组则保持冷静，全力处理患者。在处理过程中，可以适度表达对患者安全及其行为的关心，缓解患者的紧张情绪；对由诱发事件引起的暴力行为，应及时处理原发事件，澄清问题，以缓解患者的愤怒情绪；对于患者当前关注的问题，护士应表现出倾听和愿意理解的态度，提供多种解决途径，使患者认识到通过非暴力方式也能解决问题。

3. 移除危险物品　对手持杂物或凶器的患者，护士要以冷静、坚定的语气劝导其将危险

物品放在一旁，然后再移开。可以向患者解释只是暂为保管，以取得患者的信任。语言劝导无效时，可以转移患者的注意力，乘其不备时迅速将危险物品移走，行动要果断，不能犹疑不决。不可用强制的方法夺取危险物品，以免激起伤人行为。

4．运用保护性隔离或约束 将患者从嘈杂的环境转移到安静的房间，如隔离室或观察室等，以减少环境的干扰。当患者无法控制自身行为，有伤人或自伤的危险时，医护人员应齐心协力，迅速予以保护性约束，并开具保护性约束的医嘱。应当持续与患者谈话，以缓和的语气告知患者实施约束的原因和持续时间，以减轻患者的不安和反抗，必要时可以陪伴患者，以减轻其焦虑情绪。

（三）暴力行为发生后的护理措施

1．药物治疗的护理 当患者暴躁不安时，护士可以遵医嘱肌内注射氟哌啶醇等抗精神病药物，以稳定患者情绪。随后要注意观察患者是否出现锥体外系不良反应，发现异常时应及时处理。

2．保护安全、满足需求 注意保护患者，避免患者遭到其他患者的报复性伤害。保护性约束期间，应注意观察患者四肢血液循环情况，定时按摩、活动患者肢体，需要时予以喂水、喂食，协助患者排尿、排便，保持床单位清洁、干燥、无皱褶，鼓励患者配合治疗与护理。待患者安静后，应及时解除约束，保护器具要及时收好。

3．事后即时性处理 注意观察患者的感受和需求，使患者能畅所欲言、有为自己行为辩解的机会。护士不要评价或批评患者的行为、动机。对采取保护性隔离、约束或给药的目的要加以说明，强调保护性约束是一种保护而不是惩罚，并提供情感支持。同时也要关注旁观者和医护人员的感受及需求，及时疏导由暴力行为导致的负性情绪。

4．长期治疗性处理 暴力行为得到控制后，需要通过长期的干预改善患者的应对方式。其中，Meichenbaum 于 1975 年提出的应激接种预防训练（stress inoculation training，SIT）可以帮助情绪容易失控的患者通过练习而采取非暴力的应对方式。首先，应当帮助患者了解情感的本质，了解可以激怒患者并激发其将愤怒转换为敌意的情境；其次，教患者学会一些特定方法，如通过从众、放松、认知预演、停止思考和自我指导等来控制情绪，以应对激惹情境；最后，在患者学会应对技能后，进一步在特定情境中训练患者使用这些应对技能，从而达到控制愤怒情绪的目的。

第二节 自杀行为的防范与护理

自杀（suicide）是指有意识地伤害自己的身体，以达到结束生命的目的。自杀根据程度的不同，可以分为自杀意念、自杀威胁、作态性自杀、自杀未遂和自杀死亡。世界卫生组织 2019 年的统计数据显示，全球每年有超过 70 万人死于自杀，自杀是 15~29 岁人群的第四位死亡原因。每出现 1 例自杀成功的案例，就可能有超过 20 例的自杀未遂事件发生。我国的自杀率为 8.1/10 万。自杀本身不是疾病，但精神疾病是与自杀相关的重要因素。据估计，以自杀方式结束自己生命的人群中，约 90% 患有精神障碍，而 60% 的个体自杀时都处于抑郁状态。事实上，所有类型的情绪问题（如悲伤、萎靡、焦虑、易怒、寝食不安等）都与自杀行为有显著关联。因此，采取适当的措施预防自杀是精神科护理尤其是护理住院精神障碍患者的一个重要任务。

知识链接

自杀预防工作现状

迄今为止，已有28个国家制定了自杀预防策略。每年9月10日，国际自杀预防协会都会举办世界预防自杀日的相关活动。为了提供实际帮助，卫生专业人员正不断提高其对自杀行为的评估和处理能力，很多地方成立了自杀者亲友小组。此外，经过培训的志愿者还可以通过互联网和电话咨询向有需要的人提供帮助。

案例5-2

患者，女，60岁。入院诊断为"抑郁症"。1年前，患者曾有吞服镇静催眠药的行为。目前患者多次流露出自杀的想法，并在1天前发现其有藏药行为。

请回答：

1. 该患者处于WHO自杀风险评级的哪一个等级？依据是什么？

2. 应该采取哪些相应的护理措施？

【护理评估】

（一）自杀高危因素的分析和评估

1. 精神疾病　多数自杀者伴有确诊的精神疾病，其中，自杀和自杀未遂者多为正在接受精神障碍治疗的患者。按照患者自杀危险性对精神疾病的排序依次为抑郁症、人格障碍、使用酒精所致的精神和行为障碍、精神分裂症、器质性精神障碍和其他精神异常。

（1）抑郁症：全球每年因抑郁症自杀死亡的人数高达100万，而我国有10%~15%的抑郁症患者最终可能死于自杀。因此，对有抑郁发作的患者，需要提高警惕，仔细评估其有无自杀意念及自杀企图。

（2）使用酒精所致的精神和行为障碍：约1/3的自杀者存在酒精依赖，5%~10%的自杀者在生命的最后阶段有酗酒现象。很多自杀者在自杀当时受酒精作用的影响。当抑郁症和酒精依赖同时存在时，自杀危险性更大。酒精依赖自杀者不仅通常为低龄饮酒、饮酒量大，而且可能来自嗜酒家庭。在物质滥用者中已发现自杀青少年的比例正逐年增加。

（3）精神分裂症：自杀是精神分裂症患者最常见的死因，10%~15%的精神分裂症患者自杀成功。如存在下列特点，则精神分裂症患者的自杀风险将增加：患病初期，出现思维混乱（如命令性幻听或被害妄想）的情况下可出现自杀行为，以免受到残酷的"迫害"；缓解期，患者表面上症状好转，但内心感觉受攻击，对疾病感到悲观；复发初期，患者感觉问题已经解决，但症状再次出现；出院不久后，工作或婚姻受挫、社会歧视等导致患者的社会隔离和无助感加重。

2. 个性特征　过于内向、孤独的个体容易陷入焦虑与绝望感中，偏执、过分认真、责任感过强、缺乏兴趣爱好、情绪不稳定、情绪多变的个体在自杀案例中也较常见。

3. 心理因素　决定自杀的人通常经历过一个长期的心理发展过程。自杀者往往在生与死的抉择中苦苦挣扎，难以决断。重大的负性生活事件往往成为自杀的直接原因或诱因。研究显示，自杀者在自杀行动前的3个月内，负性生活事件的发生率明显多于对照组，且自杀与1周内生活事件的关系更为密切。同时，自杀者一般存在不良认知模式，即非此即彼、容易走极端等，在挫折面前无法对自身及周围环境进行客观评价。自杀者往往有一些非理性的认知倾向，与其负性的自动思维密切相关。自杀者企图自杀时，他们的思维、情感和行为僵化，只想通过自杀做了断，认识不到还有其他解决问题的方法。

4．人口学、生物学、社会文化因素和躯体疾病

（1）人口学因素：男性自杀率高于女性，但女性自杀未遂率高于男性。自杀率有 2 个年龄高峰，即青年组（15~35 岁）和老年组（75 岁以上）自杀率最高。离婚、寡居或鳏居以及单身者比已婚者有更高的自杀危险性。独居者和分居者也更易发生自杀行为。

（2）生物学因素：研究表明，脑内血清素、多巴胺、肾上腺素和 γ- 氨基丁酸等的浓度对个体的情绪有影响，与自杀存在一定关联。此外，脑部结构的改变对于个体的情绪、情感、动机和认知也有影响。

（3）社会文化因素：从农村迁往城市或迁往不同地区及国家的人更容易自杀。紧张性生活刺激也会导致自杀危险性增高。多数自杀者在自杀前 3 个月曾经历过生活事件的压力，包括人际关系问题，如夫妻、家庭、朋友、爱人间的争执；被抛弃，如被家庭或朋友抛弃；丧失，如金钱损失、亲友丧亡；工作和经济问题，如失业、退休、经济困难；社会改变，如快速的政治及经济变革。此外，青少年人群还易受真实生活中自杀案例的影响或受媒体报道的影响而加入自杀者的行列。

（4）躯体疾病：脊椎或头部受伤、脑卒中越严重，个体自杀的危险性越高。男性、疾病确诊初期和接受化疗时的癌症患者自杀危险性较高。糖尿病，多发性硬化症，慢性肝、肾及胃肠疾病，伴有慢性疼痛的骨、关节病变，心血管与神经系统病变以及性病等慢性病患者的自杀危险性也较高。行走困难、听力和视力缺损的患者也有自杀的危险。患有慢性病且伴有疼痛的患者自杀危险性也很高。

（二）自杀征兆的识别和风险评估

自杀行为的发生并非完全是突然的和不可预测的，大多数自杀行为的发生存在一定的征兆，可以通过对相关因素的分析和评估，提高对自杀行为的预测和防范。

1．自杀征兆的识别

（1）一般症状：包括躯体和精神症状。躯体症状包括失眠、多梦、易惊醒、做噩梦、夜惊、食欲缺乏、体重减轻、性欲减退、疲乏。精神症状包括不自主回忆创伤经历、情感淡漠、兴趣索然、易伤感、无端流泪或叹气、易激惹、好猜疑等。

（2）特殊线索：从患者的既往史和行为中寻找特殊线索可以有效地甄别自杀征兆。

1）既往有自杀史。

2）语言信息：谈论死亡、自杀，表现出期望死亡；询问的问题显示出有计划自杀的倾向，如"我可以在没人的时候独处 ×× 时间""这些药片吃多少会致命""如果有人从这扇窗户跳下去，会不会立即死亡"。

3）情感信息：表现出郁闷、乖僻，总是沉默；紧张、焦虑，表现出绝望感或无助感；因恐惧难以入睡以及在夜间恐惧；经常抑郁或时常哭泣。在长时间的抑郁和情绪低落之后无明显原因突然表现出很快乐或解脱的样子，这可能是一种在经过长时间的矛盾心理后终于下定自杀决心的征兆。对抑郁症患者的追踪调查研究显示，出院 6 个月内有 42% 的患者自杀，出院 1 年内有 58% 的患者自杀，2 年内为 70%，疾病缓解期也有较高的自杀风险。

4）行为信息：将自己与他人隔离或是将自己锁起来；收集可以造成伤害的工具，如罐头瓶、绳线、鞋带、碎玻璃或小刀片；出人意料地冲动或表现出攻击性；在处理个人事物时表现出不同寻常的兴趣；放弃个人事业；记自杀笔记。

5）症状信息：想象患有或实际患有非常严重的躯体疾病，如癌症或艾滋病，想结束自己或所爱之人的痛苦；对某一想象或真实的情境表现出极端的自罪感，认为自己不值得活在这个

世上；反复地认为自己将会被惩罚、折磨或迫害；存在命令性幻听，尤其是听到命令其自杀的声音。

2. 自杀风险评估 WHO 发布的预防自杀指南对自杀风险进行 5 分制评级，将自杀风险分为"不存在""轻微""中等""严重"和"极高"5 个等级。此外，护士还可借助一些量表来评估患者的自杀风险和预测自杀的危险性。根据不同的理念假设，可以使用不同的量表从不同角度进行危险性评估，如贝克抑郁自评问卷、我国学者肖水源等编制的自杀态度问卷、夏朝云等编制的自杀意念量表、Barbee 和 Bricker 编制的自杀评估量表，以及季建林等编制的自杀危险性评估量表等。

【主要护理诊断／问题】

1. 有自我伤害的危险 与严重的悲观情绪、妄想、愤怒、无望、幻听等有关。
2. 绝望 与缺乏支持系统、自我价值感低有关。
3. 应对无效 与社会支持不足、缺乏适应性应对方式有关。

【护理措施】

（一）运用恰当的沟通技巧，提供心理支持

当患者抱怨"活着太累了""生活没有希望"时，护士或许会对这些话置若罔闻，或者举例说明他人的处境更为悲惨。但这两种方法均对存在自杀意念者毫无帮助。自杀是可以预防的，运用恰当的沟通技巧以提供心理支持是预防的关键，尤其是首次与患者沟通与自杀相关的事项时。

1. 设置合适的环境和会谈时间 应寻找适当的场所，使会谈顺利进行，并且不受干扰；合理分配时间，自杀者通常需要更多的时间以卸下内心的重担，所以必须给予足够的时间准备和酝酿。

2. 恰当地沟通 热情地倾听、尊重地对待、共情和积极地照顾能有效建立治疗性信任关系。一次平和、开放、关怀、包容和不妄加评论的接触就能促进交流。最重要的是倾听。倾听是降低自杀者绝望水平最重要的手段，接触的目的是在不信任、绝望的沟壑上架起一座希望的桥梁，从而使情况好转。沟通过程中应该做和不应该做的事见表 5-1。

表 5-1　与自杀者沟通"应该做的事"和"不应该做的事"

应该做的事	不应该做的事
平静、共情地倾听	对事态严重性认识不足
同情并给予支持	表现得震惊、困窘、惊恐
评估危险程度	空洞的说教
询问既往史（有无自杀未遂）	刺激患者加速实施自杀
分析除自杀以外还有可能发生的事	认为患者的问题微不足道
询问患者自杀计划	给予虚假的承诺
达成协议以拖延时间	发誓保守秘密（应告知若存在威胁患者生命安全的
鼓励参与其他支持活动	情况，则会和患者的医疗团队沟通）
如可能，转移自杀工具	离开患者，使其独处
采取行动，告知他人，寻求帮助	—
如自杀危险程度很高，则始终陪伴患者，切勿使其独处	—

3. 评估自杀想法和计划 当护士怀疑自杀可能发生时，需要对患者进行评估。评估内容包括：患者当前的精神状态及其关于死亡、自杀的想法；当前的自杀计划，患者准备如何自杀，打算何时采取行动；患者的支持系统。最佳的方法是直接询问患者是否有自杀的想法。提

及自杀并不会诱发患者的自杀念头。事实上，患者非常感谢他人能与自己开诚布公地讨论这一问题，因为这个问题已使他们内心挣扎很长时间。向患者询问其自杀想法十分困难，但通过下列问题可以逐步接近主题。注意所有问题都必须用关心、同理的语气提问，具体方法见表5-2。

表5-2 评估自杀想法和计划

主题	内容
询问时机	患者感觉护士能理解自己时 患者提及自己的情感并无不适时 患者正在倾诉孤独、无助等负面情感时
询问自杀想法	"您感觉很悲伤吗？" "您是否觉得没有人关心自己？" "您是否觉得活着毫无价值？" "您是否一直感觉如此难受，以至于想伤害自己？" "您是否有自杀的打算？"
询问自杀计划	• 了解患者是否有明确的自杀计划 "您是否已打算结束自己的生命？" "您是否想过或者正在考虑要伤害自己？" "您是否已经想好如何实施你的计划？" • 了解患者是否已选定自杀方法 "您有没有准备好药丸、枪、杀虫剂等自杀工具？" "您的意思是您已经准备好了，是吗？" • 了解患者是否已选定合适的自杀时间 "您决定什么时间结束自己的生命？" "您准备什么时候采取行动？"

（二）自杀的急救措施与危机干预

1. 自杀的急救措施　①对处于焦虑不安状态且有威胁性的患者，应当保持一定的身体距离；②不要留患者独自一人；③立即寻求专业帮助；④防止患者接触酒精和毒品；⑤防止患者接触危险物品；⑥以不评判、礼貌、中立的态度鼓励患者表达内心的感受，注意倾听，不要给予建议，也不要否认患者的感受；⑦反复向患者强调目前只是处于危机状态，一切都会向好的方向发展。

2. 危机干预　自杀是最紧急的危机状况，因此掌握自杀危机干预的技巧对精神科护士而言至关重要。危机干预是对处于心理失衡状态的个体进行简短而有效的帮助，使他们度过心理危机，恢复生理、心理和社会功能的正常水平。危机干预的关键是使情境正常化，让患者知道所有事情都可以通过正常的方式解决。危机干预主要采用短程和紧急心理治疗，其本质上属于支持性心理治疗，是为解决或改善患者的困境而发展起来的，以解决问题为主，一般不涉及患者的人格塑造。危机干预的时机以急性阶段最为适宜，通过倾听和关怀弄清问题的实质，鼓励患者发挥自己的潜能以重建信心来应对面临的问题，从而恢复心理平衡。危机干预的目的是通过适当释放累积的情绪，改变对危机事件的认知态度，结合适当的内部应对方式、社会支持和环境资源，使患者获得对生活的自主控制而度过危机，从而预防更严重和持久的心理创伤，恢复心理平衡。危机干预的方式有拨打电话、门诊咨询、家庭和社会干预、信函及网络咨询和现场干预等。在灾害情境中，护士应尽可能选择多样化的方式为不同人群进行迅速、有效的危机干预。

知识链接

精神卫生差距行动计划（mhGAP）：用于非专业环境中的精神、神经和物质使用障碍

2010 年，WHO 针对非专业医疗机构的精神、神经和物质使用障碍制定了精神卫生差距行动计划干预指南（Mental Health Gap Action Program-Intervention Guide，mhGAP-IG），这是一种基于 mhGAP 的简单技术工具，通过应用临床决策协议对抑郁症、精神病、自残/自杀、癫痫、痴呆、物质使用障碍以及儿童和青少年的精神和行为障碍进行综合管理。既往有一种普遍但错误的观念，即所有心理健康干预措施都很复杂，只能由高度专业化的人员实施。近年来的研究证实了非专业卫生保健机构提供药理学和社会心理治疗干预措施的可行性。自 2010 年发布以来，mhGAP-IG 已被卫生部门、学术机构、非政府组织和其他慈善基金会和研究人员广泛使用，并于 2015 年发布了修订版 mhGAP-IG。

（三）依据不同风险等级实施相应的护理措施

护士可以根据不同自杀风险等级采取相应的安全护理措施（表 5-3）。

表 5-3　WHO 自杀风险分级及相应的安全护理措施

风险等级	特点	行为征兆	安全护理措施
不存在	本质上无自我伤害的风险	没有自杀想法、计划和行动	1. 至少每小时与患者交谈一次； 2. 经常与患者沟通、交流
轻微	自杀想法有限，无自我伤害的成熟计划或准备，几乎不存在已知的风险因素	1. 有自杀想法，但无自杀征兆； 2. 无具体计划，且从未尝试过自杀； 3. 愿意签订"不自杀协议"； 4. 对目前的问题有自知力	1. 长期观察和重新评估，每 30 min 观察患者一次； 2. 患者清醒时多与其沟通交流，讨论如何解决问题而强化自身的积极力量； 3. 使用危险物品后，需检查并确认已归还； 4. 怀疑患者有危险物品时，要实施安全检查； 5. 患者进入保护性隔离室之前要接受安全检查
中等	存在明显的自杀想法和意图，已进行相应的准备，目前存在 1 项以上的自杀高危因素	1. 有明显的自杀想法和自杀征兆； 2. 有具体计划； 3. 对是否签订"不自杀协议"很犹豫； 4. 对目前的问题有一定的自知力； 5. 冲动控制能力有限	1. 反复评估患者是否需要住院治疗、紧急救治和医疗评估； 2. 在患者清醒时，确保其始终在工作人员的视线范围内； 3. 每 15 min 观察一次； 4. 将患者安置在人多且离护士站近的房间，必须使用危险物品时，需在护士的监督下才能使用； 5. 尽力与患者达成并签署"不自杀协议"，提供情感支持，并激发患者的积极力量
严重	已具有明确且成熟的自我伤害计划和准备，或曾多次尝试自杀，存在 2 项或 2 项以上的风险因素	1. 已表述出自杀想法和意图； 2. 具备成熟的计划及实施方式； 3. 患者表现出偏执、绝望，拒绝任何援助，拒绝签订"不自杀协议"； 4. 对目前的问题缺乏自知力； 5. 曾尝试过自杀	1. 24 h 密切观察及互动； 2. 采取强制性住院治疗及限制性干预措施，如保护性隔离或约束； 3. 了解患者拟采取的自杀方法和时间； 4. 讨论除自杀以外的多种解决问题的方案

风险等级	特点	行为征兆	安全护理措施
极高	多次尝试自杀，存在多项明显的风险因素	1. 很清楚地表示要伤害自己； 2. 不愿意签订"不自杀协议"； 3. 对目前的问题缺乏自知力； 4. 冲动控制能力很差； 5. 近段时间有自杀行为发生，并使用特殊的自杀方式，如自缢、割腕等	1. 始终陪伴自杀者，绝不能任其独处； 2. 采取强制性住院治疗及限制性干预措施，密切关注患者，准备随时采取行动； 3. 与自杀者达成协议； 4. 通知患者家属并寻求支持

第三节　出走、噎食及吞食异物行为的防范与护理

出走行为和噎食、吞食异物行为是精神科病房的常见意外事件，其防范与护理非常重要。出走行为是患者在住院期间，未经医生批准，擅自离开医院的行为。由于精神疾病患者自我防护能力较差，出走可能会给患者或他人造成严重后果。噎食又称急性食管堵塞，是指食物堵塞咽喉部或卡在食管第一狭窄处，甚至误入气管，引起窒息。精神疾病患者发生噎食窒息者较多见，其原因主要是服用抗精神病药物发生锥体外系不良反应时，出现吞咽肌肉运动不协调所致。临床表现为患者在进食时突然发生严重的呛咳、呼吸困难、面色苍白或青紫等危象，甚至窒息死亡，须立即处理。吞食异物是指患者吞下食物以外的其他物品，这在精神疾病患者中并不少见。吞食的异物种类各异，小的有戒指、刀片、易拉罐盖、别针、布片或棉絮等，大的有体温计、剪刀、筷子等。吞食异物也可导致非常严重的后果，需要严加防范，及时发现并正确处理。

案例5-3A

患者，男，14岁。入院诊断为"躁狂发作"。患者经常出现暴食、抢食的情况。某日进食午餐时，患者突然出现呼吸困难、不能发声、呼吸急促。

请回答：

该患者出现了何种情况？出现这种情况常见的危险因素有哪些？

【护理评估】

（一）出走行为的评估

1. 出走的原因及危险因素评估

（1）精神症状的影响：患者缺乏自知力，否认有精神疾病，不愿接受治疗；患者在幻觉、被害妄想的支配下认为住院是一种迫害而设法离开医院；嫉妒妄想的患者怀疑配偶不忠，为外出监视或证实对方的不忠行为而设法离开医院；有严重自杀意念的患者也会为达到自杀目的而寻找机会离开的医院。

（2）社会心理因素：被强制住院的患者常因难以忍受封闭式管理而设法脱离医院环境；患者对住院和治疗存在恐惧心理，如害怕被约束，对无抽搐电休克治疗等存在误解；病情好转的患者急于出院工作；患者对工作人员的态度不满而想要离开医院。

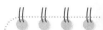

2．出走患者的表现

（1）意识清楚的患者多采用隐蔽的方法，平时积极地创造条件，有机会时便会出走。如与工作人员建立良好关系，取得工作人员的信任；常在病房门口附近活动，窥探情况；观察病房的结构设施，寻找可以出走的途径。有的患者会与其他患者合作，在工作人员防备不足时，伺机共同出走。在这一过程中，患者常伴有焦虑、坐卧不安、失眠等表现。

（2）意识不清的患者，出走时无目的、无计划，也不讲究方式。他们不知避讳，旁若无人地从门口出去。一旦出走成功，则危险性较大。这一情况在老年科病房较常见。

（二）噎食及吞食异物行为的评估

1．噎食行为的评估

（1）噎食的危险因素：长期服用抗精神病药物，出现锥体外系不良反应而导致吞咽肌运动不协调，抑制吞咽反射，易出现噎食；因病抢食、暴食；癫痫患者在进食时抽搐发作导致咽喉肌运动失调，可能出现噎食；患有脑器质性疾病（如帕金森综合征）的患者，吞咽反射迟钝，如果抢食或进食过急，则可发生噎食。

（2）噎食的临床表现：进食时突然发生，轻者表现为呼吸困难，不能发声，呼吸急促；严重者则表现为喘鸣，出现Heimlich征象，即有"窒息痛苦样表情"，手捂咽喉部呈"V"字形手势（图5-1）。病情危重者可出现口唇、黏膜及皮肤发绀，意识丧失，抽搐，全身瘫痪，四肢发凉，排尿、排便失禁，呼吸停止，心率加快。如抢救不及时或处理措施不当，则患者死亡率极高。

2．吞食异物行为的评估

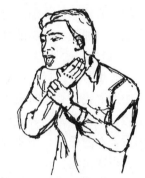

图5-1　气道异物梗阻的特异征象

（1）吞食异物的危险因素：精神障碍患者在幻觉、妄想的支配下可出现自杀、自伤观念而吞食异物；认知功能损害及精神发育迟滞者由于缺乏对事物的分辨能力，不知道吞食异物的危险性而吞食异物；为了达到不住院的目的，患者威胁家人或工作人员而吞食异物；异食症；由于精神疾病的影响，患者动机不明而吞食异物。

（2）吞食异物的临床表现：吞食异物的危险性可由于所吞食异物的性质不同而存在差异。锋利的刀口或尖锐的金属、玻璃片等可损伤重要器官或血管，引起胃肠穿孔或大出血，吞下较多纤维织物可引起肠梗阻，吞食塑料等可引起中毒。

【主要护理诊断／问题】

1．有受伤的危险　与自我防御能力下降、意识障碍等有关。

2．吞咽能力受损　与抗精神病药物不良反应或脑器质性疾病等有关。

3．有窒息的危险　与进食过快有关。

案例 5-3B

10多秒后，该患者进一步出现严重的喘鸣，手不由自主地呈"V"字形紧贴颈部，面色青紫，双手乱抓。

请回答：

此时应采取何种措施？

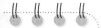

【护理措施】

（一）出走行为的护理

1. 出走的预防

（1）护士要有防护意识：要严格执行交接班，掌握有出走风险的患者情况，密切观察患者的病情变化，做好相应的防范。

（2）严格执行安全制度：安排患者在护士可控的范围内活动，必要时安排专人看护。做好巡视工作，不定时巡视，避免患者掌握巡视的时间规律而伺机出走。患者外出治疗及检查时，须严格实施安全措施，安排专人陪护，并注意交接，禁止患者单独外出。

（3）与患者建立治疗性信任关系：主动接触患者，了解其出走的原因和想法，耐心、细致地做好心理疏导工作，结合病情向患者讲解精神卫生知识，指导患者正确解决生活中的矛盾和问题，引导正向行为，增强患者战胜疾病的信心。

（4）为患者创造良好的住院环境：尽量提高环境的舒适度，督促和组织患者参加娱乐活动，使其心情愉悦，消除恐惧和疑虑心理，促使其主动配合治疗。保证患者按医嘱服药，严防患者藏药。加强与家属的联系，鼓励家属多探视，减轻患者的孤独感。

2. 走失后的处理

（1）患者走失后，应立即组织人员寻找，查找患者可能去的地方。同时，立即通知家属和单位协助寻找，并及时报告值班护士长、护理部。

（2）护士要管理好病房内的其他患者，避免因管理松懈而导致更多意外事件的发生。患者返院后要劝慰患者，不要埋怨、训斥和责备患者，加强护理，详细记录并严格执行交接班，防止患者再次出走。

（3）召开讨论会，分析出走事件发生的原因，分析病房及医院有无安全隐患，加强病房的安全管理。

（二）噎食及吞食异物行为的护理

1. 噎食行为的护理

（1）噎食的预防

1）若患者为集体用餐，开饭时医护人员应严密观察患者的进食情况，防止噎食的发生，力争做到早发现、早抢救。

2）对存在明显锥体外系不良反应者可酌情给予拮抗剂，嘱患者进食流质、半流质饮食，必要时安排专人喂食或给予鼻饲。可与医生沟通，减少抗精神病药物剂量或更换其他药物，预防再次发生噎食而导致窒息。

3）对暴食和抢食患者，安排专人护理，设置单独进食区域，控制患者的进食速度。

（2）噎食发生后的急救护理

1）就地抢救，分秒必争，立即使患者停止进食，清除其口咽部食物，保持呼吸道通畅。

2）迅速用手指掏出口咽部的食团。若患者牙关紧闭，可用筷子或开口器等撬开其口腔后掏取食物。解开患者领口，尽快使其呼吸通畅，用 Heimlich 急救法抢救。其他护士应立即通知医生，同时维护好其他患者的进餐秩序。

Heimlich 急救法是指"膈下腹部冲击法"，适用于清醒的成人和儿童。具体步骤为：①抢救者站在患者身后，用双臂环绕患者腰部，使患者弯腰，头部前倾；②一手握空心拳，拳眼顶住患者腹部正中线脐上方两横指处；③另一手紧握此拳，快速向内、向上冲击压迫 5 次。挤压动作要迅速，挤压后随即放松（图 5-2）；④患者应配合救护，低头张口，便于排出异物（图 5-3）。对昏迷者，可实施腹部冲击法（图 5-4），使患者仰卧，抢救者面对患者，骑跨在患者的髋部。用一手置于另一手上，将下面一手的掌根部放在患者胸廓下脐上部，用全身重量，快速冲击压迫患者的腹部，重复直至食物排出。

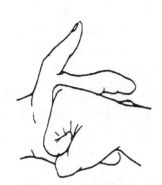

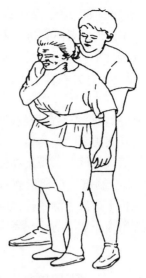

图 5-2　Heimlich 急救手法示意图　　　　图 5-3　清醒患者 Heimlich 急救手法示意图

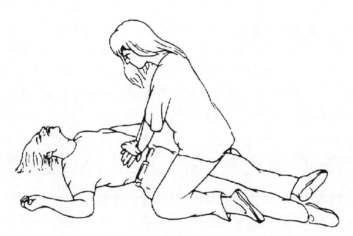

图 5-4　意识丧失患者 Heimlich 急救手法示意图

3）若使用以上急救法仍不能奏效，则可采用环甲膜穿刺术，使患者取仰卧位，头后仰，颈部伸直，摸清甲状软骨下缘和环状软骨上缘之间的凹陷处，左手固定该部位，右手持环甲膜穿刺针刺入气管内，有空气排出时，可暂缓通气。应尽早行气管插管术。

4）如患者出现心脏停搏，应立即做胸外心脏按压。如患者恢复自主呼吸，应立即予以吸氧，安排专人持续监护，直至患者完全恢复。

2．吞食异物行为的护理

（1）吞食异物的预防：护士要及时掌握患者的病情，对有吞食异物倾向的患者，应说明吞食异物可能造成的不良后果。不要斥责患者，及时了解原因并帮助患者改变不良的行为方式。注意加强对各类危险物品的管理。

（2）吞食异物后的处理：一旦发现患者吞食异物，要沉着、冷静应对，及时报告医生，根据异物的种类进行对症处理。

1）吞食液体异物后应立即用温水洗胃，防止液体异物被吸收。

2）较小的异物多可自行经肠道排出。若异物较小，但有锋利的刀口或比较尖锐，则可嘱患者卧床休息，予以进食含较多纤维的食物（如韭菜），并给予缓泻药，以利于异物的排出。同时严密观察患者，尤其要注意患者的腹部情况和血压。当患者发生急腹症或内出血时，应立即予以手术取出异物。

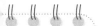

3）吞食长形异物（如牙刷、体温表等）者，应到外科诊治，经内镜将异物取出。如长形固体异物超过 12 cm，则患者不宜进食韭菜等粗纤维食物。因为过长的异物不易通过十二指肠或回盲部，经粗纤维食物包裹后则更难通过这些部位，易造成肠梗阻。

4）若患者咬破体温计并吞食了汞，则应让患者立即吞食蛋清或牛奶，使蛋白质与汞结合，以延缓汞的吸收。

5）在不能确认患者是否吞食异物的情况下，应及时行 X 线检查确定。即使 X 线检查结果为阴性，仍需密切观察患者的生命体征和病情变化，防患于未然。在等待异物自行排出的过程中，要指导患者继续日常饮食，观察粪便，以发现排出的异物。

6）严格执行安全制度，经常检查病房环境及危险物品，消除安全隐患，营造一个安全、舒适的住院环境。护士为患者测量体温时，要守候在患者身边不离开。为患者治疗时，要保管好安瓿和消毒剂等治疗用物，防止患者吞食。

第四节　木僵的防范与护理

木僵是指动作、行为和言语活动的高度抑制状态，表现为缄默，随意运动缺失、显著减低或受阻，不进食，对外界刺激缺乏反应，甚至发生大小便潴留。严重木僵患者表现为全身肌肉紧张，随意运动完全抑制，终日卧床，肌张力增高，面部表情固定，可出现蜡样屈曲或"空气枕头"等表现，生活完全不能自理。症状较轻者可表现为亚木僵状态，即言语和动作明显减少或缓慢、迟钝，无人时能自主进食，可自行排尿、排便。

案例 5-4A

患者，男，42 岁，入院诊断为"精神分裂症"。住院 1 周后，患者突然表现为不言、不动，不食、不饮，双目凝视，面无表情，推之不动，呼之不应，甚至对针刺也无反应。患者不主动排尿、排便，口腔内有唾液也不吐出，任其顺口角流出。患者全身肌张力增高，出现"空气枕头"表现。

请回答：

此患者出现了何种情况？出现这种情况常见的危险因素有哪些？

【护理评估】

（一）木僵的原因与危险因素

详细询问病史，了解木僵发生的时间、过程、起病缓急、发生的原因以及加重和缓解因素。严重的木僵常见于精神分裂症患者，称为紧张性木僵；严重抑郁症患者也可出现木僵状态，但程度一般较轻，此时如对患者讲述不愉快的事，可引起患者表情的变化。突然遭受严重精神刺激可引起心因性木僵，一般持续时间很短，事后患者对木僵期的情况不能回忆。感染、中毒、脑肿瘤、脑血管病变等可引起器质性木僵。

（二）木僵的分类及表现

1. 紧张性木僵　轻者动作迟缓，言语和动作减少，重者终日卧床，缄默不语，不食、不动，长时间保持某一固定姿势不动，对周围环境刺激无反应，肌张力增高，可出现蜡样屈曲、被动服从或主动违拗症，持续时间长短不等，短者为数日，长者可达数年。与昏迷患者不同，

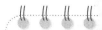

木僵患者一般意识清晰，对外界变化能感知。患者通常双眼睁开，可注视周围的人或物体，或视线能跟随周围的人或物体而移动，常抗拒检查（违拗）。木僵解除后，患者可回忆起木僵期间发生的事情。此类木僵常见于紧张型精神分裂症患者。

2．抑郁性木僵　这类木僵常由急性抑郁发作引起，表现为缺乏主动行为和动作，反应极端迟钝，经常呆坐不动或卧床，缄默不语，不主动表达任何意愿和要求。在反复劝导或要求下，可有细微活动倾向，如点头或摇头。患者平淡的表情中流露出焦虑、忧郁与痛苦，肌张力增高不明显，基本不出现僵住不动、违拗、刻板动作及排尿、排便失禁。

3．器质性木僵　表现为呼之不应，推之不动，不主动进食，缄默、抗拒，肌张力增高，可出现蜡样屈曲，排尿、排便失禁，面无表情，双眼凝视或眼球随外界物体移动。体格检查、神经系统检查或实验室检查可发现相应的阳性表现，也可见意识障碍或痴呆的表现。

4．心因性木僵　患者在强烈的精神刺激后可出现木僵状态，表现为突然出现姿势不动，呼之不应，推之不动，不语、呆滞、缄默，双眼凝视不动，呆若木鸡，甚至可呈现僵住状态，可有尿失禁。患者常伴有自主神经功能失调的症状，如心率加快、面色苍白、瞳孔散大。一般无蜡样屈曲、违拗。木僵状态持续时间较短，可迅速发生和缓解。木僵缓解后，患者多有遗忘。

随堂测 5-2

【主要护理诊断／问题】

1．营养失调：低于机体需要量　与不能自行进食有关。
2．自理缺陷综合征　与精神运动性抑制状态有关。
3．有发生暴力行为的危险　与突然进入兴奋状态有关。
4．有受伤的危险　与自我保护能力缺失有关。
5．有感染的危险　与长期卧床、机体抵抗力下降等有关。
6．便秘　与精神运动性抑制状态有关。
7．尿潴留　与精神运动性抑制状态有关。

案例 5-4B

1 天后，该患者突然出现兴奋、冲动，易激惹。
请回答：
此时应采取何种护理措施？

【护理措施】

（一）木僵期的护理

1．安全护理　将患者安置在便于观察和照顾的单间或安静、舒适的房间内，避免外界干扰。护理人员要注意操作、语言及态度，避免造成不良刺激。室内陈设应简洁，不应放置有危险性的物品，防止患者突然兴奋或起床时发生意外事故。抑郁性木僵患者的自杀企图十分强烈，尤其在木僵缓解期自杀成功率高，且手段残忍，形式隐蔽。此阶段的护理需十分谨慎，务必做到 24 h 不离开护士的视线范围，以防止意外的发生。

2．观察病情　护理人员要密切观察患者的病情变化，尤其是深夜，患者的精神运动性抑制状态暂时缓解，可下床活动，然后返回卧床不动，此时切不能惊扰患者，而应静观其活动状态并详细记录，认真做好床旁交接班。木僵患者一般无主诉能力，早期应密切观察，预防并发症

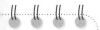

的发生。

3. 基础护理

(1)定时翻身，预防压疮：木僵患者由于长期卧床不动，易导致肢体局部长时间受压，血液循环受阻而出现压疮。应密切注意患者皮肤的变化，定时翻身、拍背，床铺要保持平整、舒适、无皱褶，如有潮湿、破损，应立即更换。

(2)呼吸道的护理：患者由于服用抗精神病药物，导致呼吸道分泌物较多，应及时清理，保持呼吸道通畅。鼓励患者深呼吸和有效咳嗽，每隔 2~3 h 协助患者坐起，正确拍背 3~5 次。

(3)排尿、排便的护理：患者表现为木僵状态时易出现尿潴留和便秘，身体不适时也不愿诉说，护理人员要细心观察，诱导并训练患者养成按时排便的习惯，以减少排尿、排便失禁，便后及时清洗局部皮肤，必要时予以灌肠和导尿。

(4)口腔护理：及时清除口腔内分泌物，用生理盐水或清水每天清洗口腔 3 次，保持口腔清洁，避免发生口腔感染和溃疡，并注意避免发生吸入性肺炎和坠积性肺炎。

(5)饮食护理：木僵患者可存在不食、不饮、不动表现，即"三不"症状。应仔细观察患者的饮食和排尿、排便情况。协助患者进食清淡、易消化的高膳食纤维食物，如苹果、香蕉、芹菜、韭菜、粗粮、豆类等，以防止发生便秘。确保患者饮足量水。对不配合的患者，可予以静脉补液或鼻饲，以保证营养和水分摄入充足。

4. 功能锻炼　对于亚木僵状态的患者，应充分调动其主观能动性，指导患者进行主动运动。为避免因长期卧床、机体缺乏锻炼而导致肌肉萎缩等，要保持患者肢体处于功能位，经常更换体位和按摩肢体，活动关节，并对患者上、下肢进行外展、内收及内、外旋转活动，反复数次。

5. 健康教育　应指导患者按时服药，正确对待疾病，树立信心，定期复查。鼓励家属配合治疗与护理，根据家属的具体情况和特点，给予不同的引导和支持，改变他们对患者的不正确看法。

6. 心理护理　应认真分析，有的放矢地做好心理护理。由于患者无意识障碍、各种反射存在，木僵解除后患者可回忆起木僵期间发生的事情，所以护理过程中应实行保护性医疗制度。正确对待患者的病态行为，定时探望，态度和蔼，语言亲切，多关心、多体贴患者，使其充分感受到被尊重和理解。在进行各种治疗护理操作前，给予必要的解释。尽量不要在患者面前讲一些不必要的话，更不能刺激患者，而应通过语言、动作、表情、眼神给患者以关怀和鼓励。

（二）兴奋期的护理

木僵期患者可能突然转为兴奋期。这是一种突发的、猛烈的、伴有攻击性行为的兴奋状态，持续时间短暂，但要高度警惕并观察，及时发现并进行护理。此阶段需要严防意外，避免暴力、冲突的发生，保护患者及病房内其他患者的安全。

小　结

1. 暴力泛指具有攻击性的行为，可以是一种情绪的表达方式，也可以是对某一事件不满而引发的结果。精神障碍患者在精神症状的影响下，其暴力行为具有极强的爆发性和破坏性，但暴力并非是精神障碍患者独有的行为。暴力行为的危险因素是综合性的，包括生物、心理和社会文化因素。预防暴力行为的关键在于识别暴力行为的先兆表现，及早防范，引导患者采取适当的情绪管理方法。

2. 自杀是指有意识地伤害自己的身体，以达到结束生命的目的，分为自杀意念、自杀威胁、作态性自杀、自杀未遂和自杀死亡。多数自杀者伴有确诊的精神疾病，此外，个性特征、思维方式以及人口学、生物学、社会文化因素和躯体疾病等也是影响自杀的高危因素。WHO 发布的预防自杀指南将自杀风险分为"不存在""轻微""中等""严重"和"极高"5 个等级。护士应根据不同自杀风险等级采取相应的安全护理措施。针对极高风险的人群，自杀的急救及危机干预措施尤其有必要。自杀是可以预防的，运用恰当的沟通技巧以提供心理支持、识别自杀征兆、对自杀意念及计划进行评估是预防的关键。

3．出走行为是患者在住院期间，未经医生批准，擅自离开医院的行为。噎食又称急性食管堵塞，是指食物堵塞咽喉部或卡在食管第一狭窄处，甚至误入气管，引起窒息。吞食异物是指患者吞下食物以外的其他物品。上述行为是精神科病房的常见意外事件，其防范的关键在于进行危险因素评估。噎食通常在进食时突然发生，轻者表现为呼吸困难，不能发声，呼吸急促，严重者可表现为喘鸣，出现 Heimlich 征象。争分夺秒的抢救、立即停止进食、清除口咽部食物、保持呼吸道通畅、实施 Heimlich 急救法是挽救患者生命的关键。

4．木僵状态是指在意识清晰时出现的精神运动性抑制状态，表现为动作、行为和言语活动的完全抑制和减少。严重的木僵常见于精神分裂症患者，称为紧张性木僵，其他类型还包括抑郁性木僵、器质性木僵和心因性木僵。木僵分为木僵期和兴奋期。密切观察患者的病情，加强安全护理、基础护理、功能锻炼、健康教育和心理护理是木僵的主要护理要点。

思考题

1．患者，男性，28 岁。入院诊断为"躁狂发作"，表现为易激惹、冲动。在一次午餐过程中，患者与邻座发生口角且不听护士劝解。在沟通过程中，患者突然抢起餐盘准备砸向护士。

请回答：

此时护士首先应该采取哪些护理措施？

2．护士正在与一名存在命令性幻听和被害妄想的患者沟通。患者透露听到有声音告诉自己，明天下午之前他一定要消失。另外，患者还向护士打听用怎样的方法可以没有痛苦地死亡。

请回答：

该患者目前主要的护理诊断／问题是什么？应该如何处理？

3．患者，男性，65 岁，入院诊断为"阿尔茨海默病"。该患者定向力丧失，总是念叨要出去筹备婚礼，经常在病房门边徘徊。

请回答：

应如何预防该患者出走？

（谷嘉宁　许冬梅）

器质性精神障碍的护理

导学目标

通过本章内容的学习，学生应能够：

◆ **基本目标**

1. 解释谵妄、痴呆、遗忘综合征的定义。
2. 说明痴呆及血管性神经认知障碍的临床表现。
3. 比较脑器质性精神障碍与躯体疾病所致神经认知障碍的临床特点。
4. 应用护理程序对阿尔茨海默病患者进行整体护理。

◆ **发展目标**

1. 综合应用护理程序对器质性精神障碍患者进行整体护理。
2. 归纳器质性精神障碍患者的临床特点及护理要点。

◆ **思政目标**

1. 树立爱伤观念，尊重、爱护精神障碍患者。
2. 培养以患者为中心，急患者之所急，想患者之所想的工作理念。

第一节 概 述

器质性精神障碍（organic mental disorder）是指由于脑部疾病或躯体疾病导致的精神障碍。由脑部疾病引起者常称为脑器质性精神障碍，包括脑变性疾病、脑血管病、颅内感染、脑外伤、脑肿瘤、癫痫等所致精神障碍。躯体疾病所致精神障碍是由脑以外的躯体器质性疾病（如躯体感染、内脏器官疾病、内分泌功能障碍等）引起的，但是脑器质性精神障碍与躯体疾病所致精神障碍往往不能截然分开。

【常见的临床综合征】

（一）谵妄

谵妄是一组以急性、广泛性认知功能障碍，尤以意识障碍为主要特征的临床综合征。因急性起病、病程短暂、病情发展迅速，故又称为急性脑综合征。在社区人群中，谵妄较少见，Folstein 等进行社区流行病学调查研究发现，18 岁以上人群谵妄患病率为 0.4%，但在住院患者中，特别是老年病房、急诊室和重症监护病房，谵妄患者却很常见。一般住院患者的谵妄患病率为 11%~16%，老年病房住院患者为 16%~50%，ICU 中 65 岁以上伴内科疾病或手术后患者为 70%~87%，临终前患者可达 83%。

1. 病因与发病机制 谵妄是在非特异性病因作用下出现的急性脑功能活动紊乱，多因素综合作用构成了谵妄的病因学基础。目前较为公认的是"应激 - 易感模型"，认为谵妄的发生涉及患者自身易感因素与外界促发因素的相互作用。谵妄患者自身易感因素包括高龄、认知功能损害、严重躯体疾病或脏器功能失代偿、抑郁症、视觉或听觉障碍、营养不良，以及水、电解质失衡，药物 / 酒精依赖等。谵妄的促发因素包括手术、外伤、严重负性生活事件、疲劳、睡眠不足、外界刺激过少或过多，以及环境恐怖或陌生、单调等。另外，药物也是影响谵妄发生的重要因素，包括镇痛药、抗生素、抗胆碱药、抗惊厥药、抗癫痫药、镇静催眠药、抗精神病药、抗抑郁药、中枢兴奋药、皮质醇激素和抗肿瘤药等。

谵妄的发病机制迄今尚未明确。目前有证据支持胆碱能假说。该假说认为，多种病理生理因素转化为神经环路的功能活动异常，从而引发一系列临床症状。血浆乙酰胆碱等神经递质合成减少与谵妄的发生密切相关。除颅内病变外，其他原因引起的谵妄一般只造成脑组织的非特异性改变（如充血、水肿）。因此，病变是可逆的，预后较好。

2. 临床表现 通常急性起病，一般在夜间发作，症状波动性较大，通常持续数小时或数天。典型的谵妄通常 10~12 天可完全恢复，但有时可超过 1 个月甚至持续达数月之久。目前对谵妄症状特征的认识更倾向于认为谵妄是在注意障碍和意识改变基础上表现出的广泛认知过程受损。病情好转后，患者对谵妄时的表现或发生的事件大多遗忘。

（1）注意和意识障碍：是谵妄的核心症状。患者对周围环境与事物的意识清晰度降低等。意识障碍有明显的昼夜节律变化，昼轻夜重。患者白天交谈时可对答如流，夜晚却出现意识浑浊。

（2）定向障碍：包括时间和地点定向障碍，严重者可出现人物定向障碍。

（3）记忆障碍：以即刻记忆和近期记忆障碍最明显，患者尤其对新近发生的事件难以识记。

（4）运动异常：表现为活动减少或明显的兴奋性行为紊乱。

（5）语言障碍：可表现为命名性失语、言语错乱、理解力受损、书写和找词困难等。

（6）睡眠 - 觉醒周期紊乱：是常见症状之一，可表现为白天打盹、嗜睡而夜晚活跃甚至失眠。

（7）思维过程异常：可表现为接触性离题、病理性赘述，甚至思维破裂等。

（8）感知觉障碍：尤为常见，以视觉障碍为主，包括感觉过敏、错觉和幻觉。患者对声、光刺激特别敏感。错觉和幻觉多以恐怖性的错视和幻视为主，如把输液器看成蛇、看到墙上爬满了小虫等。可继发产生片段妄想和冲动行为。

（9）情绪紊乱：表现非常突出，包括恐惧、焦虑、抑郁、愤怒或者欣快等。

3. 治疗原则 谵妄的治疗主要包括病因治疗、对症治疗以及危险因素控制等。

病因治疗是谵妄的根本性治疗措施，是针对原发性脑部器质性疾病或躯体疾病进行的治疗。针对患者的精神症状进行必要的对症治疗，可用小剂量氟哌啶醇（剂量为 1.5~10 mg）、非典型抗精神病药物。其中，苯二氮䓬类药物只用于酒精和镇静催眠药戒断所致的谵妄，症状一旦得到控制，即应尽早停药。要积极寻找原发病因和诱发因素，针对这些因素采取相应的处理措施，同时积极加强支持治疗并预防新的诱发因素，一般包括维持水、电解质平衡，适当补充营养。如患者谵妄与心理社会因素相关，则应消除不良心理及环境因素，加强心理干预。应将患者安置于安静、昼夜光线变化鲜明、陈设简单的病室中，加强看护，防止伤人及自伤等意外的发生。

（二）痴呆

痴呆（dementia）是指较严重的、持续的多项认知功能障碍综合征。临床上以缓慢出现的智能减退为主要特征，伴有不同程度的人格改变，多起病缓慢，病程较长，故又称慢性脑病综合征。

1．病因与发病机制

（1）中枢神经系统变性疾病：如阿尔茨海默病、额颞叶痴呆、路易体痴呆、亨廷顿病性痴呆等。

（2）脑血管病变：如血管性认知损害。

（3）占位性病变：包括肿瘤、慢性硬脑膜下血肿、慢性脑脓肿。

（4）感染：脑炎、脑膜脑炎、神经梅毒、艾滋病痴呆综合征等。

（5）脑外伤。

（6）代谢障碍：如艾迪生病、库欣综合征、高胰岛素血症、甲状腺功能减退、垂体功能减退、甲状旁腺功能亢进/减退、维生素（维生素 B_1、烟酸、叶酸、维生素 B_{12}）缺乏等。

（7）中毒：如酒精、一氧化碳、重金属、有机溶剂及其他物质中毒所致痴呆。

（8）其他：如正常压力脑积水、癫痫、系统性疾病所致痴呆等。

2．临床表现

（1）认知功能损害：记忆障碍是痴呆患者最早出现的症状，首先是近事记忆障碍，学习新事物的能力明显减退。随着病情的发展，逐渐累及远期记忆，严重者甚至用虚构的形式来弥补记忆方面的缺损。患者思维缓慢、贫乏，理解、分析、判断能力和注意力日益受损，其严重程度常与记忆障碍程度密切相关。另外，患者还可出现地点、时间和人物定向障碍。

（2）社会生活功能减退：痴呆患者的社会生活功能减退程度与其认知功能损害严重程度密切相关。痴呆早期，患者的日常生活活动能力一般无明显损害，但职业能力明显下降，工作效率下降。随着痴呆的进展，患者逐渐不能料理日常生活，需要他人照顾，严重者生活完全不能自理。

（3）语言功能受损：痴呆初期，患者语言表达能力仍可满足日常交流的需要。随着病情的发展，患者可逐渐出现用词困难，命名不能，甚至语言重复、刻板、不连贯，或发出无意义的声音。重度痴呆患者可表现为缄默。

（4）行为和精神症状：

1）精神病性症状：①妄想，由于记忆障碍，智能减退，可导致暂时的、多变的、片段的妄想观念，如被害妄想，具体表现为患者认为有人偷自己的东西，声称配偶或其他照顾者是冒充者，认为自己被抛弃或坚信配偶不忠。②幻觉，以幻视多见，主要表现为看到家里有实际不在场的人。

2）额叶释放症状：①脱抑制，较常见于额颞叶痴呆患者。临床表现为行为冲动、不恰当，注意力分散，情绪不稳定，自知力和判断力均较差，社交活动不能保持原来的水平。患者可出现哭泣、欣快、攻击性语言和行为、自我破坏性行为、性活动增强、运动性激越等，还可能造成某些严重后果。激越和易激惹可引起争吵或诱发暴力行为，冲动、自知力、判断力下降可能诱发盗窃、冲动型消费、交通事故等行为发生。②游荡，这容易给照护者带来照护负担，也是患者到精神科就诊的常见原因。具体表现为反复确认照护者的位置，尾随他人、无目的地乱走、夜间出走、外出走失等。③激越，患者易怒，易发脾气。多数激越行为提示患者感觉不适或不满意。也有研究表明，住院的痴呆患者出现激越可能提示病情恶化。④灾难反应，是指患者主观意识到自己智力缺损，却极力否认，在应激状态下产生的继发性激越。例如，为掩饰记忆力减退，患者通过转变话题、开玩笑等方式转移对方的注意力。患者一旦被他人识破或揭穿，或其生活模式受到任何干预（如强迫如厕或更衣），就可能无法忍受而诱发灾难反应，即突然而强烈地发作语言或躯体攻击。此反应的终止和发作往往都很突然。

3）情感症状：①抑郁，痴呆患者常见有抑郁心境，少部分患者可出现抑郁发作，主要表现为快感缺失、自我贬低、社会退缩，甚至有消极语言和自杀念头，担心自己拖累家人等。②焦虑，表现出以往所没有的对自身经济、未来和健康（包括记忆）的关注，会对以往不成为问题的事件和活动表现出忧虑，反复询问即将到来的事情，害怕独处。③淡漠，对日常活动和个人照料缺乏兴趣、社交活动减少、面部表情匮乏、语调变化减少、情感反应减弱、动机缺乏。

4）错认：①称自己家中出现其他人；②不认识镜中的自己；③错认其他人；④分不清电视情节与现实，认为电视情节发生在现实生活中。

3. 治疗原则　治疗原则是提高患者的生活质量，减轻患者给家庭带来的负担。重要环节是维持患者躯体健康，提供安全、舒适的生活环境，以及药物对症治疗，包括提供充足的营养，适当运动，改善听力、视力及治疗躯体疾病等。

目前尚缺乏治疗痴呆患者认知功能损害的特效药物。抗精神病药可用于控制精神病性症状、激越行为或攻击行为。抗抑郁药可用于痴呆伴抑郁的患者，有助于改善痴呆综合征。痴呆患者在病程进展的过程中仍具有一定的学习能力，因此，可以通过非药物治疗使患者生活功能、情绪及行为问题得以改善。

知识链接

世界卫生组织在 2016 年发布的《中国老龄化与健康国家评估报告》中指出，中国老龄化速度明显高于其他国家。预计到 2040 年，60 岁及以上人口比例将从 2010 年的 12.4% 上升至 28%。在老龄化问题如此严重的社会，老年痴呆患者群体的数量不容小觑。2018 年世界阿尔茨海默病协会的调查报告显示，目前痴呆患者有 5000 万人，而我国以超 1000 万痴呆患者位居世界第一。预测到 2050 年，我国痴呆患者人数将达 4000 万人。痴呆病程长，70%~90% 的患者具有明显的行为和精神症状。痴呆患者产生的经济负担已经超过抑郁症、高血压、糖尿病、脑卒中和冠心病等慢性病。

国外有研究表明，从社会的角度来看，居住在社区的轻、中度痴呆患者每年的照护费用为 1.8~6.4 万美元。我国在 2012 年有关痴呆患者照护费用的调查研究结果显示，痴呆患者照护费用为 575 美元 / 月，痴呆相关成本为 55~214 美元 / 月。总体研究结果显示，痴呆患者的非正式照护成本远远高于正式照护成本。

（三）遗忘综合征

遗忘综合征（amnestic syndrome）又称科尔萨科夫综合征（Korsakoff syndrome），是由脑器质性病理改变导致的一种选择性或局灶性认知功能障碍，以近事记忆障碍为主要特征。患者无意识障碍，智能相对完好。

1. 病因与发病机制　最常见的病因是长期大量饮酒所致的酒精中毒。酒精中毒可引起 B 族维生素缺乏，造成间脑和边缘颞叶结构（如乳头体、海马、穹窿、视丘内背侧核群等）受损。胃癌及严重营养不良所致硫胺素缺乏亦可导致本病。其他原因包括脑外伤、外科手术、血管性病变（海马区梗死）、缺氧、一氧化碳中毒、第三脑室肿瘤、单纯疱疹病毒性脑炎，以及服用镇静催眠药、抗癫痫药等。病理变化主要有病损部位出血、胶质细胞增生及萎缩。

2. 临床表现　主要表现为记忆障碍，以近事记忆障碍较为显著，特别是对近期接触过的人名、地名和数字最易遗忘。为了填补这些记忆缺失，患者常出现错构和虚构（特征性表现）。患者意识清晰，其他认知功能仍可保持完好，常伴有情感迟钝，并缺乏主动性。严重记忆障碍患者常有定向障碍，尤其是时间、地点定向障碍，但自我定向障碍较少见。患者很难学习新知识及回忆既往的知识或事件，可显著影响社交和职业功能。

3. 治疗原则　治疗主要针对病因，酒精依赖患者最关键的是要戒酒，在此基础上，及时补充 B 族维生素，保证营养充足，但酒精依赖患者即使经补充 B 族维生素治疗，也很少能完全恢复。研究表明，注意力再训练、运动疗法等可起到治疗中枢神经系统受损的作用，同时对于改善认知水平有一定的疗效。

第二节　阿尔茨海默病

案例 6-1A

患者，女，75 岁，已退休。患者 3 年前无明显诱因出现记忆力减退，反复诉说过去的事情，经常忘事，对于刚刚发生的事情很快就记不起来了，反复找物品。之后，患者记忆力越来越差，逐渐怀疑保姆偷自己的物品。患者脾气变得暴躁，经常摔物品。近 3 月来，患者不吃家里的饭、不跟家人说话，还无故出走，在自家小区内也经常找不到家。患者经常打骂家人和保姆，乱摔物品，反复拨打"110"报警，说家里来了坏人，有好多个人要打自己，要偷自己东西。今日，患者在家属陪伴下来院就诊，疑为阿尔茨海默病。

请回答：
护士应评估的内容有哪些？

阿尔茨海默病（Alzheimer disease，AD）是一种原发性神经系统退行性变性疾病。患者主要以记忆和认知功能不断恶化为特征，同时伴有神经精神症状、行为异常和社会生活功能减退。本病起病隐匿，病程呈进行性，病因迄今未明，在老年前期和老年期痴呆患者中较多见。

大部分研究提示，65 岁以上的老年人中 AD 患病率为 2%~5%，女性 AD 患病率高于男性，为男性的 1~2 倍。AD 是一种与年龄相关的疾病，患病率随年龄增长而逐步上升。研究提示，AD 的危险因素包括年龄、女性、受教育程度低、遗传、载脂蛋白 E 等位基因、严重脑外伤及抑郁症病史等。

【病因与发病机制】

1. 分子遗传学研究　在 AD 的发病中，遗传因素是起主要作用的因素之一，对 AD 患者相关致病基因的筛查已成为近年来的研究热点。目前已确定与 AD 相关的基因有 4 种，分别是位于 21 号染色体的淀粉样前体蛋白基因、位于 14 号染色体的早老素 1 基因、位于 1 号染色体的早老素 2 基因和位于 19 号染色体的载脂蛋白 E 基因（ApoE）。其中，ApoE 基因是 AD 的主要危险因素。

2. 神经病理学研究　神经病理检查发现，AD 患者大脑皮质萎缩、脑回变平、脑沟增宽、脑室扩大、脑重量减轻。颞叶、顶叶和海马萎缩最明显，在早发型 AD 患者中更为显著。患者大脑皮质、海马、杏仁核、前脑基底神经核和丘脑有大量特征性的老年斑，即神经炎性嗜银斑。老年斑的主要成分是 β 淀粉样蛋白（Aβ），其神经毒性作用是通过自由基引起细胞程序性死亡，或刺激胶质细胞产生肿瘤坏死因子等炎症介质，导致神经元变性和死亡。患者大脑皮质和海马可见大量神经原纤维缠结，含神经原纤维缠结的细胞多已发生退行性变。

3. 神经生化研究　研究发现，AD 患者脑内乙酰胆碱、去甲肾上腺素及 5- 羟色胺均减少，乙酰胆碱的减少在海马部位最为显著。在患者大脑皮质和其他脑区还发现有生长抑素水平下降、促皮质激素释放因子及其他神经递质异常。患者脑内生长抑素含量减少，在 AD 的发病中具有特征性，因为在正常衰老过程中，个体生长抑素通常没有减少。

案例 6-1B

　　该患者精神检查结果：意识清晰，定向力不完整，不认识将其送到医院的家属。患者接触被动，精神检查欠合作，对与其交谈的工作人员连声道谢。患者有被窃妄想、被害妄想，出现幻觉，诉家里有坏人。患者情感反应较协调，意志活动增多，语言和活动增多，自知力缺乏。

　　请回答：

　　根据检查结果判断该患者目前存在哪些护理问题。

【护理评估】

（一）临床表现

本病起病潜隐，缓慢发展，患者及家人常说不清何时起病。临床表现主要为认知功能障碍，但往往还伴有神经精神症状和行为障碍。

1. 记忆障碍　是 AD 患者早期的突出症状或核心症状。通常，病情在发病初期 2~4 年进展缓慢。早期主要累及近事记忆，患者对新近学习的知识很难回忆，事件记忆容易受损，远期记忆损害不明显。有的患者对自己目前的状况尚有一定自知力，意识到自己记忆力不如以前。有的患者试图掩饰或填补自己的记忆缺失，有的患者则持否定态度或归咎于他人。因此，早期发病不容易发现。随着病情的发展，患者的记忆力进一步下降，严重时刚说过的话或刚做过的事转眼就会忘记，反复说同样的话或问同样的问题，常放错或丢失物品，对熟悉的面孔、地点也会感到陌生，甚至容易走失。患者远期记忆也逐渐受累，逐渐记不住自己的生日、家庭住址和生活经历。严重时，连家人的姓名、年龄、关系和称呼都记不清。

2. 视空间和定向障碍　是 AD 患者的早期症状之一。视空间障碍程度较轻时，可表现为在陌生的环境容易迷失方向；程度较重时，常表现为在熟悉的环境或家中迷失方向，如找不到厕所在哪里、走错卧室、外出后找不到回家的路。画图测验时不能精确临摹简单立体图。患者时间定向力差，不知道当天是何年何月何日，不知道现在是上午还是下午，甚至会出现深夜起床要出门晨练。

3. 言语障碍　患者言语障碍呈特定模式，起初表现为找词困难、用词不当或张冠李戴。言语内容空洞、重复和赘述。说话啰嗦冗赘，不得要领。也可出现阅读和书写困难，继之出现命名失能。进一步可发展为语法错误、错用词类、语句颠倒，最终音素也遭破坏而胡乱发声，不知所云，或变得缄默不语。

4. 失认、失用　失认是指感觉功能正常，但不能认识或鉴别外界事物，如不能识别物体、地点和面容（不能认出镜中的自己）。患者可出现阅读困难，不能通过视觉来辨别物品，严重时不能辨别亲友甚至自己的形象。失用是指无理解和运动功能障碍，但不能执行有目的的动作，表现为不能正确完成系列动作，可分为观念性失用、观念运动性失用和运动性失用。观念性失用是指患者不能按照指令执行命令，不能正确理解命令并使用物体完成复杂动作，可有模仿动作。观念运动性失用是指能理解命令，但不能按照指令正确完成或模仿动作（如握手、挥手、敬礼等）。运动性失用是指患者丧失了运动记忆，不能按要求进行有目的的动作。

5. 智力障碍　患者表现为全面智力减退，包括理解、推理、判断、抽象概括和计算等认

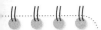

知功能减退。患者表现为日常工作、生活、学习能力下降，思维能力迟钝、缓慢，抽象逻辑思维减退，不能区分事物的异同，不能进行分析与归纳。患者思维缺乏逻辑性，说话自相矛盾而不能觉察。例如，患者说："我和女儿住在一起"。护士问"她多大了"，患者回答"70多了"。护士问"那您呢"，患者回答"72岁"。护士说"那您和您女儿的年纪一样"，患者回答"是的"。

6. 妄想　　主要以被害妄想为主，患者因记忆减退，不能记起把物品放在何处而出现一种特征性被窃妄想。由于出现人物定向障碍，患者可能不认识家人，而认为他们是骗子，是冒名顶替者。另外，患者还会怀疑家人、护理人员有意抛弃自己以及配偶不忠。这些症状往往会造成家人照护困难，也是造成患者攻击家人的主要原因。

7. 错认和幻觉　　患者可能会把电视中的人物、照片和镜中的人误认为真人并与之对话。部分患者可出现幻觉，以幻视最为常见，其次为幻听，多出现在傍晚，主要表现为患者诉看到实际不在场或已经去世的人，甚至与其对话。需要注意的是，幻觉可能与痴呆引起的亚急性谵妄症状重叠。

8. 心境障碍　　对即将发生的事件的预期性焦虑和害怕独处都是AD患者常见的症状。抑郁也很常见。另外，患者还可出现欣快和易激惹。

9. 人格改变　　额叶、颞叶受损的患者常有明显的人格改变。最初主要表现为患者变得孤僻、不主动与人交往、活动减少、自私、对周围环境兴趣减低、对他人缺乏热情，行为、身份与原来的素质和修养不相符，如与孩子争抢食物、把烟灰抖在他人头发里、在门前便溺、不知羞耻、常收集垃圾、随意拿取他人物品据为己有，甚至出现本能活动亢进，当众裸体或出现性行为异常。

10. 睡眠和行为障碍　　约半数患者可出现睡眠节律紊乱或颠倒，表现为白天卧床，夜晚到处活动，骚扰他人。患者动作重复刻板，愚钝笨拙，如反复开关抽屉，无目的地把物品放进和拿出，反复转动门锁；或回避交往，表现得退缩、古怪、纠缠周围人，不让家人走开。另外，患者还可有藏匿物品、捡拾废旧物品、无目的地游荡、攻击行为等怪异行为。行为症状往往随痴呆程度进展而加重。

11. 灾难反应　　表现为突然爆发愤怒、攻击性语言（叫嚷或咒骂）、恐吓与攻击性行为（打、踢和咬等）。

12. 日落综合征　　表现为白天烦躁、嗜睡，夜间活动增多、失眠，定向力障碍、激越，猜疑，意识混乱，共济失调或意外摔倒。患者的躯体疾病也可诱发日落综合征。

13. 神经系统症状　　患者可出现肌张力增高、震颤、动作迟缓等锥体外系反应，也可出现强握、吸吮等病理反射，晚期可有癫痫性发作。

（二）健康史

了解患者的一般情况，包括生命体征、营养状况、饮食情况、睡眠情况、排泄情况和自理能力等。了解患者的生长发育情况、智力发育情况、既往躯体病史及药物过敏史，有无烟、酒嗜好，有无药物或精神活性物质依赖，有无神经系统症状和痴呆的行为精神症状等。

（三）心理社会状况

了解患者发病前的主要生活经历、性格特点、职业、受教育程度、经济状况、生活方式、家庭和社会支持系统等。

（四）治疗原则

本病的病因不明，目前尚无特效治疗方法，主要是针对行为和精神症状、认知功能减退的治疗。治疗方法主要包括躯体治疗（主要采用药物治疗）、社会心理及支持治疗。

1. 行为和精神症状的治疗　　只有非药物干预无效时，才可能考虑使用药物治疗。需要考虑患者的疾病类型，行为问题的可能原因、严重程度以及有无其他处理措施后，才能决定是否使用药物治疗。临床上，可短时间、小剂量使用抗精神病药控制幻觉、妄想等精神病性症状。利培酮、喹硫平、奥氮平等，可用于伴有淡漠、抑郁、幻觉的患者。对存在敌意性攻击、易激惹的患者，可给予抗癫痫药。对于抑郁心境、冲动、焦虑的患者，可给予抗抑郁药对症处理。应慎用可加重认知功能损害的抗惊厥药和苯二氮䓬类药物。应注意药物不良反应，特别是药物相互作用。当患者症状改善后，宜及时停药。

2. 改善认知功能的药物　治疗目的在于改善认知功能和延缓神经系统变性过程。迄今为止，改善认知功能的药物为数不少，有的疗效与安慰剂相当，有的使用后经认知功能测验评分，患者的认知功能可有一定的改善，但仍不足以使患者的实际生活、工作能力获益，然而这类药物仍在不断的研发中。目前临床证实疗效比较好的主要药物有胆碱酯酶抑制药（代表药物有多奈哌齐、卡巴拉汀和石杉碱-甲）和谷氨酸受体拮抗剂（代表药物是美金刚）。

3. 社会心理治疗　治疗目的主要是尽可能维持患者的认知及社交功能，同时保证患者的安全及舒适度。应当帮助家属采取适当的措施，以防止患者自杀、冲动、攻击和游荡等。主要内容是告知家属疾病相关知识，如疾病临床表现、治疗方法、疗效、病情的发展及预后、转归等，使其知晓基本的护理原则。

科研小提示

为了解决老龄化社会日益增长的护理需求和护理成本，许多发达国家（如德国、日本、美国等）根据本国国情相继推出长期护理保险制度。我国于 2016 年提出长期护理保险方案，选择了 15 个城市率先试点，每个城市根据当地的具体情况，通过科学、严谨、宏观的方法探索适合本市的长期护理保险方案，以期在 2020 年探索出形成适合我国的统一的长期护理保险方案。然而，在这些试点城市中，仅有 3 个城市（青岛、上饶、广州）长期护理保险的受益人覆盖痴呆患者，目前也较少有关于长期护理保险试行的实际情况分析，因此需要进一步探究。

第三节　血管性痴呆

案例 6-2A

患者，男，80 岁，已退休。患者有高血压病史，半年前突发脑梗死，之后出现头痛、失眠、注意力不集中、情感脆弱，伴有焦虑情绪，经常为生活中微不足道的小事哭泣，记忆力减退，近事遗忘，计算能力下降等。患者在家属陪伴下来院就诊，疑为血管性痴呆。

请回答：

护士应评估的内容包括哪些？

血管性痴呆（vascular dementia，VD）是指由脑血管疾病危险因素（如高血压、糖尿病、高脂血症等）和脑血管疾病（如脑出血、脑梗死、白质疏松、慢性脑缺血等）导致不同程度认知功能障碍的一组临床综合征，既往也称为多发性梗死性痴呆。多数患者伴有高血压。本病一般进展缓慢，常因发生脑卒中，导致急性加重。本病的病程具有波动性，多呈阶梯式发展，患者常可伴有局限性神经系统体征。血管性痴呆是老年期患病率仅次于 AD 的一种痴呆类型。国内有研究显示，在 ≥ 65 岁的人群中，VD 患病率男性为 1.4%，女性为 1.2%，总体患病率为 1.3%。本病多见于 60 岁以上人群，男性多于女性。

【病因与发病机制】

本病的危险因素很多，包括高血压、高血脂、糖尿病、高同型半胱氨酸血症、吸烟、饮酒、心律失常、心肌梗死、充血性心力衰竭、偏头痛、贫血、抑郁症以及久坐的生活方式等。目前多数学者认为，本病的病因是脑血管病变（包括脑卒中、短暂性脑缺血发作、脑白质病变等）引起脑组织血液供应障碍，导致脑功能衰退。除脑血流量降低的程度与痴呆的严重程度呈正比外，脑血管病变的部位与痴呆的发生也有密切关系。

案例 6-2B

该患者精神检查结果：检查合作，意识清晰，接触尚可。患者有脑卒中史。记忆力检查显示：患者近事记忆减退，自诉容易遗忘，记不住事情，需要用笔做备忘录，数学运算出现困难，情感脆弱，诉说病史时哭泣。

请回答：

该患者目前存在哪些护理问题？

【护理评估】

（一）临床表现

血管性痴呆患者的临床表现很大程度上取决于脑损伤的部位，通常以突然发病、病程具有波动性、病变呈阶梯式发展和局灶性神经功能缺失为主，病程可长达数年甚至十余年。患者早期除有主动性下降及轻度记忆力减退外，无明显痴呆表现，特征性症状是躯体不适感，以头痛、头晕、肢体麻木、失眠和嗜睡、乏力和耳鸣较多见。此外，患者还可能出现注意力不集中，情绪易激动，自我控制能力减弱，情感脆弱及轻度抑郁等精神症状。认知功能受损主要表现为注意、执行、语言、视空间能力，以及记忆和学习等能力减退。患者起初仅出现近期记忆力障碍，但在相当长的时间内自知力存在，知道自己的记忆力减退。有的患者为此产生焦虑、抑郁情绪。患者的抑郁主要以主动性差和精神运动迟缓为主，并非为情绪低落。智能损害有时仅涉及某些局限的认知功能，如出现计算、命名等困难，而一般推理、判断能力仍可在相当一段时期内保持完好。患者常能觉察自身这些功能障碍而主动求医或努力加以弥补，人格也保持得较好。

病情严重的患者可能会出现情绪不稳，易激惹，可因微不足道的小事而哭泣或大笑，称为情感失调。晚期可出现强制性哭笑或情感淡漠及严重痴呆。部分患者可出现感知觉障碍及思维障碍，也可出现各种妄想，以及脑血管病变（包括出血性和缺血性病变）的不同神经系统定位体征。

（二）健康史

了解患者的一般情况，包括生命体征、营养状况、饮食情况、睡眠情况、排泄情况、自理能力等。了解患者的生长发育情况、智力发育情况、既往躯体病史及药物过敏史，有无烟、酒嗜好，有无药物或精神活性物质依赖，有无神经系统症状和痴呆的行为精神症状等。

（三）心理社会状况

了解患者发病前的主要生活经历、性格特点、职业、受教育程度、经济状况、生活方式、

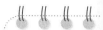

家庭和社会支持系统等。

（四）治疗原则

积极寻找脑血管病变发生的原因，并加以干预，防止再发。预防脑卒中和控制血管疾病危险因素是治疗的重点。治疗方法主要包括管理血压、控制血糖、降血脂和抗血小板聚集等。本病目前尚无特效治疗药物，使用胆碱酯酶抑制药、谷氨酸受体拮抗剂等可能有效。同时，促进功能康复的治疗也十分重要，应指导患者尽早进行肢体被动活动、主动活动和各种功能康复训练及治疗。

第四节　颅脑损伤所致精神障碍

颅脑损伤（traumatic brain injury，TBI）所致精神障碍通常具有持久性和高致残率的特点，可严重影响患者社会功能的恢复。颅脑损伤所致痴呆约占痴呆病例的 2%。

【病因与发病机制】

颅脑损伤所致精神障碍与诸多因素有关。发生脑外伤后，脑内弥漫性轴索损伤和脑干网状结构上行激活系统受损，尤其是额叶、海马等区域受损，与精神障碍密切相关。研究提示，颅脑损伤和 *ApoE 4* 等位基因是外伤后痴呆的共同危险因素。患者脑脊液中的 β 淀粉样蛋白和分泌型 β- 淀粉样前体蛋白（β-amyloid precursor protein，APP）水平在创伤后均显著增高。此外，患者胆碱能系统功能下降，急性期 5-HT 表达增强，兴奋性氨基酸（谷氨酸、天冬氨酸和 N- 甲基 -D- 天冬氨酸）大量释放且摄取降低，导致 Ca^{2+} 超载，最终引发神经元细胞死亡。程度相当的颅脑损伤患者，神经认知功能损害存在差异，可能与心理及环境因素有关。

【护理评估】

（一）临床表现

1. 谵妄　多发生在急性期，以注意和意识障碍为主要特征。患者可出现恐怖性的幻觉和错觉，片段妄想，思维不连贯，伴不协调性精神运动性兴奋；或无明显兴奋、躁动的表现，语言和活动减少，精神萎靡、淡漠无欲。症状可持续数小时、数天，甚至更长的时间。在少数情况下，颅脑损伤患者的意识障碍可持续数月之久，然后转变为痴呆状态。

2. 脑外伤性遗忘综合征　在急性期意识障碍恢复之后，患者对受伤前后的经历有遗忘（顺行性遗忘或逆行性遗忘）。患者不仅可出现明显的近期记忆减退，而且有定向力障碍、错构和虚构。研究表明，患者记忆能力明显减退，且与颅脑损伤的程度呈正相关，也与外伤形式有关，相比而言，混合伤和切线伤对患者的记忆影响更显著。

（二）健康史

了解患者的一般情况，包括生命体征、营养状况、饮食情况、睡眠情况、排泄情况、自理能力等。了解患者的生长发育情况、智力发育情况、既往躯体病史及药物过敏史，有无烟、酒嗜好，有无药物或精神活性物质依赖，有无神经系统症状和痴呆的行为精神症状等。

（三）心理社会状况

了解患者发病前的主要生活经历、性格特点、职业、受教育程度、经济状况、生活方式、家庭和社会支持系统等。

（四）治疗原则

以综合治疗为原则，包括药物治疗和认知功能康复训练等。有研究证实，药物能改善颅脑损伤患者语言的流畅性和记忆能力。多奈哌齐对颅脑损伤患者认知功能损害和情绪改善有效。

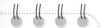

促进脑功能恢复的药物（如三磷酸腺苷 ATP、细胞色素 C、脑活素、神经生长因子等）也有一定的疗效。对颅脑损伤所致精神障碍患者，可以采用特定的训练，如作业行为训练和计算机辅助训练。前者是根据患者的具体认知功能受损情况，进行有针对性的专项和（或）综合康复训练，通过对视觉、听觉等多个感官的良性刺激，对推理和计算等认知能力进行训练。后者是借助计算机对患者予以形象、生动的听觉和视觉刺激，并进行规范化训练。

第五节　癫痫所致精神障碍

癫痫是一种常见的神经系统疾病，是由不同原因引起的脑内神经元异常放电，导致突然发作的短暂的脑功能障碍，引起全身性或局部抽搐。根据临床表现的不同可分为大发作、小发作、局限性发作、精神运动性发作和癫痫持续状态等。根据其发生原因的不同，又可分为原发性癫痫和继发性癫痫。无论是哪一种类型的癫痫患者，均可伴发不同程度的精神障碍，即癫痫性精神障碍。

【病因与发病机制】

原发性癫痫是指原因不明的一类癫痫，而继发性癫痫是脑部疾病或全身性疾病的临床表现之一。与癫痫有关的原因很多，包括遗传、感染、中毒、脑肿瘤、脑外伤、脑血管病变、脑皮质变性及代谢障碍等。其发病机制尚不明确，但本质是脑细胞受到遗传、外伤、感染、脑瘤、中毒、代谢等因素的作用而发生神经生化改变，继而产生异常放电。

【护理评估】

（一）临床表现

1. 发作前精神障碍　主要是癫痫发作的先兆和前驱症状。先兆是指癫痫在强直-阵挛发作前数秒或数分钟出现，对判定致病灶的定位诊断有重要价值。如颞叶癫痫患者有 5% 可出现幻嗅先兆。前驱症状是指发作前数小时至数天出现的精神异常表现，主要表现为易激惹、紧张、烦躁不安、情绪抑郁、常挑剔或抱怨他人等，这些症状的出现常预示癫痫发作即将到来。

2. 发作时精神障碍

（1）精神运动性发作：①特殊感觉性发作，是指幻觉和错觉，幻嗅常表现为闻及难以形容的令人不愉快的臭味；幻味者所尝物常为苦味；幻视表现为眼前出现简单的闪光至复杂的录像；幻听者可听到噪声、语音或音乐声；②内脏感觉性发作，最常见的表现是腹腔或胸腔内有气体上升感，也可有心悸、腹痛、肠鸣音等表现；③记忆障碍性发作，患者常有似曾相识感、陌生感或环境失真感等；④思维障碍发作，如强迫思维。⑤情感障碍发作，发作时患者常感到恐惧、愤怒、抑郁。

（2）自动症：表现为意识障碍，无目的地咀嚼、解系纽扣或机械地继续癫痫发作前正在进行的活动，如行走、伸舌、舔唇、点头、摇头、旋转、摆弄衣角等。一般发作历时数秒钟，每次症状相同。部分患者表现为重复言语、刻板言语。其他表现：①神游症，发作时对外界有一定的感知能力，可以进行比较复杂的活动，如简单的交谈、购物、乘车、旅游等。患者表面上看似意识清楚，事实上意识欠清晰，发作后会完全遗忘神游期间发生的事件。②睡行症，多发生在夜间，患者入睡后从睡眠中突然起床走动、打开窗门、摆弄物品、外出游荡等。此时患者面无表情，呼之不应，不能正确感知周围的人和事物，发作可持续数分钟或数十分钟，常突然停止，并随后入睡，醒后对发作过程完全不能回忆。③朦胧状态，常突然发作，表现为意识模糊、定向力丧失、不能清晰地感知周围事物，反应迟钝，思维紊乱，答非所问，不能正确地与人交谈。患者可有幻视和片段妄想，幻视的画面生动、鲜明，如战争场面，或者凶猛的野兽向自己扑来，患者可与之搏斗或逃避，称为癫痫性谵妄状态。情感表现有恐惧、愤怒。患者行为杂乱无章、无目的性，可发生冲动、伤人、自伤。发作会突然终止，患者意识恢复后对发作过程会完全遗忘。

3．发作后精神障碍　癫痫发作后，患者常出现意识模糊、定向力障碍、反应迟钝、生动的幻觉及各种自动症，也可出现情感爆发，如惊恐、易怒以及躁动，一般持续数分钟至数小时。

4．发作间歇期精神障碍

（1）癫痫性人格：表现为明显的"两极性"，一方面表现为固执的脾气、自我中心、纠缠、思维黏滞、病理性赘述、好争论和情感爆发。情感爆发时表现为兴奋、冲动、好斗、自伤或伤人，而不能自制。另一方面又表现为过分殷勤、细腻、温柔、恭顺。这种"两极性"的表现可能会在同一个患者身上交替出现，多见于颞叶癫痫患者，约50%的颞叶癫痫患者可出现人格改变。

（2）精神分裂症样状态：部分癫痫患者经反复多年发作后，在意识清晰的情况下可出现联想障碍、强制性思维、被害妄想和幻听等类似偏执型精神分裂症的症状，还可伴有精神分裂症样的思维障碍，如思维松散、思维中断、思维被夺、强制性思维、被控制感等。情感障碍多为焦虑、抑郁、易激惹、恐惧或欣快。精神分裂症样状态常呈慢性病程，可持续数月至数年。

（3）癫痫性痴呆：癫痫患者因发作频繁，可出现缓慢进行性发展的智能改变，尤其是初发年龄小、继发于脑损害的癫痫患者，颞叶癫痫患者及病程长的严重癫痫患者。患者可表现为思维迟缓、思维贫乏、病理性赘述、重复言语等。同时，患者理解力、计算力、记忆力、分析综合能力也明显减退。另外，还有部分患者表现为兴趣日益减少、主动性丧失、自私、冷漠等。晚期患者表情呆板、情感淡漠、行为笨拙、消瘦虚弱，生活完全不能自理。

（二）健康史

了解患者的一般情况，包括生命体征、营养状况、饮食情况、睡眠情况、排泄情况、自理能力等。了解患者的生长发育情况、智力发育情况、既往躯体病史及药物过敏史，有无烟、酒嗜好，有无药物或精神活性物质依赖，有无神经系统症状和痴呆的行为精神症状等。

（三）心理社会状况

了解患者发病前的主要生活经历、性格特点、职业、受教育程度、经济状况、生活方式、家庭和社会支持系统等。

（四）治疗原则

应根据癫痫发作的不同类型及精神障碍与癫痫发作的关系，调整抗癫痫药的种类和剂量，控制癫痫发作，同时控制精神症状，但应注意的是，许多抗精神病药（如氯氮平、氯丙嗪等）及抗抑郁药（如三环类及四环类抗抑郁药）均会降低癫痫阈值而引起癫痫发作。对有智能障碍和人格改变的患者，应加强管理和教育，采取心理治疗和工娱治疗等康复措施。

第六节　躯体感染所致精神障碍

【病因与发病机制】

躯体感染所致精神障碍是由于各种细菌、病毒、真菌、螺旋体、寄生虫等作为病原体而造成中枢神经系统以外的全身感染所导致的精神障碍。

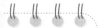

【护理评估】

（一）临床表现

急性期感染伴发的精神症状主要包括：①意识障碍，这是绝大多数急性感染患者所表现出的基本症状。有的患者可表现为意识清晰度下降，如嗜睡、昏睡等；有的患者可表现为意识范围缩窄；有的患者则呈谵妄状态。意识障碍的程度随体温的变化而加重或减轻。患者意识障碍有昼轻夜重的特点。②精神病性症状，患者在没有意识障碍的情况下，可以出现各种幻觉、妄想、思维联想障碍等精神病性症状。幻觉以幻视和幻听较为多见，内容较为固定。此外，患者还可出现行为紊乱、欣快或情感高涨、情绪低落等。

感染后期或恢复期伴发的精神症状包括：①焦虑及相关障碍，患者可出现焦虑综合征、疑病综合征、神经衰弱综合征等表现。②人格改变，见于儿童严重的躯体感染后，主要表现为行为模式的改变，如出现冲动攻击性行为、多动、任性、说谎等，较为少见，但一旦出现，即难以消除。

（二）健康史

了解患者的一般情况，包括生命体征、营养状况、饮食情况、睡眠情况、排泄情况、自理能力等。了解患者的生长发育情况、智力发育情况、既往躯体病史及药物过敏史，有无烟、酒嗜好，有无药物或精神活性物质依赖，有无神经系统症状和痴呆的行为精神症状等。

（三）心理及社会状况

了解患者发病前的主要生活经历、性格特点、职业、受教育程度、经济状况、生活方式、家庭和社会支持系统等。

（四）治疗原则

早期诊断、早期治疗非常重要。①病因治疗：抗感染；②对症治疗：针对精神症状和躯体症状的对症治疗；③支持治疗：如保证营养充足、维持主要器官的正常功能等；④加强对躯体症状和精神症状的护理。

第七节　内分泌功能障碍所致精神障碍

内分泌功能障碍所致精神障碍是指由内分泌疾病引起相应内分泌功能亢进或低下所致的精神障碍。本节仅介绍较为常见的甲状腺功能异常所致精神障碍。

【病因与发病机制】

甲状腺功能亢进症患者出现精神障碍的主要原因是甲状腺素水平增高，引起中枢神经系统功能紊乱所致。Graves病是在一定遗传素质的基础上，由于对精神刺激的应激反应，诱发机体免疫功能紊乱，使患者出现免疫耐受、识别和调节功能减退，进而导致甲状腺自身结构损害、功能异常以及T_3、T_4水平增高，并引发精神障碍。甲状腺功能减退症患者由于甲状腺激素分泌减少，造成机体代谢水平低下，引起透明质酸、黏蛋白、黏多糖在各器官和组织浸润，造成脑血流量减少、脑细胞萎缩、神经纤维退行性变等中枢神经系统病变，最终导致各种精神障碍。

【护理评估】

（一）临床表现

1. 甲状腺功能亢进症所致精神障碍　主要表现为精神运动性兴奋，包括失眠、话多、烦躁、易激惹等，患者精神运动水平常明显提高，与躁狂发作的表现有相似之处，但缺乏典型的愉悦心境。严重者可出现精神病性症状，如幻听、幻视和被害妄想、关系妄想等。甲状腺危象患者可出现发热、谵妄甚至昏迷。

2. 甲状腺功能减退症所致精神障碍　成人期甲状腺功能减退症所致精神障碍主要表现为：①抑郁综合征；②情感平淡或情感淡漠；③幻觉、妄想等精神病性症状；④智能障碍，患者可以出现智能全面减退，如果及时发现并治疗原发性疾病，则智能障碍是可逆的。黏液性水肿性昏迷，一般在冬季发生，老年患者多见。在发生昏迷前，患者一般有畏寒、嗜睡、体温下降等前驱表现。婴儿期甲状腺功能减退症，绝大多数患者的临床表现是在显著身体发育障碍的情况下伴有明显的精神发育迟缓。

（二）健康史

了解患者的一般情况，包括生命体征、营养状况、饮食情况、睡眠情况、排泄情况、自理能力等。了解患者的生长发育情况、智力发育情况、既往躯体病史及药物过敏史，有无烟、酒嗜好，有无药物或精神活性物质依赖，有无神经系统症状和痴呆的行为精神症状等。

（三）心理及社会状况

了解患者发病前的主要生活经历、性格特点、职业、受教育程度、经济状况、生活方式、家庭和社会支持系统等。

（四）治疗原则

①病因治疗：积极治疗原发病。②对症处理：如针对甲状腺功能减退症导致的抑郁综合征可应用多种抗抑郁药。针对甲状腺功能减退症导致的智能减退应加强训练，促进患者恢复。③支持治疗：尤其是对老年患者，应注意加强营养及护理。④加强对躯体症状和精神症状的护理。

第八节　结缔组织疾病所致精神障碍

结缔组织疾病包括系统性红斑狼疮（常累及多器官，包括皮肤、关节、肾、血管和中枢神经系统）、硬皮病、结节性多动脉炎、皮肌炎等。患者可出现幻觉、妄想、躁狂或抑郁综合征，或意识障碍等，神经系统症状可有癫痫发作、偏瘫、失语和颅内压增高。

【病因与发病机制】

以系统性红斑狼疮为例，本病的病因未明，病程迁延、病变可累及皮肤、血管、内脏器官及神经系统，临床表现为多型性水肿、发热、出血、淋巴结肿大。本病可能是遗传因素、内分泌异常、感染、环境因素及某些药物共同作用所致，而患者出现精神障碍的原因可能是本病所造成的多脏器损害的结果，特别是中枢神经系统损害。

【护理评估】

（一）临床表现

1. 急性脑病综合征　患者主要表现为谵妄状态，持续时间为数小时甚至数天，并可反复出现。

2. 慢性脑病综合征　较为少见，主要以记忆障碍、智能障碍和人格改变为常见症状。

3. 躁狂综合征　患者可出现类似躁狂发作的典型症状，如情感高涨或易激惹、活动增多、自我评价过高等。

4. 抑郁综合征　较为常见，多表现为情感平淡，或思维、行为的抑制症状。在症状较为明显的情况下，患者可能出现木僵或亚木僵状态。病情较为严重时，患者可能会出现自杀意念或行为。

5．分裂样精神障碍　患者可出现幻觉、妄想、思维形式障碍及不协调性精神运动性兴奋、紧张综合征等。

6．各种焦虑障碍　患者可出现癔症、疑病症、焦虑症、神经衰弱综合征等神经症的表现。

（二）健康史

了解患者的一般情况，包括生命体征、营养状况、饮食情况、睡眠情况、排泄情况、自理能力等。了解患者的生长发育情况、智力发育情况、既往躯体病史及药物过敏史，有无烟、酒嗜好，有无药物或精神活性物质依赖，有无神经系统症状和痴呆的行为精神症状等。

（三）心理及社会状况

了解患者发病前的主要生活经历、性格特点、职业、受教育程度、经济状况、生活方式、家庭和社会支持系统等。

（四）治疗原则

治疗主要包括对原发疾病、神经系统症状和精神症状的治疗，以及支持性治疗。护理包括对躯体症状、神经系统症状和精神症状的护理。

第九节　内脏器官疾病所致精神障碍

【病因与发病机制】

心、肺、肝、肾等主要内脏器官疾病所造成的相应器官结构改变和功能障碍是引起此类精神障碍的直接原因。发病机制主要是心、肺、肝、肾等重要内脏器官疾病通过导致脑供血、供氧不足，代谢产物蓄积或水、电解质紊乱等造成中枢神经系统功能紊乱，进而导致各种精神障碍。

【护理评估】

（一）临床表现

1．肺性脑病　是由严重的肺部疾病导致的脑结构损害和脑功能障碍，患者可出现各种精神神经障碍的症状。临床表现主要有：意识障碍，这是肺性脑病最主要的表现。患者的意识障碍可以表现为嗜睡、昏睡、谵妄等，严重者可昏迷。神经衰弱综合征可见于肺部疾病进展缓慢、肺功能较好的患者，或在出现意识障碍前，许多患者可有易疲劳、记忆力减退、注意不集中、睡眠差、情绪不稳等神经衰弱综合征的表现。有的患者可以出现幻听、幻视、关系妄想、被害妄想等精神病性症状。

2．心脑综合征　是指因各类心脏疾病引起心排血量减少和血压下降，而导致的突发性晕厥、抽搐、昏迷、局灶性神经症、精神障碍、智力障碍等脑功能障碍。冠心病患者以焦虑、抑郁、恐惧最常见。心绞痛发作或心肌梗死时，患者可出现焦虑不安、紧张、恐惧及濒死感，部分患者可出现意识障碍。风湿性心脏病患者神经衰弱综合征较为常见。有的患者可以出现情绪低落、兴趣减低、疲乏无力、言语和动作减少、思维迟缓等症状，部分患者可出现片段的幻视、幻听以及关系妄想、疑病妄想等精神病性症状。病程持续时间较长者，可出现人格改变。二尖瓣脱垂所致精神障碍患者主要表现为急性、发作性焦虑，每次持续时间为数分钟或数小时。

3. 肝性脑病　是指严重肝疾病引起的以中枢神经系统功能障碍为主要表现的综合征。前驱期精神障碍以情绪障碍和行为异常为主，患者可表现为欣快、激动或情感淡漠，伴有乏力、反应迟钝、生活懒散和意志减退，少数患者可出现嗜睡；昏迷前期主要表现为明显嗜睡，伴有定向力障碍和认知功能减退，随着病情的加重可出现谵妄；昏睡期患者精神障碍主要表现为意识清晰度明显下降，不能被完全唤醒；若不能控制病情，患者即进入昏迷期，意识清晰度严重受损，对言语和非言语刺激均完全无反应。

4. 尿毒症脑病　又称肾性脑病，即肾衰竭患者出现的脑病。慢性肾衰竭早期，患者可出现疲乏、记忆力减退、注意力不集中以及各种不同类型的睡眠障碍，也常出现抑郁和焦虑等情绪障碍。随着肾功能损害程度的进一步加重，进入肾衰竭期以后，患者会出现人格改变，表现为敏感多疑、固执自私、易冲动，有的患者可出现睡眠不安综合征；尿毒症期患者可出现错觉、幻觉、妄想等精神病性症状，也可出现兴奋、躁动和谵妄，直至出现昏睡、昏迷等严重症状。透析时，患者还可出现透析脑病，主要表现为兴奋、精神错乱、昏迷等，还可伴有头痛、恶心、呕吐、肌阵挛。

（二）健康史

了解患者的一般情况，包括生命体征、营养状况、饮食情况、睡眠情况、排泄情况、自理能力等。了解患者的生长发育情况、智力发育情况、既往躯体病史及药物过敏史，有无烟、酒嗜好，有无药物或精神活性物质依赖，有无神经系统症状和痴呆的行为精神症状等。

（三）心理及社会状况

了解患者发病前的主要生活经历、性格特点、职业、受教育程度、经济状况、生活方式、家庭和社会支持系统等。

（四）治疗原则

主要包括病因治疗、对精神症状的治疗、支持性治疗以及对于患者的护理。对于具体案例，应该具体分析，具体对待。病因治疗应以治疗躯体疾病为主，对于精神症状的治疗，一般原则是选择药物及制订治疗方案时应避免对患者有某一脏器的损害，精神药物用量应较少，并注意密切观察患者情况。

第十节　器质性精神障碍患者的护理

【主要护理诊断／问题】

1. 认识环境受损综合征　与认知功能损害有关。

2. 有暴力行为（对自己或他人）的危险　与幻觉、错觉、妄想，极度焦虑或惊恐发作，以及意识障碍、谵妄状态有关。

3. 有受伤的危险　与幻觉、妄想、兴奋不安、定向力障碍、行为障碍，伴发抑郁状态，以及冲动、激越、易激惹的人格改变有关。

4. 营养失调（低于机体需要量）　与失认、失用、生活自理能力下降，以及情绪紧张或抑郁等有关。

5. 睡眠紊乱　与环境或生活方式改变、生活不规律，脑部缺血、缺氧性病变，以及抑郁、焦虑、欣快等行为和精神症状的发生有关。

6. 有感染的危险　与机体抵抗力下降、生活自理能力下降等有关。

7. 部分自理能力缺陷　与认知障碍、精神症状以及躯体疾病等有关。

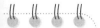

【护理措施】

（一）基础护理

1. 提供安全和安静的环境 患者极易受到环境的影响而导致躁动不安、躯体和精神症状加重。病室内应保持光线适宜，环境整洁、舒适、安全，物品摆放简单并备有抢救物品。地面应防滑，病床高度适中，保持床单位整洁。房间内应备有数字清晰的钟表和日历，方便患者辨认时间。同时，需要帮助患者尽快熟悉病房的环境和病友，以消除陌生感和不信任感。

2. 皮肤护理 患者因病程长、活动少、卧床时间长而导致机体免疫力降低，易发生呼吸道、泌尿系统等感染或皮肤组织损伤、压疮等问题。

（1）鼓励或指导患者完成晨、晚间护理，尽可能使其保持生活自理能力。

（2）定期督促患者洗澡、更衣、理发、剃须、修剪指（趾）甲等。

（3）对于生活完全不能自理的患者，要协助其保持皮肤清洁，完成日常洗漱、口腔护理和会阴护理。定时翻身、按摩骨突和受压部位。保持床单位清洁、整齐和干燥，避免患者发生皮肤组织损伤。

3. 维持正常的营养代谢 保证患者营养充足，维持水、电解质平衡，正确评估患者的咀嚼功能、吞咽功能和进食情况。急性期患者由于多种原因而导致摄入量减少，部分痴呆患者可出现不知饥饱、暴饮暴食等异常进食问题，护理人员应协助患者维持正常的营养摄入，保证摄入足够的热量、蛋白质、维生素和水。对于自理能力较差的痴呆患者，护理人员需要耐心地引导患者自行进食或予以喂食。

（1）为患者提供舒适的进餐环境，尽量缓解患者进餐前不愉快的情绪，减少或消除不良刺激。

（2）允许患者选择个人喜好的食物，鼓励患者与其他人共同进餐，增进患者进餐兴趣及食欲，建立良好的进餐习惯。

（3）为患者提供合理的膳食，以固体或糊状食物为佳，如进食半流质或流质饮食，要注意以汤勺喂食。

（4）对存在吞咽困难的患者，要安排专人护理进食，同时严格执行"一慢一少"的护理原则（即进食速度慢，一次喂进口中的食量少）。喂食时患者采取半坐卧位。进食完毕，让患者维持半坐卧位 20~30 min 后再恢复卧位，以防止呛咳、误吸和噎食等情况的发生。

（5）意识障碍以及吞咽反射和呕吐反射减弱的患者，暂不能经口进食和饮水，应采取管饲或胃肠外营养等途径保证患者的营养摄入。待患者意识恢复后，可尝试经口进食。

（6）对暴饮暴食、不断索取食物、不知饥饱、捡拾秽物的痴呆患者，应安排其单独进餐，并限制进食量。帮助患者保管零食，或者借助其他活动转移患者对食物的注意力。

4. 睡眠护理

（1）创造良好的睡眠环境，病室内应保持空气新鲜、温度适宜。医护人员注意"四轻"，夜间避免重复性操作，减少干扰患者的外界因素。

（2）夜间开暗灯，帮助患者减轻紧张、焦虑、恐惧与方向辨认困难等。

（3）睡前避免与患者进行长时间的交谈，嘱患者避免过多活动，不要过饱或饮水过多，以免造成夜间兴奋或多次排泄而影响睡眠质量。睡前避免进食刺激性食物，避免饮茶、咖啡等，以免影响入睡。

（4）合理安排活动，使患者尽快适应环境和生活方式的改变，减少或消除夜间不能入睡的诱因。睡眠节律紊乱的患者，白天尽量多活动，减少卧床时间。

（5）做好入睡前的准备，协助患者洗漱干净。指导患者采取按摩、温水泡足、放松全身等辅助睡眠的方法。

（6）观察患者的睡眠状态，记录睡眠情况，保证患者睡眠充足。

（二）症状护理

1．意识障碍

（1）持续评估患者的生命体征：监测患者的体温变化，对高热患者应积极采取降温措施，减少脑组织的耗氧量，保护脑细胞，防止脑水肿，同时注意保暖。监测患者血压的波动情况，应将血压控制在正常范围内，避免血压持续升高而诱发脑部多发性梗死或出血。观察患者的脉搏频率及呼吸节律，以尽早发现脑部损伤症状。

（2）密切观察患者的意识障碍程度：轻度意识障碍患者表现为对周围环境缺乏认知能力、定向力不完整、反应迟钝、注意涣散、自理能力出现缺陷等。护理人员要监护患者的病情进展情况，关心、照顾患者，避免激惹患者，避免患者单独活动，以防止摔伤及意外的发生。

对癫痫大发作伴有意识障碍的患者，要及时采取急救措施。出现先兆表现时，让患者立即平卧，避免摔伤；癫痫发作时，应注意保持患者呼吸道通畅，及时使用牙垫，防止患者咬伤舌部，保护好四肢，避免用力按压患者肢体，以防止发生骨折和脱臼；癫痫发作后，让患者卧床休息，以减轻头痛。同时，注意观察患者的意识恢复情况，防止出现癫痫持续状态。

出现谵妄状态时，患者对声、光刺激特别敏感，常出现恐怖性的错觉和幻视，使患者恐惧、紧张、躁动不安，常导致突然的、无目的的、强烈的冲动和攻击行为。要安排专人看护，设置床档，以防止患者坠床或摔伤，必要时采取保护性约束措施。密切观察患者的病情变化，重视患者特殊行为的先兆症状，注意患者突然变得安静是否为昏迷状态。持续监测患者有无暴力行为，防止自伤及伤人。重视患者幻听、幻视的内容，严禁患者单独活动，将有躁动、易激惹、自杀倾向的患者分别安置，避免患者互相伤害。加强危险物品管理，限制患者的活动范围，减少各种不良刺激。护士须定时巡视，及时清除环境中的障碍物，减少或消除环境中潜在的危险因素。保证谵妄状态时患者有效休息及睡眠，以防止死亡和并发症的发生。

（3）正确识别脑疝的先兆表现：观察双侧瞳孔大小是否正常，瞳孔是否等大、等圆，对光反射是否灵敏。如果患者瞳孔出现时大时小，或一侧大一侧小，对光反射迟钝，散大瞳孔的对侧肢体无力或瘫痪，患者意识由清晰转为嗜睡、朦胧状态甚至昏迷，则应考虑脑疝的可能，须配合医生做好急救准备。

2．智能障碍

（1）合理安置患者：根据病情，将患者安置在一级护理单元或二级护理单元，使其与兴奋、躁动患者分开，以免受伤。病房内可放置一些患者熟悉的小物件，可使用记忆辅助工具（如日历、记事本、提示条等）来提醒患者时间、空间的定向。病房光线应根据昼夜节律交替进行调整，用颜色表示患者的床位和房间等。尽量以行为代替语言来唤起患者的记忆、简化患者的任务、减少新信息的传入，切勿要求患者必须完成某项任务，对患者为此付出的努力及时给予肯定。

（2）做好生活护理：对于有部分自理能力的患者，尽量通过指导、协助的方式使其完成日常生活活动，最大限度地保持患者现有的自理能力，保持口腔、皮肤、黏膜清洁。对于长期卧床的患者，应定期翻身、拍背，防止感染及躯体并发症的发生。另外，还应帮助患者养成良好的生活习惯。

（3）密切观察生命体征：部分痴呆患者由于年老体弱，基础代谢率低，可出现各种脏器功能衰退、体温偏低。当患者体温高于37℃时，护士应予以高度重视。如果患者血压突然升高，则应警惕心力衰竭、心绞痛及脑血管意外的发生。

（4）注意保护患者的安全：对年老体弱、步态不稳、肢体活动不便且丧失记忆的患者，下床活动、如厕、洗澡、外出等日常生活活动，需要有人陪伴并搀扶协助，以防止跌伤、骨折和走失。患者的居住环境和活动场所应适应老年人的特点，床不宜太高、太软、太窄，常用物品应放置在患者易于拿取的地方。地面应平坦、干燥、防滑，走廊、浴室、厕所应配有扶手，各种标识应醒目、便于识别，厕所应保持干净，设置为坐式。患者由于记忆障碍，经常会丢失物品或错拿他人物品，睡错床铺，找不到病室。因此，患者活动时一定要有人陪伴，患者的物品要有护理人员协助管理。对情绪不稳的患者，应多予以安抚、劝慰，尽量减少激惹。对兴奋、躁动的患者，须注意安全，进行护理操作时动作要轻柔，避免导致外伤和骨折。应加强危险物品的管理，不让患者单独使用锐器类物品，不让患者单独接触开水，以减少意外事件的发生。

（5）加强生活技能训练：持续评估患者的需求，帮助患者提高生活质量，建立生活自理模式，延缓生命的终结。建立良好的治疗性护患关系，耐心倾听患者的主诉，在保持有效沟通的基础上取得患者的信任，满足患者的需求。根据患者的需要制订科学的护理计划，对患者现存的生活技能缺陷给予有效的帮助，循序渐进、从易到难地训练患者的记忆能力，如反复告知患者主管医生、主管护士、照顾者的姓名，病室的位置，餐厅及厕所的方位等，并及时对护理效果进行评价。对丧失自理能力的患者，护理人员要帮助其维持自理型态和自尊，教会患者独立使用生活用具，如洗脸、刷牙、梳头、自己拿取食物、如厕时自己穿脱衣裤、自己洗澡及正确表达需要的方法。安排患者锻炼脑部和手部协调能力，如折纸、书法、绘画、下棋、搭积木等。

（6）提供接触社会活动的场所与信息：为患者提供符合其认知水平的社会活动并鼓励其参与。鼓励患者多与他人交往，增加患者对生活的兴趣，在与人交往的过程中达到改善人际关系的目的。激发患者有益于身心健康的爱好和学习生活技能的兴趣，促使患者最大限度地保持和恢复现有的沟通能力和社会功能。

（7）药物治疗的护理：密切观察患者用药后精神症状是否得到改善。观察患者用药后是否出现不良反应，如吞咽困难、尿潴留、麻痹性肠梗阻、直立性低血压等。护理人员发现此类不良反应后，应及时与医生沟通，采取有效措施，予以对症处理。

（三）心理护理

1．入院阶段　建立良好的护患关系，尊重和理解患者，给予患者心理上的支持和安慰，使患者尽快熟悉住院环境、稳定情绪，取得患者的信任，达到配合治疗的目的。与患者或照顾者共同制订短期护理计划，缓解患者的紧张、焦虑和不安情绪。

2．治疗阶段　持续评估患者的病情变化及心理需求，采用图片、文字等资料，通过讲解、示范等方式有计划、有目的地向患者介绍配合治疗的重要性和意义、治疗计划的全过程及用药注意事项，调动患者坚持治疗的积极性。对焦虑或情绪低落的患者，要密切观察其言行，以耐心、缓慢或非语言的方式表达对患者的关心和支持，帮助患者了解和认识疾病的性质，利用治疗性沟通技巧协助患者表达自己的想法，调动患者的积极情绪，阻断负向思考，教患者学会自我调节和控制情绪的方法。对有自杀倾向的患者，要做好相关风险评估并及时干预，要有针对性地予以心理护理，使患者能面对现实，认识自己所患疾病，正确分析幻觉、妄想内容，减少患者的负向评价。对于有明确怀疑对象的妄想患者，要将患者与其怀疑对象隔离开。对冲动和易激惹的患者，要以亲切的态度、温和的语言，帮助其控制情绪，分析病态思维，让患者参与治疗决策，提高患者对治疗的依从性。建立社会能接受的行为模式，对患者在幻觉和妄想支配下出现的过激行为，要及时疏导和制止，鼓励患者参加工作和文娱体育活动，转移其注意力。劝阻无效时，方可使用身体约束。

3．康复阶段　患者意识恢复正常后，要耐心帮助其尽量认识、分析并努力解决与发病有关的心理社会问题，制订具有可行性、可操作性的健康教育目标。根据患者的年龄、体能、自身能力、认知水平，制订康复计划，协助患者建立疾病恢复后的生活方式。指导患者了解疾病复发的先兆表现，建立患者主动求医的动机，使患者掌握自我保护方法。教会患者正确处理与自身有关的社会矛盾和生活事件，尽量避免有害应激源对自身产生不良影响，协助患者维持身心平衡，使其在生理、心理各方面都处于接受治疗和指导的最佳状态，达到维护健康、预防疾病、促进康复的目标。指导患者主动向医护人员表达不适感受。

（四）健康教育

1．告知患者及家属本病与脑部器质性病变的关系。当原发疾病得到控制后，精神症状可以减轻或消失；但部分患者的精神症状可能会持续很长时间或转为慢性状态。为了使精神症状能够尽快消除，避免导致严重的后果，应积极治疗原发疾病。

2．在疾病急性期，精神症状以意识模糊、兴奋为主，此时应尽快带患者就医，避免自伤、伤人等冲动行为的发生。在疾病慢性期，患者主要表现为记忆力减退、智能减退和人格改变，此时应照顾好患者的日常生活，防止发生营养缺乏、感染、跌伤、骨折和压疮等。

3．指导家属掌握观察患者病情变化的方法，如发现患者情绪不稳、易激惹、抑郁、焦虑，或出现幻觉、妄想等情况，应及时就诊。

4．告知家属患者所服药物的名称、剂量、服用方法和常见的不良反应等。指导家属妥善保管药物，帮助患者按时服药，坚持复诊。

5．家属应多关心患者的生活，协助患者克服由于残留智力减退、行为障碍、人格改变等后遗症导致的生活困难，如为患者准备一些标识（注明患者姓名、血型、年龄、家庭住址、联系电话和患病情况等信息）缝在衣物上。尽量避免患者单独外出，以免患者走失。家庭居住设施应简单、安全，以免患者受伤。家属应尽量保持患者发病前的生活习惯，避免患者因生活改变而产生紧张、焦虑情绪。家属要倾听和理解患者的内心感受，多与患者交流，帮助患者回忆有意义的往事，鼓励患者，降低对患者完成任务的期待，避免责骂和惩罚，接受患者对其行为结果不负责任。避免冲突和威胁情景，不与患者争执，发生矛盾时适当让步，维护患者的尊严。同时，要帮助患者解决生活中的实际问题，加强对患者的监护和管理，防止意外的发生。

随堂测 6-1

小结

1．器质性精神障碍是指由脑部疾病或躯体疾病引起的精神障碍。临床常见综合征有谵妄、痴呆和遗忘综合征。

2．阿尔茨海默病是一种中枢神经系统原发性退行性变性疾病。主要临床表现为痴呆综合征。本病起病潜隐，缓慢发展，患者及家人常说不清何时起病。临床表现主要为认知功能障碍，往往还伴有行为和精神障碍。

3．血管性痴呆是指由脑血管病变引起，以痴呆为主要临床表现的疾病。多数患者伴有高血压。本病一般进展缓慢，常因脑卒中发作，导致急性加重，病程具有波动性，多呈阶梯式发展，常可伴有局限性神经系统体征。

4．护理脑器质性精神障碍患者时，应当全面评估患者，确定护理问题，在进行基础护理的前提下，还要完成症状护理和心理护理，加强对患者和家属的健康宣传教育，延缓病程进展。

5．躯体疾病所致精神障碍是指由中枢神经系统以外的各种躯体疾病造成中枢神经系统功能紊乱所导致的精神障碍。患者可出现各种类型的精神异常表现，如意识障碍、记忆和注意障碍、智能障碍、人格改变、精神病性症状（如幻觉、妄想等）、各种情感障碍和行为障碍等。

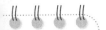

思考题

1. 案例 6-1 中，患者存在的最主要的护理问题是什么？

2. 案例 6-2 中，为保证患者的安全，应采取哪些护理措施？

3. 患者，女，76 岁，小学文化，待业人员。患者 2 年前无明显原因及诱因出现记忆力减退，经常丢三落四，常因此反复购买同样的物品。患者容易发脾气，有时摔门、摔物品，不讲卫生，生活自理能力下降，并且以上表现逐渐加重。3 个月前患者无明显原因病情加重，记不住事，行为混乱，常出走，见到他人就将其邀请到家里；有时无故说自己要死，打自己，曾有一次拿着菜刀说"不想活了"，经他人劝说后将刀扔到地上，随后忘记此事。患者经常对家人发脾气，有时不认识家人，有时称儿子是自己的哥哥。患者生活不能自理，不能正常与人交流，不能理解他人说话的意思。患者睡眠差，有时整夜不睡，饮食不规律，只吃点心。患者在家人陪伴下来院诊治。

入院精神检查：患者意识清楚，时间、地点、人物定向差。与外界的接触能力差，语量多，语速快，语调欢快。记忆力明显减退，经反复告知也不能记住医生的姓氏；注意力欠佳，容易受周围环境的影响。计算力、智能、言语理解能力减退。情绪不稳，与周围环境协调性欠佳。自知力差，不认为自己患病，不愿意住院接受治疗。

结合案例，请提出该患者的护理诊断。

（肖爱祥）

第七章　精神活性物质所致精神障碍的护理

导学目标

通过本章内容的学习，学生应能够：

◆ **基本目标**

1. 描述精神活性物质的基本概念及精神活性物质滥用的相关因素。
2. 列举精神活性物质的分类。
3. 陈述酒精、阿片类物质和烟草所致精神障碍的临床表现和治疗原则。
4. 比较不同精神活性物质戒断反应的差异。

◆ **发展目标**

1. 说明酒精、阿片类物质和烟草依赖的药理作用机制。
2. 综合应用护理程序对各类精神活性物质所致精神障碍患者进行整体护理。

◆ **思政目标**

引导学生认识精神活性物质滥用带来的危害，自觉远离精神活性物质。

第二次世界大战以来，精神活性物质迅速扩散，严重损害滥用者的躯体和心理健康，并诱发暴力犯罪和其他疾病的流行，危害社会的和谐与稳定，已成为全球重大卫生和社会问题。联合国毒品和犯罪问题办公室发布的《2021年世界毒品报告》显示，2020年全球约有 2.75 亿人使用毒品，比 2010 年增加 22%。据最新估算，全球 15~64 岁人群中，约有 5.5% 在过去 1 年内至少使用过一次毒品；约有 3630 万人患有药物使用障碍（drug use disorder），占吸毒者总人数的 13%。阿片类物质仍然是造成最大疾病负担的毒品。我国公安部于 2021 年国际禁毒日指出，截至 2020 年底，全国共有吸毒人员 180.1 万名，其中新发现吸毒人员 15.5 万名。继植物中提取的第一代毒品、化学合成的第二代毒品之后，新精神活性物质作为第三代毒品，在我国迅速扩张，且隐蔽性更强，青少年群体已成为毒品的主要消费群体。此外，由于我国吸烟、饮酒人群基数大，所造成的健康影响更不能忽视。

第一节　概　述

精神活性物质（psychoactive substance）又称物质（substance）或成瘾物质、药物（drug），是指来自体外，摄入后可改变认知、情感、行为和意识状态，并可使机体产生依赖性的一类化学物质。毒品是阿片和阿片类物质的俗称，均为精神活性物质，包括阿片（鸦片）、二醋吗啡

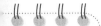

（海洛因）、去氧麻黄碱（又称甲基苯丙胺、冰毒）、吗啡、大麻、可卡因以及国家规定管制的其他能够使人成瘾的麻醉药品和精神药品。

一、基本概念

1. 依赖（dependence）　是一组认知、行为和生理症状，是强烈、迫切地要求服用某种物质以获得支持或行使功能或生存的一种状态。使用者尽管明知滥用成瘾物质对自身带来的影响，仍然继续使用。自我用药可导致耐受性增加、戒断症状和强迫性觅药行为。

依赖通常分为精神依赖（psychological dependence）和躯体依赖（physical dependence）。精神依赖又称心理依赖，是指长期使用依赖性物质后产生一种愉快、满足或欣快的感觉，并在精神上驱使使用者产生周期性或连续性使用该物质的强烈欲望，继而引发强迫性使用行为，以获得满足或避免不适感。躯体依赖又称生理依赖，是指由于长期使用依赖性物质所产生的一种躯体适应状态，即产生了生理上的依赖，一旦停止使用，便会导致身心不适，即产生严重的戒断反应，包括焦虑、失眠、易怒、坐立不安、注意力不集中等，这种反应因使用的物质不同而异。而戒断反应导致的不适症状，正是物质滥用者无法彻底戒除该物质，反而持续使用的重要原因。

2. 滥用（abuse）　在 ICD-11 分类系统中称为有害使用（harmful use），是指对某类物质持续性或间歇性过度使用的现象。因长期而反复地使用成瘾物质，可导致不良后果，机体可出现多种适应不良，如不能正常完成工作或学习；机体损伤可导致功能障碍，如机械操作失误；另外，还可反复引发社会问题，如打架斗殴事件等。

3. 耐受性（tolerance）　是指反复连续使用某种物质后，机体已适应较高的物质浓度而导致对该物质的反应性降低的现象。要想达到与初期使用相同的效应，必须加大剂量。交叉耐受性是指对某种精神活性物质产生耐受性后，往往对同类药理作用的另一物质也产生耐受性，如吗啡与其他镇痛药、酒精和许多镇静催眠药之间常发生交叉耐受现象。

4. 成瘾（addiction）　从生理角度，对精神活性物质的成瘾是因为对物质使用的增加导致了细胞改变，其主要临床特点是出现了耐药性，并在停药时产生戒断症状。从心理学角度，成瘾是一种不计消极后果的药物使用冲动。

5. 戒断状态（withdrawal state）　是指停止或减少药物使用时产生的生理及心理症状。其机制是由于长期使用精神活性物质后，突然停用引起的适应性反跳。这些症状互不相同，取决于药物使用时间的长短和剂量的大小，并表明机体已对该药产生耐受性。

二、影响精神活性物质滥用的相关因素

精神活性物质滥用不是由单一因素造成的。一般认为，生物、心理和社会文化等多种因素共同参与了精神活性物质使用的整个过程。

（一）生物因素

人类和动物一旦对精神活性物质产成依赖，其中枢神经系统的递质、受体就会发生一系列变化，故有学者将依赖行为定义为慢性脑部疾病，从这个意义上讲，依赖和其他躯体疾病的本质相同。

1. 遗传因素　家系、双生子及寄养子研究均发现，基因决定了药物滥用的易感性。目前发现有 2 条途径可将这一易感性从亲代传至子代：一是直接遗传，二是通过间接的方式，将反社会人格传给下一代。家系研究表明，药物依赖或滥用的家系成员中，药物滥用、酒精滥用、反社会人格的相对危险性分别为对照家系的 6.7 倍、3.5 倍和 7.6 倍。相关双胞胎研究发现，酗酒深受遗传因素的影响，例如，父亲为酗酒者，其子女有相同行为的比例较一般人高。也有研究指出，父亲为酗酒者，其子女有明显的快速脑电波活动，生理上对酒精的反应较敏感。

2. 生化因素　位于中脑边缘系统的奖赏系统（reward system）是导致药物依赖的结构基

础，药物对奖赏系统的作用是机体产生精神依赖及觅药行为的根本动因。研究发现，人类所滥用的物质，如阿片类、酒精、烟草、苯丙胺和可卡因等，尽管药理作用不同，但最后的共同通路均是作用于中脑边缘的多巴胺系统（奖赏系统中枢），使多巴胺释放增加。过多的多巴胺连续刺激下一个神经元受体，便可产生一连串强烈而短暂的刺激"高峰"，这时，大脑奖赏中枢就会发出愉悦的信号，引起使用者产生愉悦感和欣快感。反复长期用药，可使刺激奖赏中枢发出愉悦信号的神经元发生适应性变化，从而导致耐受性、戒断症状、渴求等病理生理改变。

此外，机体物质代谢的速度也与依赖的形成有关。代谢速度不同，对精神活性物质的耐受性就不同，机体对依赖的易感性也不同。如先天缺乏乙醛脱氢酶的个体，由于饮酒后乙醇代谢成乙醛，但乙醛不能转变为乙酸，致使乙醛在体内堆积，少量饮酒即可出现面部潮红、心动过速等不适症状，从而阻止个体继续饮酒，相应地，个体也就不太可能成为酒精依赖者。

（二）心理因素

性格特征可影响个体的物质依赖。研究发现，有以下性格特征的个体易对精神活性物质产生依赖：低自尊、反社会人格、品行障碍（逃学、违纪等）、情绪控制能力较差、易冲动、缺乏有效的应对机制、追求即刻满足、对挫折的耐受性低等。但目前尚无研究证实是由于上述个性问题导致物质依赖（如吸毒），还是由于物质依赖导致个性改变，抑或是两者相互影响。

行为理论认为，精神活性物质可以被看成是一种行为强化因子。多数物质使个体体验到快感的同时，也可以使个体暂时摆脱不愉快的情绪，从而产生强化作用。而在形成物质依赖后，中断用药所产生的痛苦体验与强烈的渴求感，又使得依赖者必须反复使用药物才能缓解戒断症状，从而使依赖行为成为一种顽固的行为模式。

（三）社会因素

1. 社会文化 文化对物质使用的影响不小，如有的国家在举行宗教仪式时，利用大麻来增加气氛，使滥用大麻成为合法的行为；拉丁美洲、美国南部及中国，无论婚丧喜庆，都要饮酒助兴，此类行为易助长酗酒行为。

2. 社会环境 社会环境急剧动荡往往是加剧或促进酗酒及吸毒流行的因素。社会生活节奏加快以及由此引发的应激反应，可诱发个体滥用抗焦虑药或兴奋药。另外，医疗使用不当也是物质滥用的危险因素。

3. 家庭因素 家庭矛盾、单亲家庭、家庭成员间缺乏沟通等，可导致家庭功能失调，造成子女发展障碍、对父母认同障碍，导致物质滥用等行为问题的发生。另外，家庭成员犯罪、吸毒也是青少年吸毒的重要危险因素。

4. 同伴影响 在青少年群体中，这一因素尤为重要和显著。青少年可能出于好奇，并想要寻求同伴的认同，易在朋友的邀约及怂恿下尝试使用某种物质，从偶尔为之，逐渐导致成瘾，成为物质滥用者。

三、精神活性物质的分类

精神活性物质的种类很多，范围很广，分类方法也有很多种。根据精神活性物质的药理特性，主要将其分为以下几类：

1. 中枢神经抑制药（central nervous depressant） 能抑制中枢神经系统，如乙醇、苯二氮䓬类、巴比妥类等。

2. 中枢神经兴奋药（central nervous stimulant） 能兴奋中枢神经系统，如咖啡因、苯丙胺类药物、可卡因等。

3. 大麻（cannabis） 适量吸入或食用可引起欣快感，增加剂量可使人产生幻觉。

4. 致幻剂（hallucinogen） 能改变意识状态或感知觉，如麦角酸二乙酰胺、仙人掌毒碱、苯环利定、氯胺酮等。

5．阿片类物质（opioid） 包括天然、人工合成或半合成的阿片类物质，如二醋吗啡、吗啡、哌替啶（杜冷丁）、美沙酮、二氢埃托啡、丁丙诺啡等。

6．挥发性溶剂（volatile solvent） 如丙酮、甲苯、汽油等。

7．烟草（tabacco）。

知识链接

新精神活性物质

2013 年，《世界毒品报告》首次以书面形式提出新精神活性物质（new psychoactive substance，NPS），并将其定义为：没有被联合国国际公约（即《1961 年麻醉品单一公约》和《1971 年精神药物公约》）管制，但存在滥用的可能，并且会对公众健康造成危害的单一物质或混合物质。随后，联合国禁毒署认为，NPS 将成为全球范围内流行的第三代毒品。此类毒品往往是一些人为修改管制毒品的化学结构后得到的毒品类似物，具有与管制毒品相似或更强的兴奋、致幻、麻醉等效果。"新"既指最新发明的，也包括新近被滥用、先前已合成的精神活性物质。

截至 2019 年 12 月，我国已列管 170 种新精神活性物质和整类芬太尼类物质，超过同期联合国列管的新精神活性物质数量。尽管在社会各方的共同努力下，遏制新精神活性物质的蔓延取得了一定的成果，但我国所面临的新精神活性物质管制形势仍然不容乐观。

第二节 酒 精

全球范围内的人均酒精摄入量从 1990 年的 5.9 L 增加到 2017 年的 6.5 L，预计 2030 年将达到 7.6 L。饮酒是全球疾病负担的主要危险因素之一，有害饮酒已被 WHO 列入全球过早死亡和致残的第五大主要危险因素，也是发展中国家致死和致残的主要原因。对个体来说，酒精成瘾会导致家庭矛盾、失业和经济窘迫等一系列问题，从而更容易引发焦虑、抑郁等精神障碍。

案例 7-1A

患者，男性，34 岁，7 年前开始饮酒，饮酒后生活懒散，对家人及朋友冷漠。之后，患者逐渐养成大量饮酒的生活方式。2 年前，患者无明显诱因怀疑周围人监视自己，凭空听到有声音与自己对话。近 1~2 年，患者不分昼夜地饮酒，甚至只饮酒不进食，停饮后第 1~3 天可出现分不清时间、地点及认错家人等情况。今年，患者脾气逐渐变得暴躁，甚至与家人和邻居发生肢体冲突，记忆力减退。今日清晨，患者饮酒后再次打骂家人，烦躁不安，不听家人劝告，言语紊乱，步态不稳，在家人护送下来院就诊。

请回答：

1．该患者对酒精产生依赖的生理机制是什么？

2．该患者酒精依赖的程度如何？

一、酒精的药理作用特点

个体对酒精（即乙醇）的反应差异很大，这取决于血液中的酒精浓度和个体耐受性。低浓度乙醇可加强某些兴奋性神经突触的功能，其兴奋表现主要是由于脑的抑制性控制作用被解除所致。最早受影响的是精神活动，如记忆力、注意力和洞察力变得迟钝甚至丧失；自信心增强，性格变得开朗、活泼。乙醇具有中枢神经抑制作用，首先抑制大脑皮质，可引起松弛感、情感释放，表现为兴奋，言语增多，自制力减弱，易激惹，好发泄，无事生非等。随着饮酒量的增加，乙醇对精神活动、语言及运动功能的抑制作用加深，可引起醉酒状态，表现为反应性降低，判断力、记忆力受损，步态不稳及构音不清等。若醉酒进一步发展，则可导致意识障碍，甚至引起昏迷，抑制呼吸、心搏，致死的可能性很大。

二、临床表现

1. 急性酒精中毒

（1）普通醉酒：是指一次过量饮酒后引起的急性中毒。主要表现为兴奋、言语增多、自制力减弱，易激惹，好发泄情绪，无事生非，继之出现步态不稳、构音不清、嗜睡、昏睡等。另一种醉酒表现为情绪抑郁、言语减少或悲泣。除重症患者外，一般能自然恢复，无后遗症。

（2）复杂性急性醉酒：通常发生在脑器质性疾病或有影响酒精代谢的躯体疾病的基础上，由于对酒精的敏感性增高而出现急性酒精中毒。主要表现为严重的意识障碍、错觉、幻觉、妄想、易激惹，有攻击和破坏行为。事后对发作经过大体能回忆，也有部分或完全遗忘。

（3）病理性醉酒：是指所饮不足以使一般人发生醉酒的酒量即引起明显的行为和心理改变的综合征。极少数人在一次少量饮酒后即可出现严重精神病性发作。主要表现为意识模糊、定向力丧失，具有强烈的兴奋性及攻击行为，常伴有片段性幻觉、妄想、紧张、恐惧，一般持续时间短暂，为数分钟到数小时，常以入睡结束，事后完全遗忘。

2. 酒精依赖　也称酒精成瘾，俗称酒瘾，是指长期大量饮酒产生对酒的强烈渴望和嗜好，进而产生对酒精的心理及生理依赖性，以致饮酒不能自制，一旦停止饮酒，即可产生精神和躯体各种症状的现象。酒精成瘾者有强烈的饮酒渴望和觅酒行为，饮酒成为生活的中心内容，并养成单调、刻板的规律性饮酒习惯及晨饮习惯，对酒精的耐受性高，需要不断增加饮酒量。减少饮酒量或停饮后，可出现戒断症状，如继续饮用，则症状减轻或消失。长期酒精依赖可导致人格改变，如自我中心倾向增强，义务感、责任感、道德感减低，常伴有其他物质滥用的情况。另外，长期酒精依赖还可出现营养不良和躯体并发症。若妊娠早期大量饮酒，则可导致胎儿和新生儿生长发育迟缓，引起胎儿酒精综合征。

根据密歇根酒精中毒筛检测验（Michigan alcoholism screening test，MAST）所列的 26 个题目来分析，酒瘾的形成是渐进性发展的，主要分为 4 个阶段。

（1）酒瘾前期：通常为社交应酬性质，多为排解郁闷、转移不愉快情绪而饮酒。长此以往，为缓解压力，就会经常性饮酒。

（2）酒瘾早期：希望以饮酒来解决问题或逃避现实，持续一段时间后，会逐渐产生酒精依赖，开始独自饮酒，此时对饮酒行为仍有自制力，但往往会造成家人的困扰，自己也有愧疚感。

（3）强迫性饮酒：缺乏自制力，完全依赖酒精。一旦戒断，即可出现焦虑、厌食、失眠、震颤及社交退缩等反应，也可能产生震颤性谵妄。除上述症状外，酒精依赖者还会有错觉、定向力障碍、妄想和幻视，严重者甚至会死亡。

（4）完全依赖酒精：终日饮酒，产生躯体、精神依赖，并形成恶性循环，导致一系列并发症，如肝硬化、脑损伤、神经性病变或人格改变、精神分裂症。最后可能因中毒或意外而死亡。

3．戒断反应　戒断反应是长期大量饮酒者突然停饮或骤然减少饮酒量而产生的一系列精神与躯体症状。

（1）单纯性酒精戒断反应：长期大量饮酒者停饮或减少饮酒量数小时后，可出现手部、舌或眼球震颤，伴有恶心、呕吐、头痛、焦虑等，以及自主神经功能亢进，如心率加快、出汗、血压升高等，少数人可有短暂的幻觉或错觉。一般发生在饮酒量减少或停饮后 6~12 小时，48~72 小时达高峰，4~5 天后躯体反应基本消失。

（2）谵妄：长期大量饮酒者突然停饮而引发的一种历时短暂，伴有躯体症状的急性意识模糊状态。常在停饮 48 小时后出现，表现为意识模糊，有大量的知觉异常，幻觉以恐怖性幻视多见，如形象歪曲的动物、丑陋的面孔，患者因此极不安宁、大喊大叫。另一特征性表现是全身肌肉粗大震颤，伴有自主神经功能亢进症状。谵妄状态一般持续 2~3 天，部分患者可因高热、全身衰竭、感染或外伤而死亡。

（3）癫痫性发作：通常在停饮后 12~48 小时出现，多为大发作。主要表现为意识丧失、四肢抽搐、双眼上翻、角弓反张、口吐白沫等，一般 5~10 分钟后意识可恢复。

4．酒精所致神经系统损害　长期大量饮酒者，由于饮食结构发生变化，食欲减低，不能摄入足够的营养必需物质，加之常伴有肝功能不良、慢性胃炎等躯体疾病，导致营养状况较差。长期营养不良状态势必会影响酒精依赖者神经系统的功能及结构。

（1）科尔萨科夫综合征（Korsakoff syndrome）：即遗忘综合征，常在一次或多次震颤性谵妄发作后出现。主要表现为近事记忆障碍、虚构、定向障碍三大特征，患者往往经久不愈，仅少数可恢复正常。

（2）韦尼克脑病（Wernicke encephalopathy）：这是长期饮酒引起慢性中毒后出现的一种严重代谢性脑病，主要是由酒精依赖者连续大量饮酒，饮食结构紊乱，导致维生素 B_1 缺乏所致。主要表现为眼球震颤、眼球不能外展和明显的意识障碍，伴有震颤性谵妄、记忆障碍和定向障碍。补充维生素 B_1 可使眼球症状很快消失，但记忆障碍的恢复较为困难，部分患者经过数月有可能恢复。

（3）酒精性痴呆（alcoholic dementia）：慢性酒精中毒造成大脑功能损害，导致人格改变，记忆障碍，逐渐发展为痴呆，表现为失语、失认、失用、生活不能自理，以及排尿、排便失禁等。病程通常不可逆，患者多因严重躯体并发症而死亡。

5．其他精神障碍

（1）酒精中毒性幻觉症（alcoholic hallucinosis）：是由长期饮酒引起的幻觉状态，也可在酒精成瘾情况下，突然停饮或骤然减少饮酒 48 小时后发生。以幻听、幻视为主，患者意识清晰。

（2）酒精中毒性妄想症：是由长期饮酒引起的妄想状态，患者意识清晰，有嫉妒妄想或被害妄想等。病程迁延，经戒酒治疗后，症状可逐渐消失。

三、治疗

1．急性酒精中毒的治疗　急性酒精中毒可危及生命，须立即予以催吐、洗胃，维持生命体征、促进代谢，尽快使用纳洛酮催醒，一般采用肌内注射每次 0.4~0.8 mg，或者加入 5% 的葡萄糖溶液中静脉滴注，可反复使用，直至患者清醒。纳洛酮是阿片受体拮抗剂，其安全、有效，不良反应小，能使血液中乙醇含量明显降低，减少或避免意识不清患者出现呕吐、窒息等并发症。

随堂测 7-2

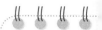

2．戒断症状的处理

（1）单纯戒断症状：常用与酒精药理作用相似的苯二氮䓬类药物来缓解酒精依赖者的戒断症状。首次使用要足量，在抑制戒断症状的同时可预防震颤性谵妄、戒断性癫痫发作。以地西泮为例，一般采用口服，每次 10 mg，每天 3 次。但应注意用药时间不宜过长，以免产生对苯二氮䓬类药物的依赖。

（2）震颤性谵妄：减少刺激，保持环境安静，光线不宜太强。对有明显意识障碍、行为紊乱者，需要安排专人看护，以免发生意外。注意保暖，预防感染。首选苯二氮䓬类镇静药，如地西泮每次 10 mg，每天 2~3 次，对于不能口服者可注射给药，并根据症状调整剂量。此外，还可选用氟哌啶醇控制精神症状，采用肌内注射，每次 5 mg，每天 1~3 次，根据患者反应增减剂量。

3．双硫仑 又称戒酒硫，能抑制肝细胞内的乙醛脱氢酶，使乙醇代谢停留在乙醛阶段。一般早晨服用，每次 250 mg，每天 3 次，可持续应用 1 个月至数月。预先给予双硫仑，饮酒后 5~10 分钟即可出现明显的症状和体征，如面部潮红、血管扩张、搏动性头痛、呼吸困难、恶心、呕吐、出汗、口渴、低血糖、软弱无力等，甚至出现精神错乱和休克。因此，最好在医疗监护下使用，并警告患者服药期间避免饮酒，患有心血管疾病和年老体弱者应禁用或慎用双硫仑。

4．纳曲酮 阿片类受体拮抗剂纳曲酮（naltrexone）可以降低酒精依赖者对饮酒的渴求，减少饮酒量。γ- 氨基丁酸受体激动剂乙酰高牛磺酸钙也有一定的抗渴求作用，能减少戒酒后复发。

5．对症、支持治疗 对紧张、焦虑与失眠的患者，可用抗焦虑药，如地西泮、氯硝西泮等。对出现幻觉、妄想或兴奋、躁动的患者，可给予小剂量抗精神病药，如奋乃静、氯丙嗪、氟哌啶醇等。对抑郁患者，可给予抗抑郁药。对出现戒断反应的患者应密切观察病情，预防抽搐、震颤性谵妄的发生。在对症治疗的同时，应加强支持疗法，补充各种维生素，尤其是 B 族维生素，注意维持水、电解质平衡。由于多数患者有神经系统损害，因此还应补充神经保护剂。

6．心理治疗 在戒酒和支持、对症治疗的同时，给予患者支持性心理治疗、认知行为治疗、家庭治疗、团体治疗，对戒酒和预防复发可起到很重要的作用。如举办自助团体匿名戒酒会，患者在团体中讨论、分享、相互支持，可获得归属感和同伴的支持。

第三节　阿片类物质

阿片类物质滥用是世界范围内的公共卫生和社会问题。WHO 的统计数据显示，2013 年全球 15~64 岁人群约有 5% 使用非法药物，约 2700 万人患有精神活性物质使用相关障碍，其中约半数属于注射用药，约 165 万人患有 HIV。2006—2013 年，全世界使用非法药物的人口数量增加了 3800 万，2013 年已达 2.46 亿。我国公安部门公布的数据显示，在 180.1 万名现有吸毒人员中（截至 2020 年底），滥用阿片类毒品者有 73.4 万人，占现有吸毒人员总数的 40.8%。尤其是青少年已成为我国毒品消费的主要群体，占总吸毒人数的 87%。虽然近年随着合成毒品滥用的快速增长，阿片类物质的滥用有下降趋势，但远未达到有效控制的程度，阿片类物质仍是目前危害公众身心健康的主要成瘾物质之一，需要社会各界予以高度重视。

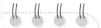

一、阿片类物质及其药理作用

阿片类物质（opioid）是指任何天然的或合成的、对机体产生类似吗啡效应的一类药物，主要包括阿片、阿片中提取的生物碱吗啡、吗啡衍生物二醋吗啡（海洛因），以及人工合成的哌替啶、美沙酮等。

阿片类物质可通过不同的给药途径，如口服、注射或吸入等。大多数阿片类物质的代谢较为迅速，平均代谢时间为4~5小时，故依赖者需要定期给药，否则会出现戒断症状。阿片类物质具有镇痛、镇静作用，能抑制呼吸中枢、咳嗽中枢及胃肠蠕动，同时能兴奋呕吐中枢，具有缩瞳效应。阿片类物质可作用于中脑边缘系统，引起强烈的欣快感。

二、临床表现

1. 依赖症状　阿片类物质平均使用1个月后可产生依赖性，导致躯体和心理上对阿片类物质的强烈渴求与耐受，这种渴求导致的行为远远超过其他重要活动，初期是为了追求用药后的快感，后期则是为了消除停止服用阿片类药物后引起的戒断反应。形成依赖后，患者需要重复用药才能维持体内高浓度的阿片类物质，否则会出现戒断症状，以致对阿片类物质的耐受性不断增加。

阿片类物质依赖的精神症状表现为情绪低落、消沉、易激惹；性格变化明显，如自私、说谎、缺乏责任感；记忆力减退，注意力难以集中，创造能力和主动性减低。躯体症状表现为营养状况差，食欲丧失，体重减轻，性欲减退。男性患者可出现阳痿；女性患者出现月经紊乱甚至闭经。另外，患者还可出现面部潮红、头晕、体温波动、心悸，以及白细胞计数升高、血糖水平降低。神经系统检查可见震颤、步态不稳、言语困难、腱反射亢进、瞳孔缩小等。

2. 戒断症状　使用短效药物（如吗啡、二醋吗啡）者，在停药后8~12小时开始出现戒断症状，48~72小时达高峰，持续7~10天。使用长效药物（如美沙酮）者，在停药后1~3天出现戒断症状，3~8天达高峰，可持续数周，表现为血压升高、脉搏加快、体温升高、立毛肌收缩、食欲减退、腹痛、腹泻、呕吐、瞳孔扩大、流涕、肌肉疼痛、骨骼疼痛、震颤、无力、不安、失眠、渴求药物等。

3. 急性中毒症状　阿片类物质过量使用可引起意识障碍或认知、情感、行为障碍。中毒初期表现为欣快，随后转为淡漠，伴有恶心、呕吐、言语不清、精神运动性抑制等。严重者可出现瞳孔缩小、伴嗜睡或昏迷、注意和记忆障碍，以及体温和血压下降、皮肤冰凉、呼吸变慢等。极严重的过量中毒者特征性表现为三联征，即针尖样瞳孔、呼吸抑制和昏迷。严重者常因休克、呼吸衰竭而死亡。

4. 并发症　常见的并发症有营养不良、便秘和感染性疾病等。静脉注射阿片类物质可引起肝炎、肺炎、梅毒、破伤风、皮肤脓肿、蜂窝织炎、血栓性静脉炎、败血症、细菌性心内膜炎、艾滋病等多种严重的并发症。妊娠期妇女滥用阿片类物质可导致死胎、早产、婴儿体重过低、新生儿死亡等。

三、治疗

治疗一般分为急性期的脱毒治疗和脱毒后发防止复吸及社会心理康复治疗。对戒毒失败者可采用美沙酮维持治疗，使其逐渐戒除阿片类物质。

1. 急性中毒的治疗　严密监测患者的各项生命体征，保持呼吸道通畅，保证足够的肺通气，必要时可行气管插管、气管切开或使用呼吸机。保证给药途径的通畅，维持水、电解质平衡。关注患者的意识状态和惊厥发作，及时予以对症处理。对确诊为阿片类物质急性中毒者，及时给予阿片受体拮抗剂，常用药物为纳洛酮，可有效改善中毒时的中枢神经体征，首次剂量为0.4~0.8 mg，肌内或静脉注射，可迅速起效。如患者20分钟仍未苏醒，可重复注射，若仍无反应，则应考虑有无缺氧、脑水肿等。

2. 脱毒治疗　脱毒治疗又称药物戒断法，是指通过躯体治疗减轻戒断症状，预防由于突然停药可能引起的躯体健康问题的过程。阿片类物质的脱毒治疗一般在封闭的环境中进行。

（1）替代治疗：其理论基础是利用与毒品有相似作用的药物来替代毒品，以减轻戒断症状的严重程度，使患者能较好地耐受，然后逐步减少替代药物的用量，直至停药。用药原则是只减不加、先快后慢、限时减完，一般2~3周内完成整个治疗过程。目前常用的替代治疗方法有两种：①美沙酮替代治疗，首日剂量为30~60 mg，逐日递减，在使用较大剂量时可出现相应的不良反应，常见口干、恶心、呕吐、头晕、头痛、困倦，个别患者可出现直立性低血压性晕厥。如果不良反应严重，可减少美沙酮的用量并密切观察患者的病情变化。②丁丙诺啡舌下含片替代治疗，首日剂量为0.9~2.1 mg，根据患者戒断症状及药物引发不良反应的严重程度随时调整剂量。

（2）非替代治疗：利用中枢 α_2 受体激动剂可减轻阿片类药物依赖的戒断症状，主要用于脱毒治疗的辅助治疗。该类药物以可乐定为代表，可在停用美沙酮后使用，能抑制撤药后出现的流泪、流涕、打哈欠、恶心、呕吐、厌食、出汗、寒战及心动过速等症状，但对于渴求、肌肉疼痛等效果较差。初始剂量为0.1~0.3 mg，每天3次，不良反应为直立性低血压、口干和嗜睡，剂量须个体化。此外，中药和针灸在戒毒治疗中的临床疗效也较好。中药较常用的方剂有归脾汤、生脉散、参附汤、附子汤等。中药制剂有安君宁、益安回生口服液、参茯胶囊等。针灸治疗常选用内关、神门、夹脊、三阴交、关元等穴位，也有一定的疗效。

随堂测 7-3

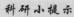

Meta分析结果显示，针灸可能是治疗阿片类药物依赖的最佳辅助治疗方式，其对戒断症状的疗效优于单纯药物治疗。临床研究表明，在美沙酮维持治疗的基础上增加针灸治疗，可有效减少美沙酮的日用量和降低对阿片类药物的心理渴求，亦可改善患者的睡眠质量和抑郁症状。

3. 防止复吸治疗及社会心理治疗　脱毒治疗只是消除或减轻了急性期严重的戒断症状，脱毒后还存在残留戒断症状，如失眠、焦虑、抑郁及躯体症状等，吸毒者对药物仍有强烈的心理渴求。加之环境的影响，很可能引起复吸。防止复吸是戒毒治疗的难点。因此，应特别重视脱毒后防复吸和康复治疗。有条件者可在脱毒治疗后脱离原来的生活环境，并由专人对其进行严密的监护。

（1）阿片受体拮抗剂：常用的药物为纳洛酮和纳曲酮，对阿片受体均有阻滞作用，能明显减弱或完全阻断阿片类物质与受体的结合，使阿片类物质不产生欣快作用，从而消除其强化效应，减弱对依赖物质的心理渴求。在开始使用阿片受体拮抗剂前，必须先实施脱毒治疗，在脱毒治疗结束7~10天后方可使用纳曲酮，以免促发戒断症状。

（2）社会心理治疗：心理治疗针对复发等问题能起到良好的治疗效果。对脱毒者应进行社会心理综合康复治疗，包括认知行为疗法、预防复吸治疗、行为疗法、群体治疗、家庭治疗等。协助脱毒者进行心理训练、技能训练，鼓励其参加工作治疗、兴趣小组，以丰富其精神生活。另外，还可帮助患者参与戒毒自助组织，在组员的互助中使其学会揭露自己，促进人格的矫正。此外，还要对患者进行拒绝毒品的训练，使其学会应对和处理生活中的困难，争取更多的社会支持。

4. 对症支持治疗 针对幻觉、妄想等精神病性症状，可以采用小剂量抗精神病药治疗。对合并有焦虑、抑郁症状的患者，可联合使用抗焦虑、抑郁的药物。此外，还应加强营养支持和补充各种维生素，也可用能量合剂促进脑细胞代谢。

5. 美沙酮维持治疗 经过一系列治疗，并非所有的吸毒者均能顺利戒毒。为了减少吸毒带来的危害，美沙酮维持治疗便应运而生。该治疗方法是使用美沙酮补充二醋吗啡依赖者内源性阿片肽量的不足，使依赖者恢复正常的生理及心理功能，像正常人一样生活。但美沙酮的药理作用在本质上与二醋吗啡相同，均为阿片受体激动剂。美沙酮维持治疗只是以一种阿片类药物替代另一种阿片类药物，但研究发现，尽管患者仍处于依赖状态，毒品的使用量、犯罪、因注射而导致的疾病相互感染却明显减少，患者的社会功能、职业功能和总体健康状况等得到改善。同时，维持治疗有利于与患者保持联系，从而有机会对其进行社会心理康复治疗。

第四节　烟　草

烟草危害是当今世界最严重的公共卫生问题之一，是人类健康所面临的可以预防的最大危险因素。据估算，2019年全球烟草使用者数量达11亿，每年因吸烟而导致疾病的死亡人数近800万。我国是世界上最大的烟草受害国，每年死于与烟草相关疾病者约有100万人，超过了HIV、结核、交通事故以及自杀死亡人数的总和，占全部死亡人数的12%。值得注意的是，近年我国吸烟者也呈现年轻化的趋势，青少年吸烟率高达11.5%。烟草所导致的健康问题、疾病负担和社会经济损失已经引起世界卫生组织和各国政府的广泛关注。

一、烟草的药理作用特点

烟草在燃烧过程中，可以产生4000多种已知的化学物质。尼古丁是烟草的重要成分，能使人产生依赖性。烟草依赖实质上就是尼古丁依赖。尼古丁主要通过与中枢神经系统的尼古丁受体发生作用而改变多种神经递质的传递，使神经细胞的兴奋性增加。另外，尼古丁也能作用于中脑边缘系统，产生强化效应。小剂量尼古丁能兴奋肾上腺髓质，使之释放肾上腺素，并通过兴奋颈动脉体及主动脉化学感受器，反射性地引起呼吸兴奋、血压升高等；大剂量尼古丁则使交感神经先兴奋，然后迅速转为抑制。

尼古丁同时具有水溶性和脂溶性，这一特点使得尼古丁可以被身体组织迅速吸收，并通过多种方式（如经口腔、皮肤黏膜、胃肠道或肺部毛细血管床）进入血液。吸烟后10秒内，尼古丁就会迅速到达中枢神经系统，使吸烟者体验到欣快感与愉悦感，还能使吸烟者缓解压力、提高警觉性、集中注意力等。

长期吸入烟草会形成依赖。临床研究表明，烟草依赖者通过改变吸烟量、频率和吸入呼吸道深度来维持其血液中的尼古丁浓度，从而避免因血液中尼古丁水平过低而产生戒断症状。

二、临床表现

1. 烟草依赖 烟草依赖主要表现为心理依赖和生理依赖。心理依赖主要是对烟草的强烈渴求，无法控制地强迫、连续使用尼古丁，以体验其带来的欣快感和愉悦感。躯体依赖主要为出现心率减慢、食欲增加、体重增加、皮肤温度降低等症状。烟草依赖程度可根据吸烟量、戒断症状的严重程度、临床评定量表得分判定。目前，烟草依赖程度评定使用较多的量表是Fagerstrom尼古丁依赖检验量表。

Fagerstrom 尼古丁依赖检验量表

评估内容	0 分	1 分	2 分	3 分
您早晨醒来后多长时间吸第一支烟？	> 60 分钟	31~60 分钟	6~30 分钟	≤ 5 分钟
您是否在许多禁烟场所很难控制吸烟的需求？	否	是	—	—
您认为哪一支烟是您最不愿意放弃的？	其他时间	早晨第一支	—	—
您每天吸多少支卷烟？	≤ 10 支	11~20 支	21~30 支	> 30 支
您早晨醒来后第一个小时是否比其他时间吸烟多？	否	是	—	—
您卧病在床时是否仍然吸烟？	否	是	—	—

注：总分 0~3 分为轻度依赖；4~6 分为中度依赖；≥ 7 分提示为高度依赖

2．戒断症状　烟草使用量较大（每天 10 支以上）者停用烟草后，体内尼古丁水平会迅速下降。通常在停止吸烟 2 小时后即可出现戒断症状，24 小时达高峰。戒断症状在前 14 天内最为强烈，之后逐渐减轻，可持续数周。主要表现为渴求吸烟、焦虑、抑郁、不安、头痛、唾液腺分泌增加、注意力不集中、睡眠障碍、血压升高和心率加快等，部分患者还可出现体重增加。

三、治疗

世界卫生组织和各成员国签订了烟草控制框架共约（Framework Convention on Tobacco Control），要求最大限度地施行控烟，以保护公众健康，使公众生命免受烟草威胁。对个体而言，可以综合采用药物治疗和非药物治疗的方法来减少对烟草的使用。

1．药物治疗

（1）尼古丁替代疗法（nicotine replacement therapy，NRT）：即使用低剂量尼古丁制剂替代烟草中的尼古丁，用渐进减量的方式有效帮助吸烟者摆脱对烟草的依赖，减轻戒断症状，如注意不集中、情绪低落、焦虑、易怒等。疗程为 8~12 周，少数吸烟者可能需要更长时间的治疗，长期的 NRT 并无安全问题。目前我国主要使用的是尼古丁咀嚼胶，为非处方药，规格有 2 mg 和 4 mg。但心肌梗死后近期（2 周内）、严重心律失常、不稳定型心绞痛患者应慎用。

（2）安非他酮：该药是一种抗抑郁药，其作用机制可能是阻断烟碱型乙酰胆碱受体，抑制多巴胺及去甲肾上腺素的再摄取。疗程为 7~12 周，至少在戒烟前 1 周开始服用，每日剂量为 150~300 mg，应缓慢加量，减量速度宜慢。对尼古丁严重依赖者，可联合应用尼古丁制剂。不良反应有口干、易激惹、失眠、头痛和眩晕等。癫痫患者、厌食症或不正常食欲旺盛者、正在服用含有安非他酮成分药物者、近 14 天服用过单胺氧化酶抑制剂者禁用。

（3）伐尼克兰：是一种新型非尼古丁制剂类戒烟药物，可选择性地与烟碱型乙酰胆碱受体结合，产生激动作用，同时可阻断尼古丁与该受体结合，缓解停止吸烟后对烟草的渴求和各种戒断症状，减少烟草所引起的欣快感，降低对吸烟的期待，从而减少复吸的可能性。伐尼克兰有部分尼古丁拮抗作用，不推荐与尼古丁制剂联合使用。先设定戒烟日期并在此日期前 1~2 周开始服用，疗程为 12 周，剂量一般每天 2 次，每次 1 mg。经 12 周治疗后戒烟成功的患者，可考虑巩固治疗 1 个疗程。该药常见的不良反应为恶心等消化道症状，大多数患者可耐受使用。由于伐尼克兰几乎以原形随尿液排出体外，因此严重肾功能不全者应慎用。

2．心理治疗　目前主要采用综合心理治疗，以认知行为疗法、支持疗法等最为常用，可贯穿于治疗的全过程。通过对患者认知行为模式的改变，有效地消除患者的躯体和心理依赖，防止复吸。

3．中医药治疗　中医对于烟草戒断综合征的治疗多从寒、热、虚、实辨证，以"扶正"和"驱邪"为治疗方法，通过对患者进行相关辨证，或以"扶正"为主，或以"驱邪"为要，或"扶正"与"驱邪"并重，在烟草戒断的治疗方面有其特色。此外，针灸治疗在烟草戒除方面的应用也较多，具有不错的疗效。

4．预防复吸　复吸是正常现象，多数戒烟者复吸发生在戒烟最初的 3 个月，也可在戒烟若干年后复吸。研究发现，以往尝试戒烟次数越多者，越有可能戒烟成功，因此，复吸并不意味着戒烟的失败。对复吸者，应鼓励其参与戒烟益处的讨论，综合采用药物治疗、心理咨询、提供社会支持、定期随访等措施，增强其戒烟的信心。消除戒烟引起的不良反应及戒断症状，帮助其彻底戒烟。

第五节　精神活性物质所致精神障碍患者的护理

案例 7-1B

患者入院后检查，结果显示：T 36.5℃，P 94 次 / 分，R 20 次 / 分，BP 108/69 mmHg。检查部分配合，患者呈醉酒状态，可闻及酒精气味，注意涣散，未见眼球震颤，无明显四肢震颤。

精神检查：意识不清楚，呈朦胧状态，时间定向障碍，接触被动，检查欠合作，言语稍紊乱，不断呼喊家人并索取烟、酒，可疑言语性幻听，可引出被监视感，情绪激动，情感尚协调，意志活动减少，自知力部分存在。记忆力及智能检查不配合。辅助检查显示肝功能异常。

请回答：

如何做好患者戒断症状的观察与处理？

【护理评估】

详细询问病史，仔细观察患者的病情，查阅病历记录，进行体格检查，并结合量表评估和检查报告等，从生理、心理、社会等方面收集与患者健康状况有关的资料。患者在处理物质滥用的过程中往往会采取对抗性措施，但评估本身就是一个治疗性的过程，是促使患者去思考自身物质滥用的一个机会。护理人员可以从解释为何要评估着手进行处理，同时向患者说明评估的保密性。

（一）精神活性物质使用情况评估

1．精神活性物质使用史　评估患者用药的种类、方式、剂量和持续时间等；饮酒量，饮酒的种类、时间和模式等；吸烟史、对烟草的依赖程度等；是否合并其他物质滥用；滥用精神活性物质的相关原因等。

2．既往治疗情况　评估患者既往戒毒、戒酒或戒烟史，是被迫还是主动就医，是否有家人协助，以及治疗地点、时间和效果等。

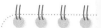

（二）身体状况评估

1．一般情况 评估患者的生命体征情况；皮肤注射痕迹、瘢痕，皮肤的完整性；有无营养不良、极度消瘦等；有无外伤；自我照顾能力，以及医疗合作情况。

2．躯体戒断症状 评估患者有无打哈欠、流涕、发热、肌肉酸痛、腹痛、恶心、呕吐、腹泻、震颤、共济失调、失眠等。

3．并发症 评估患者有无感染性疾病、消化道疾病、心血管系统疾病、泌尿系统疾病、神经系统疾病，以及肝、肾功能损害等。

4．辅助检查 包括血液、尿液、粪便常规，以及血生化、心电图、脑电图检查结果。

（三）心理状态评估

1．认知活动 评估患者有无知觉改变、思维内容障碍等，如是否出现幻听、妄想等症状；有无智力与记忆障碍，如遗忘、错构等；有无注意力减退和定向力障碍。

2．情感活动 评估患者有无不良情绪，如焦虑、抑郁、紧张、恐惧不安、易激惹、情绪不稳等。停止用药期间，患者有无对以往行为感到自责、羞愧等。

3．意志行为活动 评估患者有无用药动机，如好奇心重、追求快感、生活苦闷、逃避现实等；是否改变原有的生活方式；戒断过程中的防卫机制应用情况，如抱怨、诉苦、争执等；脱毒治疗过程中有无不惜一切手段持续用药，是否藏药、私自用药，有无偷窃、攻击行为等。

（四）社会状况评估

1．社会功能 评估患者工作、学习效率是否下降，人际交往、生活自理能力有无减退；是否存在不负责任、不讲道德的行为，甚至严重影响社会安定的犯罪问题，如逃学、旷工、说谎、偷窃、赌博等。

2．人际关系 评估患者是否参加帮派或其他非法组织，其朋友有无物质滥用的情况等；患者与家庭成员的关系是否受损，有无子女受虐待、家庭教养不良、婚姻破裂等问题，家人有无酗酒或用药等行为，是否有家庭功能失调等。

3．社会支持 评估患者有无失业、降职，是否有经济压力；能否从亲友中获得支持和帮助；有无可利用的社会资源，如协助机构、自助团体、心理卫生机构等。

此外，还可借助评估工具进行评估，常用的工具有精神活性物质使用相关问题筛查访谈量表、阿片类物质戒断症状评估量表、密歇根酒精依赖调查表、Fagerstrom 尼古丁依赖检验量表等。

随堂测 7-4

【主要护理诊断／问题】

1．急性意识障碍 与精神活性物质使用过量导致中毒或戒断反应有关。

2．营养失调：低于机体需要量 与精神活性物质取代食物、经济因素等有关。

3．焦虑 与自我概念、角色功能、健康状况受到威胁，无法控制物质使用有关。

4．感知觉紊乱 与精神活性物质所致中毒或戒断反应有关。

5．有暴力行为的危险 与戒断反应、无法获取物质有关。

6．有感染的危险 与共用或重复使用注射器、达不到无菌注射条件、机体抵抗力下降有关。

7．睡眠型态紊乱 与物质依赖所致欣快作用、行为模式异常和戒断症状有关。

8．个人应对无效 与不恰当的应对方法、缺乏支持系统有关。

【护理措施】

（一）安全护理

定期进行安全检查，移走环境中可能导致伤害的物品。严禁将毒品、酒或其他危险物品带入病房，密切观察患者有无使用物质的行为。此外，患者因难以忍受戒断症状，可能想要逃跑，因此要密切关注患者的言谈举止，做好防止患者出走外逃的防范措施。

（二）生活护理

1. 饮食护理　大多数物质依赖者可出现食欲减退、厌食，存在营养不足的问题。应观察患者的每餐进食情况，提供清淡、易消化、营养丰富的饮食。慢性酒精中毒患者若出现吞咽困难，可给予软食。对拒食或昏迷者可采取鼻饲。对严重呕吐、无法自行进食者，可协助进食，必要时给予鼻饲或静脉营养支持。

2. 睡眠护理　精神活性物质依赖者在戒断后大多存在顽固性失眠，使得患者的注意力会集中在躯体的不适感上，易导致复发。因此，应注意观察、记录患者的睡眠情况，并采取措施改善其睡眠状况。应保持环境安静、舒适、光线适中、空气清新。引导患者建立规律的作息习惯。患者睡前不宜过饿或过饱，不宜大量饮水，应避免剧烈运动，保持心情放松，可以听一些轻柔的音乐、用温水泡足，以促进睡眠。

3. 个人卫生护理　患者在最初停用精神活性物质时，会表现出强烈的症状，没有足够的能力照顾自己的生活，因此，要尽可能地帮助患者，做好皮肤护理，保持患者皮肤清洁、干燥，定期对患者的床单、被罩等进行更换。同时还要加强口腔护理，降低患者感染的概率，营造一个温馨、和谐、安静、清洁的病区，促进患者早期康复。

（三）特殊症状的护理

1. 过量中毒的护理　确认是何种药物中毒，备好抢救药品及器材，配合医生进行危重患者的抢救和护理。密切观察患者的生命体征变化，保持水、电解质及能量代谢平衡，保持呼吸道通畅，做好基础护理，预防并发症。

2. 戒断症状的护理　密切观察患者的生命体征和意识状态，及早发现症状，及时遵医嘱给药，以减轻患者的痛苦。患者在出现戒断症状期间应卧床休息，减少体力消耗，改变体位时，动作要缓慢。酒精中毒患者突然中断饮酒可引起震颤、谵妄等严重症状，此时应遵医嘱对症处理，密切观察病情变化。如果发生痉挛，则要安排专人护理，给患者放置牙垫，防止舌咬伤，保证呼吸道通畅，必要时予以吸痰、吸氧，确保患者的安全。

3. 精神症状的护理　对存在幻觉、妄想等精神症状的患者，应当接受其真实感，善于倾听，避免与患者争辩。给予恰当的安抚，以减轻患者的焦虑情绪。

4. 兴奋、躁动的护理　精神活性物质依赖者伴有人格障碍，表现为易激惹、冲动。与患者接触时应注意方式，既要坚持原则，又要正确疏导，适当满足患者的要求，避免与其发生直接冲突。根据病情安排专人护理，必要时给予保护性约束，防止患者自伤或伤人。

（四）心理护理

1. 建立良好的护患关系　可提前了解患者的生活、家庭、婚姻等状况，耐心倾听患者叙述自身的感受，尊重患者，保持非批判性态度，并向患者表达提供支持和帮助的意愿。

2. 改善负性情绪　根据患者的具体情况予以个性化的心理疏导。可为患者列举以往治疗成功的病例，提升患者对治疗的信心，也可组织患者在一起沟通、交流。病友间的经验分享和相互关心，能使患者从中得到慰藉，从而有效改善其负性情绪。积极寻找并发现患者身上的闪光点，改变患者对自己的负向评价。及时消除各种不良刺激，使其心情愉快。

3. 加强认知行为引导　认知行为引导旨在矫正导致患者不良行为的认知过程，帮助患者识别并矫正其错误的信念，使患者对精神活性物质有正确的认识，充分认识到滥用精神活性物质的危害，提高自我约束力。对导致精神活性物质使用的事件链加以干预，使患者能够对急、慢性渴求过程做到有效控制，从而强化维持戒断的行为。在适当的条件下可采用一定的奖赏和惩罚措施，以延长患者行为的维持时间。

4. 鼓励参加有益的活动　鼓励患者多参加集体活动，通过做手工及参加适当的劳动以训练其技能，陶冶情操，转移对物质的渴求心理。

5．调动社会支持系统　协助家属了解疾病相关知识，强化家庭功能，充分发挥家庭支持的作用，帮助患者摆脱对精神活动物质的依赖。鼓励患者及其家人积极寻求帮助，建议参加一些匿名康复自助团体等组织，积极寻求可利用的资源，如社区过渡性安置机构、心理咨询电话等。注意使患者回避与以往滥用物质有关的人、地点和事物等。

（五）用药护理

1．严格遵守用药制度　遵医嘱用药，注意预防患者藏药。检查患者的口腔，以确保其咽下药物。密切监测探视者，以防他们为患者提供药物。

2．观察用药后的疗效及不良反应　密切观察患者用药后的反应，症状有无改善，是否出现严重不良反应。同时，严防患者在不良反应的作用下，产生沮丧、悲观等负性情绪。在服用双硫仑进行治疗时，应注意叮嘱患者服药期间须禁酒。

（六）健康教育

向患者及家属讲解精神活性物质所致疾病的相关知识，深入讨论精神活性物质对患者躯体和心理的危害，以及对家庭和社会带来的严重不良后果，并指导患者认识复发的高危因素及预防复发的应对方法，指导患者形成新的价值观和社会关系，建立健康的生活方式和行为习惯，培养积极向上的兴趣和爱好。同时，要使家属意识到，在戒除精神活性物质的过程中，提供可靠的支持对物质依赖者的康复非常重要。

随堂测 7-5

小　结

1．精神活性物质可改变人类的情绪、行为、意识状态，并使人体产生躯体和心理依赖。物质滥用受生物、心理、社会等多方面因素的影响，可引发严重的健康问题，对社会造成不良后果。

2．不同类型的物质对生理、认知、情绪和行为产生的影响不同，戒断症状及过量使用引起的中毒反应也不相同。药物治疗、药物替代疗法和支持性心理治疗是主要的治疗方法。

3．全面收集有关物质滥用的资料并进行躯体、心理状态评估，有助于提供针对性的护理，主要包括安全护理、生活护理、特殊症状护理、心理护理、用药护理及健康教育。指导患者控制对物质的渴求、做好情绪管理、拒绝为成瘾物质使用提供便利、处理好个人和家庭问题以及参加自助团体是促进康复的主要措施。

思考题

1．比较酒精与阿片类物质的戒断症状。

2．案例 7-1 中，患者存在哪些主要的护理问题？请列出三个主要的护理诊断及护理要点。

（李静芝）

精神分裂症的护理

第八章

导学目标

通过本章内容的学习，学生应能够：

◆ **基本目标**

1. 描述精神分裂症的定义、病因和临床表现。
2. 说明精神分裂症的分型及特征。
3. 比较不同类型精神分裂症患者的护理要点。
4. 运用护理程序对精神分裂症患者进行整体护理。

◆ **发展目标：**

综合应用循证护理思维和方法解决患者个体化的护理问题，并进行健康教育。

◆ **思政目标**

培养学生的法律意识，注意保护患者隐私；了解精神科前沿知识，探索相关治疗护理规范；落实以人为本的护理理念，急患者之所急，一切为患者服务；领悟精神科护士的职业素养，加强职业认同感。

案例 8-1A

患者，女，24岁，已婚，职员。患者半年前因工作不顺利，逐渐开始认为周围的人都在议论自己，认为公司和家里都被人装了监视器，在监控自己。患者因此不敢出门，辞职在家，经常躲在桌子下，有时透过窗帘缝偷偷往外看。之后，患者开始怀疑同住的父母是魔鬼，要害自己。患者经常因小事对家人发脾气，摔砸物品。3个月前，患者开始凭空听见有人说话的声音。3天前，在该声音的"指挥"下，患者用水果刀割伤手腕、前胸，听到声音说"饶了你吧"，她才向家人求救。家人遂将其送至医院急诊科处理伤口。今日，患者在家人陪伴下来我院就诊，疑为精神分裂症。

请回答：

护士应评估的内容包括哪些？

精神分裂症（schizophrenia）是一种常见的病因未明的精神病，多于青壮年时期起病，患者常有特殊的思维、知觉、情感和行为等多方面的障碍，精神活动与环境不协调，一般无意识及智能障碍。病程多迁延。

我国国家卫生和计划生育委员会（现国家卫生健康委员会）和科学技术部于2012年共同资助立项的"中国精神障碍疾病负担及卫生服务利用的研究"显示，七大类36小类精神障碍中任何一种精神障碍（不含老年期痴呆）终生患病率为16.57%，12个月患病率为9.32%。在各类精神障碍中，精神分裂症及其他精神病性障碍的终生患病率为0.75%，30天患病率为0.61%。精神分裂症患病率在不同地域有显著差异，农村地区患病率高于城市地区；患病人群中，18~34岁年龄组患病率最高，这符合精神分裂症多发病于青壮年时期的特点。该调查结果与我国以往部分地区调查结果相比，精神分裂症患病率差异不大，符合本病以遗传学病因为主的流行病学规律。

【病因与发病机制】

本病的病因不明，其发病可能与下列因素有关。

（一）遗传因素

1. 家系调查　家系调查发现，本病患者的近亲患病率比普通人群高数倍。与患者血缘关系越近，患病率就越高。近亲中以子女、父母及同胞精神分裂症患病率最高。近期的研究结果显示，精神分裂症一级亲属患病率为1.4%~16.4%，而健康对照组的一级亲属精神分裂症患病率0.2%~1.1%。这进一步说明精神分裂症的家族聚集性非常显著。

2. 孪生子研究　孪生子研究发现，单卵孪生子的共同患病率是双卵孪生子的3~6倍。

3. 寄养子研究　寄养子研究也表明，遗传因素对本病的发生具有重要的作用。

（二）生物学和社会心理因素

1. 母孕期病毒感染　研究显示，妊娠中期（第4~9个月）发生流感病毒感染，可增加精神分裂症患病的危险性。另外，母亲妊娠早期发生流感病毒感染可导致其后代罹患精神分裂症的危险增加7倍。

2. 母孕期心理应激　母孕期经历精神创伤等应激事件可导致子代出生时低体重、神经发育不全，成年后学习和记忆能力下降，甚至出现焦虑、抑郁等表现。这提示本病的发生可能是由于应激导致HPA系统过度激活或功能失调，过量糖皮质激素通过胎盘传递给胎儿，通过影响胎儿的糖皮质激素受体进而改变其基因表达，从而导致中枢神经系统发育障碍。

3. 社会和心理因素　研究显示，文化、职业和社会阶层、居住地、移民、社会隔离、心理社会应激事件、人格因素、神经心理因素等在精神分裂症的发病过程中也可能具有重要作用。

（三）神经生化因素

1. 多巴胺（DA）功能亢进假说　该假说主要源于精神药理学方面的研究。研究显示：①重复使用大剂量苯丙胺可导致部分正常人出现类似急性精神分裂症的症状，而苯丙胺的药理效应之一就是促进中枢神经元突触部位多巴胺的释放；②短期使用苯丙胺可引起精神分裂症患者的精神病性症状恶化；③多种抗精神病药都是多巴胺受体拮抗剂，且它们的抗精神病效应与D_2受体的亲和力有关。

2. 谷氨酸假说　该假说比较重视谷氨酸这一神经递质在本病发生、发展过程中的作用。这主要基于对大脑皮质功能在本病发生、发展过程中重要性的认识。谷氨酸是皮质神经元的主要兴奋性递质，是皮质外投射和内投射神经元的氨基酸类神经递质。对精神分裂症患者的尸检发现，其脑组织内谷氨酸能神经传递存在多种异常。例如，在内侧颞叶区域，谷氨酸能标志物降低；而在额叶区域，某些突触后谷氨酸受体的密度则增高。由此推测，中枢神经系统谷氨酸功能不足可能是精神分裂症的病因之一。

精神分裂症的谷氨酸假说有三个方面的理论基础，一是"NMDA受体功能下降模型"，该理论认为，NMDA受体功能低下是精神分裂症的重要致病因素之一。二是精神分裂症患者多巴胺功能异常是继发于谷氨酸能神经元调节功能紊乱的。三是研究发现，精神分裂症的易感基因与谷氨酸有关。

3. **5-HT异常假说** 早在1954年，Wolley等就提出精神分裂症可能与5-HT代谢障碍有关，证据之一就是致幻剂麦角酸二乙酰胺是$5-HT_2$受体激动剂。尸检和脑功能影像研究发现，精神分裂症患者额叶皮质$5-HT_2$受体表达下降、$5-HT_{1A}$受体结合能力下降。另有研究显示，未经药物治疗的患者大脑皮质中$5-HT_{2A}$受体结合能力下降，这进一步表明5-HT的病理生理作用。

5-HT能神经元在神经发育中的作用，以及5-HT与多巴胺和谷氨酸之间的相互作用日益受到人们的关注。$5-HT_{2A}$受体激动剂可抑制DA的合成和释放，而$5-HT_{2A}$受体拮抗剂可使DA能神经元放电增加，从而增加中脑皮质及中脑边缘系统DA的释放，这与治疗患者的阴性症状、减少锥体外系反应有关。药理学方面的研究显示，$5-HT_2$受体拮抗剂利坦舍林可通过拮抗$5-HT_{2A}$受体而激活中脑皮质的DA通路，改善患者的阴性症状和认知功能。第二代抗精神病药（如氯氮平、利培酮、奥氮平等）的不典型特征就是除对中枢DA受体有拮抗作用外，还对$5-HT_{2A}$受体有很强的拮抗作用，故对患者的阳性、阴性症状和认知损害均有治疗效果。利培酮就是氟哌啶醇（D_2受体拮抗剂）与利坦舍林（$5-H_{2A}$受体拮抗剂）的化学合成物。

4. **γ-氨基丁酸（GABA）功能降低假说** GABA是脑内的主要抑制性神经递质，其与精神分裂症有关的证据包括：①患者大脑皮质GABA合成酶-谷氨酸脱羧酶（GAD）水平下降；②一种特殊类型的GABA能神经元（其中包含细小清蛋白）的密度及其突触末梢含量均减低；③患者$GABA_A$受体表达异常。这些证据表明，精神分裂症患者GABA神经传导功能受损。其他支持该假说的证据包括：GABA抑制作用的降低可导致其他神经递质（如DA、5-HT、NE）系统活动过度；精神分裂症患者海马γ-氨基丁酸能神经元功能下降；使用苯二氮䓬类药物可通过增强GABA的功能而增强抗精神病药的治疗作用。但是，GABA与上述其他神经递质紊乱的关系尚不清楚。有证据表明，*GAD*基因与精神分裂症存在关联，这提示GABA可能是精神分裂症的一个致病因素。

案例 8-1B

该患者的精神检查结果：意识清楚，定向力完整，接触主动，语速、语量适中，可引出言语性幻听及命令性幻听，可查及被害妄想，思维鸣响及被洞悉感。患者诉自己想什么就能听到有声音在耳边说出来。为了不让"读心术"再发生在自己身上，患者曾用刀划伤手腕和前胸。患者情感反应较协调，记忆、智能基本正常，意志活动未见明显减退，自知力部分存在。

请回答：

该患者属于疾病的哪种临床类型？

【护理评估】

（一）临床表现

本病的临床症状复杂多样，几乎精神科的全部精神症状和症状群在疾病的不同时期和不同类型患者中均可出现，没有任何一个病例能够全部表现精神分裂症的所有症状。但无论如何，精神分裂症患者的临床表现都具有其特征性，即思维、情感、行为的分裂和精神活动与环境不协调的特点。

1. **思维形式障碍** 思维形式障碍是精神分裂症患者最具有特征性的症状，其特点是思维联想过程缺乏连贯性和逻辑性，患者在意识清楚的情况下，可出现思维散漫或分裂，缺乏具体性和现实性。

（1）思维过程障碍：言语或书写方面，患者的语句在语法结构上虽然无异常，但语句之间、概念之间，或上下文之间缺乏内在意义上的联系，因而失去中心思想和现实意义，称为思维松弛。严重时患者言语支离破碎，甚至个别词句之间也缺乏联系，即思维破裂。

在疾病的早期阶段可仅表现为思维松弛。患者思维联想过程在内容意义上的关联不紧密，此时患者对问题的回答叙述不中肯、不切题，令人感到接触困难。

（2）思维逻辑障碍：患者用一些很普通的词句、名词，甚至动作来表达某些特殊的、除患者以外旁人无法理解的意义，称为病理性象征思维。如患者突然扑倒在行驶中的汽车轮胎下，称自己想再"投胎"。此时患者往往用同样的方式创造新词，把两个或几个完全无关的概念词或不完整的字或词拼凑起来，赋予特殊的意义，即语词新作。有的患者在推理过程中可出现逻辑倒错性思维。如患者解释为什么不吃荤菜时说："因为人是动物，肉类都是动物的尸体，所以我不吃自己的尸体。"

2．情感障碍　情感障碍是精神分裂症患者的另一个重要特征性表现，包括情感淡漠、情感反应与思维内容以及外界刺激不匹配。最早涉及的是较细腻的情感，如对同事和朋友的关怀、同情，对亲人的体贴。患者对周围事物的情感反应变得迟钝或平淡，对生活、学习的要求降低，兴趣爱好减少。随着疾病的发展，患者的情感体验日益贫乏，甚至对那些能使一般人产生莫大痛苦的事件，患者都表现得非常淡漠，丧失了对周围环境的情感联系（情感淡漠）。如患者年迈的母亲拄着拐杖，冒着酷暑来看望患者，也不能唤起患者任何情感上的共鸣。另外，患者还可出现情感反应与思维内容或现实环境不协调，如流着泪唱愉快的歌曲，笑着叙述自己的痛苦经历和不幸遭遇（情感倒错）。

另外，抑郁情绪可以发生在精神分裂症的各个阶段，并且比较常见。通常，抑郁情绪可随精神病的症状缓解而减弱，但也能持续存在，甚至在急性期过后数月内表现得更为明显。

3．意志行为障碍　患者活动减少，缺乏主动性，行为被动、退缩，即意志活动减退。患者对社交、工作和学习缺乏要求，不主动与人来往，对学习、生活和劳动缺乏积极性和主动性，行为懒散，无故旷工、旷课。严重时，患者终日卧床或呆坐，无所事事。

有的患者可出现意向倒错，吃一些不能吃的东西，如吃肥皂、昆虫、草木，喝洗发水，或伤害自己的身体等。有的患者表现为运动或行为障碍，如刻板动作、模仿动作等。

患者思维、情感、意志活动之间的协调性以及自身活动过程发生障碍，自然会导致精神活动与环境不协调，行为孤僻、离群，成为精神分裂症的主要特征。大多数患者具有内向性，不暴露自己的病态体验，并沉醉在其中，自乐自笑，周围人无法了解其内心的喜怒哀乐。

4．其他常见的精神症状

（1）幻觉和感知综合障碍：最常见的是幻听，主要是言语性幻听。患者能听见邻居、亲人、同事或陌生人说话，内容往往使患者不愉快。具有特征性的表现是患者能听见两个或几个声音在谈论自己，并且彼此争吵，或以第三人称谈论患者（评议性幻听）；语气常带有威胁性、命令性（如让患者去跳楼），或谈论患者的思想，评论患者的行为。有时，患者的幻听内容是重复患者自己的思想，患者想什么，幻听就重复什么内容（思维鸣响）。患者的行为常受到幻听的支配，如与声音长时间对话、发怒、大笑、恐惧，或喃喃自语，做侧耳倾听状；或沉醉于幻听中，自笑、自言自语，做窃窃私语状。

幻视在本病患者中也不少见。精神分裂症患者幻视的形象往往很逼真，颜色、大小及形状清晰可见。内容多单调、离奇，如看见一只手、半边脸或没有头脑的影子等。幻视的形象也可在患者大脑中出现，患者将其说成是用"内眼"看见的，即假性幻视。幻视常与其他幻觉同时存在。有时可见幻嗅、幻味、幻触，且常与妄想的内容有关。

人格解体在本病患者中也不少见，如患者感到自己的头离开了身体，下肢不存在了。有的患者感到灵魂（精神）和躯体分开了。

（2）妄想：妄想是精神分裂症患者最常见的症状之一，以原发性妄想最具有特征性和诊断价值。原发性妄想通常突然发生、没有任何原因，不以感知、意识、情感或其他精神障碍为基础。一旦出现，患者即深信不疑。例如，一位患者外出时，恰好遇到狂风大作，暴风雨即将来临，患者即感到父亲已经去世，随之嚎啕大哭，立即回家奔丧。

部分患者妄想表现非常突出，内容上以关系妄想、被害妄想和影响妄想最为常见。

本病患者妄想的主要特点是：①内容离奇，逻辑荒谬，发生突然。②妄想所涉及的范围有不断扩大和泛化的趋势，或具有特殊意义。如患者最初认为同事和邻居的一举一动都和自己有关系，后来认为街上、学校、公共汽车等公共场所的陌生人也都在议论自己，报纸上的新闻、电视节目都在射影自己，刮风、下雨、窗前飞来一只小鸟等都是信号，都有特殊意义，也就是在暗示自己将要发生什么。③患者对妄想的内容多不愿主动暴露，并往往企图加以隐瞒。患者不愿回答与妄想有关的问题，包括对自己的亲人。

（3）紧张综合征：患者的典型表现是紧张性木僵，即缄默、不动、违拗，或呈被动性服从，并伴有肌张力增高。患者的姿势极不自然，如卧床时，头部与枕头间隔一段距离（"空气枕头"），也有日夜不动地闭目站立。另外，还可见蜡样屈曲，患者身体的任何部位可随意被摆布并保持在固定位置。患者呈运动性抑制状态，但对周围事物的感知仍存在，事后对所经历的事件均能回忆，一般持续数周至数月。有时患者可突然出现冲动行为，即紧张性兴奋，表现为行为冲动，动作紊乱，做作并带有刻板性。如患者突然起床，摔砸物品，伤人毁物，无目的地在室内徘徊，不停地在原地踏步，之后又躺下呈木僵状态。

精神分裂症患者一般没有意识障碍与智能障碍。妄想、幻觉和其他思维障碍都是在意识清楚的情况下出现的，但通常伴有自知力缺失。

一般在急性阶段，本病的临床表现主要以幻觉、妄想、行为异常为主，此类症状又称阳性症状。在慢性阶段，主要症状为思维贫乏、情感淡漠、意志缺失，此类症状又称阴性症状。这种区分是相对的，在疾病的某一阶段，患者可同时存在阳性症状和阴性症状。

（一）临床分型

根据精神分裂症患者的临床症状特点，可将其划分为不同的临床类型。

1. 偏执型　又称妄想型，最常见，多在青壮年、中年起病，起病较缓慢。此型以妄想为主要症状，发病初期表现为敏感多疑，恐慌不安，逐渐发展为妄想，且妄想范围有泛化的趋势。幻觉以言语性幻听最常见。患者的幻觉和妄想内容较为离奇、抽象、脱离现实，而情感和行为受妄想或幻觉的影响，表现为紧张、恐惧，也可出现自伤、自杀或伤人行为。有的患者情感反应与思维内容不协调，缺乏相应的情感反应。病程发展较其他类型缓慢，如治疗彻底，则预后较好。

2. 青春型　较常见，多在青春期急性或亚急性起病。主要表现为言语增多，内容荒谬、离奇，想入非非；思维散漫，甚至思维破裂；情感喜怒无常，变化莫测；行为幼稚、愚蠢、奇特，可有兴奋、冲动、意向倒错，本能活动（食欲、性欲）亢进；幻觉内容生动；妄想呈片段化，常零乱、不固定，内容荒诞，与患者的愚蠢行为相一致。此型病程发展较快，虽可自行缓解，但维持时间不长，容易再发。抗精神病药物系统治疗和维持治疗可延长缓解期，减少发病。

3. 紧张型　即畸张型，近年来有减少趋势，多起病于中、青年，起病较急，病程多呈发作性。临床表现为紧张性木僵和紧张性兴奋。此型可自行缓解，治疗效果较其他类型好。

4. 单纯型　较少见，多于青少年期缓慢起病，病程呈持续进行性加重。临床症状主要是逐渐发展起来的精神衰退，幻觉和妄想不明显。主要表现为日益加重的孤僻、懒散、情感淡漠、意志缺失等。患者的精神活动逐渐脱离现实生活，最终发展为精神衰退。此型患者在发病早期常不被注意，往往经过数年病情发展较严重时才被发现。治疗效果和预后差。

5．其他类型

（1）未分化型：符合精神分裂症的诊断标准，但难以归属于上述四型。

（2）分裂症后抑郁型：是指精神分裂症的症状部分或大部分控制后出现的抑郁状态，这种抑郁状态可能是精神分裂症的症状组成部分，也可能是患者在精神症状控制后，自知力有一定程度的恢复而产生的社会心理反应；亦可能是由神经阻滞剂引起的不良反应表现。患者一般达不到重性抑郁发作的程度，但仍存在自杀的危险。

（3）残留型：精神分裂症疾病发展中的慢性阶段，以长期但并非不可逆转的"阴性"症状为特征。

知识链接

精神分裂症的分型

20世纪80年代初，Crow提出精神分裂症的生物异质性观点，将精神分裂症按阳性、阴性症状群进行分型。Ⅰ型精神分裂症（以阳性症状为主的精神分裂症）和Ⅱ型精神分裂症（以阴性症状为主的精神分裂症）的分类见表8-1。混合型精神分裂症包括不符合Ⅰ型和Ⅱ型精神分裂症的标准或同时符合两者的情况。这种分型的优点在于将生物学、现象学结合在一起，且对临床药物治疗的选择有一定的指导意义。

表 8-1　Ⅰ型和Ⅱ型精神分裂症

	Ⅰ型精神分裂症	Ⅱ型精神分裂症
主要症状	以妄想、幻觉等阳性症状为主	以情感淡漠、言语贫乏等阴性症状为主
对神经阻滞剂的反应	良好	差
认知功能	无明显改变	有改变
预后	良好	差
生物学基础	多巴胺水平增高	脑细胞丧失、退化（额叶萎缩），多巴胺水平无明显变化

随堂测 8-1

（4）老年期精神分裂症：是指首次发病在60岁以后，或在60岁之前发病且症状持续到60岁之后未缓解或存在残留症状。

（三）健康史

了解患者的生长发育情况，既往疾病史、药物过敏史，意识状态，生命体征，全身营养状况，饮食、睡眠、排泄、生活自理情况，有无烟、酒嗜好，药物或精神活性物质依赖等情况。

（四）心理社会状况

了解患者发病前的个性特征、自知力情况；了解患者的家庭环境、家庭成员之间关系是否融洽；了解患者的经济状况、受教育程度及社会支持系统等。

科研小提示

精神分裂症患者的护理模式有待改进，查阅最新文献资料可知：医院 - 社区 - 家庭一体化延续护理是针对精神分裂症患者的一种新型护理模式。

（五）治疗原则

抗精神病药物治疗对精神分裂症的治疗具有重要作用。支持性心理治疗可以改善患者的社会生活环境，并提高患者的社会适应能力，所以也十分重要。通常，急性阶段以药物治疗为主。慢性阶段，采取心理社会康复措施对预防复发和提高患者的社会适应能力有十分重要的作用。

1.药物治疗

（1）一般原则：药物治疗应系统而规范，强调早期、足量（个体化的最低有效剂量）、足疗程、单一用药、个体化用药的原则。治疗应从小剂量逐渐增加到有效推荐剂量，药物剂量的增加速度视药物特性及患者特质而定，维持剂量通常为巩固治疗期间剂量的1/2~1/3。高剂量时应仔细评估药物的治疗效果和不良反应，并给予合理的调整。一般情况下不能突然停药。

（2）选药原则：药物的选择应根据患者对药物的依从性、个体对药物的疗效、不良反应、长期治疗计划，以及患者年龄、性别及经济状况而定。英国国家卫生与临床优化研究所指南（2009年）建议：在进行药物治疗时，要尊重患者的选择；由于不同个体对相同抗精神病药物的治疗反应存在差异，因此，很难推荐适合所有患者的一线抗精神病药物；对于两种不同作用机制的抗精神病药物治疗效果不佳者，建议选用氯氮平治疗；对于治疗依从性不佳者，可以选择长效制剂治疗。

（3）药物治疗程序与时间：治疗程序包括急性治疗期（至少为4~6周）、巩固治疗期（至少为6个月）和维持治疗期。一般来说，维持治疗期的时间长短要根据不同情况而定，对于首发、缓慢起病的患者，维持治疗时间至少为5年；对于急性发作、缓解迅速且彻底的患者，维持治疗时间可以相应缩短。最终，只有不足1/5的患者有可能停药。如果决定停药，则须告知患者和家属复发的先兆症状和应对措施。

（4）合并用药：如患者持续出现焦虑、抑郁和敌意等症状，即使抗精神病药对阳性症状的控制效果较好，也应合用辅助药物。如患者已接受合适的抗精神病药物治疗，甚至包括氯氮平治疗，但仍持续出现阳性精神病性症状，则应合用辅助用药（增效药物），或电抽搐治疗，或经颅磁刺激治疗，或联合使用不同种类的抗精神病药，亦可单独应用电抽搐治疗。辅助药物包括苯二氮䓬类、心境稳定剂、抗抑郁药等。联合用药以化学结构不同、药理作用不尽相同的药物联用较为合适，达到预期治疗目标后仍以单一用药为宜，作用机制相似的药物原则上不宜合用。如果合并用药后未出现明显疗效，则要恢复为单一用药或更换其他药物。

（5）安全原则：在开始抗精神病药物治疗前，均应常规检查血压、心率、血常规、肝、肾、心功能，以及检测血糖和血脂，并在服药期间定期复查对比，发现问题及时分析与处理。

2.心理与社会干预　在治疗过程中，要了解与发病有关的生活和工作中的应激事件，了解患者在病情好转阶段对疾病的态度和顾虑，协助患者解除家庭生活中的急、慢性应激源，并给予支持性的心理治疗。

心理社会康复在住院条件下应予以重视：重视患者在住院时的社会活动参与情况，开展有组织的文娱体育活动，关心患者与社会和家庭的联系等。患者返回社会前，应重视对慢性精神分裂症患者日常生活能力和社交能力的训练，对患者家庭成员进行心理教育，以提高患者的应对技能，改善患者家庭环境中的人际关系。这些措施对减少精神分裂症社会生活中的应激、减少复发、促进患者的心理和社会康复均可起到积极的作用。

当前精神病防治工作模式从医院转向社区，以期促进慢性精神病患者尽早返回社会，有利于精神病患者的心理社会康复。

随堂测 8-2

知识链接

精神分裂症的早期干预与全病程治疗

越来越多的研究证据表明，精神分裂症首次发作患者从发病到接受治疗的时间长短与临床疗效及预后密切相关。处于精神病状态的患者，脑内多巴胺系统和谷氨酰胺系统亢进，可对大脑神经元产生毒性作用，最终导致神经元功能丧失甚至细胞凋亡。大量神经元功能衰退或者丢失，是慢性精神分裂症患者出现精神障碍和社会功能丧失的主要原因。因此，精神科临床工作者目前十分重视对首次发作精神分裂症患者的治疗。

精神分裂症的早期干预一般是指在患者出现精神病性症状后立即予以干预。在药物治疗方面，应强调低起始剂量，缓慢加量的原则，因为此阶段的患者对治疗效果与不良反应均较敏感。多数研究提示，应选用第二代抗精神病药物。

首发精神分裂症的干预绝不仅仅局限于急性期治疗阶段，也不仅限于医务人员与患者及其家属在门诊或病房的短暂接触。这里提出"全病程治疗"的概念，包含两方面的含义：一是精神卫生工作者保持与患者和家属的联系；二是相应机构、部门、人员为患者及其家庭提供多方位的支持。为了实施"全病程治疗"，精神卫生工作者需要转变观念，精神卫生机构也要相应调整管理模式。精神卫生工作者不仅要对患者精神病症状的治疗负责，更要为纠正患者心理功能缺陷、减少精神残疾、促进社会整合而积极努力。

精神科医生应当成为"全病程治疗"工作的领导者，但必须有精神科护士、心理学家、社会工作者、职业治疗师或承担相应职能的人员参加。

"全病程治疗"不仅强调控制急性期症状，同时也强调预防复发和改善患者的社会功能及预后，提高患者的治疗依从性是关键。因此，在药物治疗的基础上进行有效的心理社会干预可以进一步改善精神分裂症患者的不良结局。改善症状、降低复发率、增强社会功能、促进精神分裂症患者回归社会是药物治疗与心理社会干预联合治疗的主要目标，这将是今后一段时期精神分裂症相关研究的重点。

【主要护理诊断/问题】

1．有受伤的危险　与兴奋状态、木僵状态、感觉障碍、药物不良反应等有关。

2．有发生暴力行为的危险　与情绪不稳、易激惹、幻觉、妄想、精神运动性兴奋等有关。

3．营养失调：低于机体需要量　与受幻觉、妄想支配而拒食、少食，极度兴奋、躁动，机体消耗量大等有关。

4．进食障碍（异食、暴饮暴食、拒食、吞咽困难）　与意向倒错、食欲亢进、木僵状态、药物不良反应等有关。

5．自理能力（沐浴、进食、穿着、如厕）缺陷　与意志减退、行为退缩、思维障碍、自知力缺乏等有关。

6．排尿异常　与木僵状态时感觉、运动呈深度抑制，药物不良反应，认知障碍和躯体疾病有关。

7．睡眠型态紊乱　与行为紊乱、兴奋不安，幻觉、妄想状态，环境改变，白天过度睡眠等有关。

8．社交障碍　与行为退缩，不易沟通，幻觉、妄想状态，社会行为不被接受，心理障碍和个人资源不足有关。

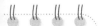

9. 健康维持无效 与认知功能受损、个人应对无效、缺乏实施基本健康措施的知识、缺乏寻求健康行为的能力和家庭支持系统不良有关。

10. 不合作 与否认患病有关。

【护理措施】

（一）基础护理

1. 做好入院评估 了解患者的住院依从性、入院原因、人格特点、兴趣爱好、生活习惯等，确定患者目前存在的主要护理问题。在护理体检过程中，要认真、仔细检查患者的骨骼及皮肤情况，发现皮肤破溃、擦伤或肢体活动受限等情况应及时与医生和家属沟通，使患者能够得到及时的诊治。

2. 提供安全的环境 ①对于有自杀风险的患者，须将其安置在离护士站最近的大房间，不能安置于单人房间，防止发生意外；②对兴奋、冲动的患者，应限制其活动范围，根据症状轻重分别隔离，病室内宜陈设简单，防止患者损坏设施及伤人；③对处于木僵状态的患者，应将其安置在单人房间，安排专人护理，防止患者在失去保护能力的情况下被其他患者伤害。

3. 维持正常的营养代谢 针对患者的不同进食情况制订饮食计划。①对暴饮暴食的患者要严格限制摄入量。②对异食的患者要限制其活动范围，密切观察患者的异常行为；对拒食的患者要尽量劝说，耐心协助其进食，必要时遵医嘱经静脉补充营养。③老年患者、药物不良反应引起吞咽困难的患者，进食速度要慢，以流质饮食、半流质饮食为主，防止发生噎食。④根据木僵患者夜深人静时能在床上活动肢体、自行进食、主动排便等特点，可将饭菜放置于患者床旁，同时准备好排便用具，在保持环境安静、避开患者视线的情况下，观察其进食、排便情况。如患者出现蜡样屈曲，要及时将患者的肢体放置于舒适的功能位置。

4. 帮助患者建立自理模式 ①提示患者维持适当的穿着及注意个人卫生，协助患者恢复和建立维持健康的能力，必要时制订生活护理计划。②对兴奋、不合作的患者，要协助其完成晨、晚间护理。③对行为退缩、生活懒散的患者，应采取督促指导的方式，保证患者按时洗漱、定时更衣、沐浴。④对木僵患者，要定时为其更衣、沐浴，做好口腔护理和皮肤护理。

5. 保证充足的睡眠 ①创造良好的睡眠环境，建立合理的作息制度。入睡前不饮浓茶、咖啡等饮料，减少交谈，减少各种不良刺激，保证环境的安静和安全。②夜间护理人员要加强巡视，观察患者的睡眠情况，对蒙头睡觉的患者要及时纠正，严防意外的发生。

6. 做好排泄护理 ①每天观察患者的排尿、排便情况，对生活自理能力差、无主诉的患者，要定时检查其腹部情况。对12小时未排尿的患者可采取诱导方法刺激排尿，必要时遵医嘱予以导尿。②对便秘的患者，鼓励其平时多饮水，多活动，多进食蔬菜、水果，以预防便秘。对3天未排便的患者，遵医嘱给予缓泻药或灌肠。

（二）症状护理

1. 单纯型 此型患者多以思维贫乏、情感淡漠、意志缺失为主要临床表现，如生活懒散，无高级意向要求，对任何事情都无情感反应。护士可针对患者的病情特点，制订长期、短期护理目标和自理能力训练计划，督促患者按计划训练，以达到延缓精神衰退、提高生活质量的目的。

2. 青春型 此型患者以不协调性精神运动性兴奋为主要临床表现。护士要掌握患者的病情变化，不激惹患者，不嘲笑患者，运用良好的语言技巧有效地阻止患者的异常行为及伤人和破坏性行为，必要时采取保护性约束措施，帮助患者控制异常和暴力行为，同时协助患者做好基础护理。

3. 紧张型 此型患者多以紧张性木僵为主要临床表现。此时患者的精神活动呈高度精神运动性抑制，生活不能自理、违拗、不合作。护士要主动采取各项护理措施，针对患者暂时生活不能自理的情况，做好基础护理，防止躯体合并症的发生。多数患者意识清晰，对外界事物能正确感知，注意不要在患者面前谈论病情及无关的事情，对患者态度和蔼。注意"四轻"，减少不良刺激。根据木僵患者夜深人静时可以自行下床小范围活动的特点，为患者提供饮食和排便用具。

4．偏执型　此型患者主要以妄想和幻听为主要症状。在幻觉、妄想的支配下，患者可出现冲动伤人、出走、自伤和自杀等行为。在护理此型患者的过程中，首先要保持诚恳、可信赖的态度，与患者建立良好的护患关系。建立信任关系后，要运用沟通技巧了解患者幻听和妄想的种类及内容。如果患者出现幻觉，要问清幻觉的内容；如果有幻听，要确定是否为命令性幻听。患者叙述妄想内容时，要耐心倾听，不与患者争辩，不过早地指明病态表现，以防止患者隐瞒病情。要观察患者的语言、表情、动作是否受幻听和妄想的支配，及时处理异常情况，防止发生意外。

（三）安全护理

1．掌握病情　对重点患者要做到心中有数，了解其病情变化特点，严密观察患者幻觉、妄想的内容及相应的情感反应。对异常行为要劝说阻止，防止发生意外。

2．加强巡视　每15分钟巡视1次，定时清点患者数量，确保患者安全。对极度兴奋、冲动毁物的患者，要予以隔离，必要时可采取保护性约束措施。对自杀的患者，设专人护理，确保患者24小时不离开护理人员的视线。对不合作的患者，要适当限制其活动范围，防止出现患者逃离医院的行为。

3．安全管理　加强病区环境检查，发现设施损坏应及时维修。病区办公室、治疗室、配膳室、浴室、杂用间等处必须随手锁门。注意加强患者物品管理，入院、返院、探视后，护理人员均要认真做好安全检查，严防危险物品带入病房。患者使用危险物品时，必须有医护人员协助，以防止发生意外。注意加强患者床单位的检查，防止患者在精神症状支配下存放危险物品，导致危险行为的发生。

（四）用药护理

由于不同类型抗精神病药物的作用靶点不同，具有许多药理作用，所以不良反应较多。对于抗精神药物的常见不良反应，如口干、便秘、体位性低血压等，主要是予以对症护理。对于严重的锥体外系不良反应，尤其是迟发性运动障碍、恶性综合征等，应密切观察患者用药后的反应，及早发现，以预防为主，避免严重不良反应的发生。

（五）心理护理

1．入院阶段　加强与患者的心理沟通，建立良好的护患关系，取得患者的信任。针对患者由于不适应住院环境而引起的焦虑、恐惧、紧张、无自制力、不接受住院治疗等护理问题，可采取主动热情、耐心细致的方法，用适当的语言技巧认真地为患者解决所出现的问题，体贴、尊重患者，满足患者的合理要求，使患者感受到医院的温暖，安心住院，为配合治疗奠定良好的基础。

| 知识链接 |

正念认知疗法对精神分裂症患者治疗效果的研究概况

正念认知疗法作为一种强调接纳和不做评判的心理治疗方式，在早期更多被应用于疼痛、压力、焦虑、抑郁和饮食障碍的治疗。近年来，随着人们对于正念认知疗法机制了解的加深，该疗法已被证实对缓解焦虑、缓解和改善负性情绪有良好的效果。因此，研究者最初期望利用正念认知疗法来改善精神分裂症患者焦虑和抑郁的情感症状，并帮

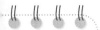

助患者减轻压力，且被证实是有效的。随着该疗法对大脑认知神经作用机制研究的深入，有学者发现，经过一段时间的正念训练后，前脑岛、海马、前额叶和扣带前回等脑区皮质厚度和灰质密度会发生变化，而精神分裂症患者的阴性症状和认知功能障碍则对应额叶血液灌注改变。因此，正念认知疗法被逐渐应用于治疗精神分裂症，研究也证实基于正念认知疗法的干预对于改善精神分裂症患者的阴性和阳性症状都有显著的效果。

2. 治疗阶段 掌握病情的动态变化规律。①对于兴奋、冲动毁物的患者，以亲切、耐心的态度，镇静而温和的语言，多方面了解患者的需求，帮助患者建立社会能接受的行为模式，指导患者用非破坏性行为表达感受和发泄情绪，对其在幻听、妄想支配下出现的过激行为要及时予以疏导和阻止。②对于不合作的患者，要耐心解释和劝说，讲明治疗的目的和方法，帮助患者稳定情绪，将患者不配合治疗的行为降到最低限度。③对于自杀的患者，要了解患者的内心体验，帮助患者分析病态的思维方式。鼓励患者多与护士交流，讲出内心的感受和想法，建议患者参加集体活动，在活动中寻找自身价值，消除自杀意念，积极配合治疗。

3. 康复阶段 康复期患者的心理变化和精神负担是多种多样的，如感受到疾病对生活的威胁，担心出院后社会、同事、朋友甚至家人不能接纳自己，担心自己能否继续工作、学习、结婚、过正常人的生活等。护理人员要重视患者的心理问题，注意使用倾听的技巧，及时做好心理疏导。指导患者制订近期、远期康复目标，学会如何尊重他人，克服自身性格中的缺陷，掌握一些科学、适宜的方法完善人格。教会患者正确处理与自己有关的社会矛盾和生活事件，避免有害的应激源对自身造成不良影响。协助患者维持心身平衡，使其在生理、心理各方面都处于接受治疗和管理的最佳状态。减少对患者的刺激，降低复发的可能性，增强患者适应社会生活的能力，达到维护健康、预防疾病、促进康复的目标。

（六）康复护理

1. 入院期 针对患者新入院的特点，为患者制订住院期间的康复计划，督促、训练患者每日完成生活料理，并参加一般性的活动，如散步、做操、听音乐等，以达到安心住院的目的。

2. 治疗期 根据病情变化，适宜地指导患者接受一些简单的工娱治疗，如折纸、手工编织、唱歌、下棋、打球、正念认知疗法等。转移患者的病态思维，使患者认识到生存的意义和价值，增强患者对治疗的信心，达到辅助治疗的目的。

3. 康复期 根据患者的兴趣、爱好，在护士带领下安排适当的康复活动，如书法、绘画、表演、体育比赛、手工艺制作、炊事作业及外出活动和购物等，为患者回归社会、延缓精神衰退打下基础。

（七）健康教育

1. 告知患者及家属，精神分裂症具有反复发作的倾向，长期维持药物治疗是防止疾病复发的重要措施。帮助患者和家属理解长期维持药物治疗的重要性和治疗中可能发生的不良反应及处理方法，提高服药依从性。

2. 告知患者按时到门诊复查，在医生的指导下用药，不可擅自增加、减少药物剂量或停药。即使患者病情稳定，也应按时到门诊复查，以便医生动态、连续地了解病情变化，及早发现复发的征象，及时调整治疗方案，改善预后。

3. 指导患者及家属掌握病情波动、复发的早期症状，如无故停药或拒绝服药，出现睡眠障碍、情绪不稳等，应及时就医。

4. 避免应激事件的刺激，保持良好的心境，保证充足的睡眠，适当活动，适度娱乐，生活作息规律。

5. 指导家属为患者创造良好的家庭环境，鼓励患者练习和掌握一些人际交往技巧和社会技能，尽量多为患者提供与家人、社会接触的机会。

小　结

1. 精神分裂症是一种常见的病因不明的精神病，多起病于青壮年时期。患者常有思维、知觉、情感和行为等多方面的障碍和精神活动与环境的不协调，一般无意识及智能障碍。病程多迁延。

2. 抗精神病药物治疗对精神分裂症的治疗具有重要作用。通常，急性阶段以药物治疗为主。慢性阶段，采取心理社会康复措施对预防复发和提高患者社会适应能力有十分重要的作用。心理治疗以支持性心理治疗为主。

3. 精神分裂症的急性期护理主要以对症护理为主，在充分评估患者症状的基础上，制订切实可行的护理措施，防止患者出现自伤、自杀、冲动、伤人、毁物等行为，保证患者及周围环境的安全。恢复期的护理是保持和提高患者的社会功能。

 ## 思考题

1. 案例 8-1A 中，患者存在的最主要的护理风险是什么？

2. 结合案例 8-1B，请提出两条最主要的护理诊断。

3. 案例分析：患者，女，25 岁，本科，职员。患者 1 年前开始不爱出门，不与人交流，爱哭泣、发脾气，家人未予以重视。近 5 个月来，患者经常说单位有人监视自己，跟同事外出购买物品时，总认为有人跟踪自己，便半路返回。患者在单位宿舍整日拉上窗帘，不开灯。平时打电话也小声说话，说有人会听见。在单位敏感多疑，总认为同事在议论自己，与领导、同事多次发生冲突。在十楼的家中，患者说地面上玩耍的小孩在议论她，还让家人小声说话，说楼下的人都能听见。患者认为母亲对自己不好，把母亲给自己买的物品全部扔掉，说要自己做主。患者经常因小事或毫无原因地对家人发脾气、摔砸物品。他人难以理解其言行。近 2 天来，患者哭闹，言行紊乱，对他人随意笑，说害怕，发抖，晚上整夜不睡，玩手机，在家人陪伴下来我院诊治。

入院精神检查：意识清楚，定向力不完整，被动接触，言语内容混乱，答话常不切题。可疑有幻听。思维松弛，言语离奇，逻辑性差。可疑有关系妄想、被监视感、被控制感，情感反应不协调。行为紊乱，出现较多无目的的动作和姿势。有发脾气、摔砸物品等冲动行为，否认自伤、自杀观念和自杀行为。自知力缺失。

请回答：

此患者目前主要的护理问题是什么？应采取哪些安全护理措施？

（柳学华）

心境障碍的护理

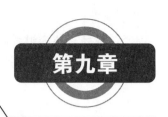

第九章

导学目标

通过本章内容的学习，学生应能够：

◆ **基本目标**

1. 说出心境障碍的基本概念、病因及临床分类。
2. 复述抑郁发作和躁狂发作的临床特点及护理诊断。

◆ **发展目标**

1. 综合运用护理程序对抑郁发作患者进行整体护理。
2. 分析抑郁发作患者自杀的心理，制定抑郁发作患者的自杀事件防范策略。

◆ **思政目标**

1. 培养学生的职业意识，包括学习意识、诚信意识、团队意识、自律意识、法治意识等。
2. 培养学生的职业道德，包括爱岗敬业、关心患者、平等待人、服务群众、忠于职守、奉献社会等。

　　心境障碍（mood disorder）是指由于各种原因引起的，以显著而持久的心境或情感改变为主要临床特征的一组精神障碍，又称情感障碍（affective disorder）。心境障碍主要表现为心境高涨或低落，伴有相应的认知和行为改变，可伴有精神病性症状，如幻觉、妄想等。本病的病程呈发作性，间歇期患者精神状态基本正常，部分患者可有残留症状或转为慢性病程。在ICD-11分类中，将心境障碍分为双相及相关心境障碍、抑郁障碍、环性心境障碍及恶劣心境障碍等。我国流行病学调查研究显示，心境障碍的患病率逐年增高。抑郁发作较躁狂发作多见。单相抑郁发作，女性患病率明显高于男性，男性和女性发病比例约为1：2，而男性的自杀死亡率却高于女性。随着人口老龄化进程加快，老年人抑郁障碍患病率越来越高，而儿童及青少年抑郁障碍及其对成长造成的影响也逐渐备受关注。

　　心境障碍诊断与治疗不及时有可能造成患者自杀的严重后果，严重影响患者的心理健康，给家庭和社会带来巨大的精神压力和经济负担。因此，护理人员有必要对心境障碍有深入的认识，并对患者提供个体化的整体护理。

第一节　抑郁发作

案例 9-1A

患者，男，45 岁，已婚，本科学历，中学教师。患者于半年前因单位工作调整，与领导的意见有分歧，不再担任所在部门原有职务后便开始经常出现心境低落，唉声叹气，坐卧不安，睡眠质量不好，易早醒，醒后难以入睡，心情极差，晚上稍好些。患者经常说活着没有意思、无用，不愿出门，不愿见人，不愿讲话，不愿做任何活动，整天无精打采，饭量锐减，但不觉饥饿，身体日渐消瘦。家人以为患者是和领导"闹情绪"，不认为其患病，因此没有就医。近 1 周，患者因单位未能给其调整工资而闷闷不乐，闭门不出，感觉生活失去乐趣，度日如年，曾多次伺机跳楼，但自杀未遂。家人发现患者明显异常，随送其就医。

请回答：

1. 该患者目前存在哪些精神症状？

2. 护士应评估哪些内容？

抑郁是以显著而持久的心境低落为主要临床特征的一种异常精神状态，是心境障碍的主要类型之一。目前认为抑郁的核心症状包括心境低落、兴趣缺乏和快感丧失，可伴有躯体症状及自杀意念和行为。患者症状通常持续 2 周及以上，并有不同程度的社会功能损害，给本人造成痛苦或不良后果。抑郁可单次发作，多数病例有反复发作的倾向。每次发作大多数患者可以缓解，部分患者可有残留症状或转为慢性。

【病因与发病机制】

本病的病因与发病机制尚未明确，大量研究提示生物学因素、心理社会因素和环境因素等对本病的发生有明显的影响。

（一）生物学因素

1. 遗传因素　流行病学调查研究显示，抑郁患者亲属患本病的风险远高于一般人群，血缘关系越近，患病率越高，一级亲属患病率高于其他亲属。

2. 神经生化改变　近年对抑郁发病机制开展了大量研究。目前以 5- 羟色胺假说较为肯定。该假说认为，5-HT 功能降低可能与抑郁发作有关。如选择性 5-HT 再摄取抑制剂等阻断 5-HT 摄取，或抑制 5-HT 降解的抗抑郁药的临床应用，表明神经生化物质对心境的影响。另外，去甲肾上腺素（NE）、多巴胺（DA）功能降低，血中 γ- 氨基丁酸（GABA）水平增高，激素代谢紊乱等与抑郁发作的表现密切相关。产妇分娩后抑郁发作增加，表明产后体内激素的变化对情绪也有一定的影响。

（二）心理社会因素

1. 心理应激　负性生活事件对心境障碍的发生具有"扳机"作用，特别是对首次抑郁发作的患者较为明显。研究表明，6 个月内有重大生活事件发生者，其抑郁发作的危险性可增加 6 倍，自杀的危险性增加 7 倍。成年期遭遇负性应激性生活事件，是导致具有临床意义的抑郁

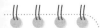

发作的重要触发条件。而生活和学习中所遇到的压力，即各种应激性生活事件，也是导致儿童及青少年抑郁的促发因素。关于抑郁发作的心理学理论一般把人际关系丧失（包括实际丧失或感觉上的丧失）作为抑郁发作的危险因素之一。离婚、丧偶、婚姻关系不和谐、失业、严重躯体疾病等均可导致抑郁发作。

2. **社会因素** 高强度的工作，社会变革对个人的冲击，缺乏自信或工作能力差，不能很好地完成工作而导致压力过大等是导致抑郁发作的重要因素。家庭关系的相关研究表明，儿童、青少年抑郁与父母婚姻关系破裂之间存在明显关联，女孩较男孩更容易受父母离异的困扰而导致抑郁。关于家庭教养方式的研究表明，父母严厉惩罚、过度干涉和保护将导致或加重儿童、青少年的抑郁症状，而给予子女更多的关注、理解和情感上的温暖，则可减轻儿童、青少年的抑郁症状或降低患病率。

3. **性格因素** 本病的易患素质是发病前的性格特征，如抑郁质。性格内向、不爱交际、做事力求完美及易伤感的个体通常容易出现抑郁发作。

由于老年人生理功能、心理承受能力和社会适应能力下降，以及老年人本身患有各种慢性疾病，使老年人患抑郁症的风险增高。

【护理评估】

（一）临床表现

1. **核心症状**

（1）心境低落：是指患者自我感受或他人观察到的显著而持久的情绪低落和悲观心境。患者常诉说"心情不好，高兴不起来"，表现为眉头紧锁、长吁短叹、忧心忡忡等典型的抑郁面容。重者苦恼、沮丧、忧伤，甚至悲观、绝望，有度日如年、生不如死之感。这种低落的情绪几乎在大部分时间都存在，且一般不随外界环境的变化而变化。

（2）兴趣缺乏：患者对既往喜爱的活动或事物兴趣下降或丧失。表现为对任何事物无论好坏都缺乏兴趣，什么事情都不愿意做，对以前很喜爱的活动也失去热情，如患者以前是很爱下棋的人，现在对下棋却一点兴趣都没有，越来越不愿意参加正常活动，常闭门独居，疏远亲友，回避社交，从而不能从美好生活中获得乐趣，失去了对现在及未来美好生活的向往和追求。患者自诉有"活着没意思""死了反而轻松"等抑郁体验。

（3）快感丧失：患者体验快乐的能力下降，不能从日常活动或工作中体验到乐趣，即使从事以前喜欢的事情或工作并取得成绩，也体会不到任何快感。部分患者有时可以勉强参加一些活动，表面看来患者的兴趣似乎仍存在，但进一步询问就会发现患者根本不会从这些活动或事情中感到快乐。他们从事这些活动或事情的主要目的是希望能从悲观、失望中摆脱出来或者消磨时间，有的患者还觉得参加活动是一种负担。

上述三种表现为抑郁的"三低"症状，即抑郁的核心症状。这三种症状相互联系、互为因果，在不同的患者身上表现并不完全一致，可能同时出现，也可能只以其中一种或两种症状为突出表现。患者可表现为快乐、希望、自尊、兴趣、生活的价值与动力及欲望（包括本能的食欲、性欲与心理社会性的欲望）等的下降或丧失。在此基础上，部分患者存在代表性的"三无"症状，即无用、无望与无助感。少数患者由于各种原因，极力否认或掩饰压抑的心情，甚至强装笑容，称为"微笑型抑郁"。在抑郁心境的背景下，有的患者可出现焦虑，表现为紧张、局促不安、惶惶不可终日，或不停地来回踱步、夹手指、揪头发、拧衣被，或出现明显易激惹性，表现出无端愤怒、发脾气、骂人，甚至出现毁物、伤己和伤人行为。儿童及青少年抑郁症患者的情绪波动大，常出现痛哭流涕、大声喊叫及无法解释的冲动，鲁莽不计后果、学习成绩下降和拒绝上学等。此型抑郁心境常有晨重晚轻的节律改变特点。

2. **思维迟缓** 患者联想速度缓慢、思考问题困难，自觉反应迟钝，"脑子好像生锈了，不

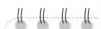

灵了，什么都想不起来了"。主动语言减少，语速减慢，声音低沉，回答问题常拖延很久，难以说出口。有的患者在回答问题的过程中，声音越来越小，语速越来越慢，词语越来越少，严重者则无法进行交流。

3．活动减少　即精神运动性抑制。患者的整个精神活动呈显著、持久、普遍的抑制状态，表现为各种以前喜爱的活动减少，行为缓慢，思维迟缓，反应迟钝，生活被动、不愿做事，也不愿和周围的人接触及交往，在集体活动中常独处一隅。注意力、记忆力减退，言语少而简短，严重者整日卧床，不想去上班，不愿外出，疏远亲友及回避社交，甚至连个人卫生都不料理，蓬头垢面、不修边幅，最后发展为不语、不动、不食，出现木僵状态。此种"抑郁性木僵"状态，经仔细的精神检查，可发现患者仍会流露出痛苦、悲观的情绪。据此可与精神分裂症患者的木僵状态相鉴别。

4．精神病性症状　部分患者在抑郁状态持续一段时间后可出现幻觉和妄想，内容可与抑郁心境相协调，如疑病妄想及罪恶妄想，伴有嘲弄性、讽刺性或谴责性的幻听。另外，还可出现强迫、恐惧、癔症、人格解体、现实解体等症状。因思维联想困难和注意力下降，患者的理解力和记忆力减退，可出现抑郁性假性痴呆，即可逆性的认知功能障碍，常见于老年人。经过抗抑郁治疗，这种认知功能障碍可以得到改善。但必须注意，某些器质性痴呆、不可逆性痴呆也可以抑郁为早期表现，需加以鉴别。

5．自杀意念和行为　在心境低落的基础上，患者可出现典型的"三自"状态，即患者可从自卑发展到自责、自罪，出现罪恶妄想，产生自杀意念和行为。抑郁患者的自杀率比一般人群高。有报道显示，约1/3的患者曾有自杀意念。出现自杀意念和行为是抑郁发作患者最危险的表现。患者的自杀意念可逐渐产生，随症状加重而日趋强烈。患者一方面心境低落，感到生不如死，想要通过自杀寻求解脱；另一方面认为自己罪大恶极，想要通过自杀惩罚自己。患者采取自杀行为时，往往计划周密，很难防范。有的患者病理性意志增强，可反复出现自杀意念和行为，不惜采用各种手段和途径，甚至强颜欢笑，以逃避医护人员或家属的注意。抑郁发作患者的自杀可发生两种变异，一种为扩大性自杀，即患者在病理性逻辑思维的支配下，考虑到配偶和子女在其死后的悲惨处境，可能先将亲人杀死，然后自杀。另一种可称为曲线自杀，即患者的自杀行为未获成功，转而实施杀人计划。被杀者是陌生人或与患者毫无关系的人。杀人后，患者不逃走，而是向公安机关自首认罪，要求严惩，以达到自杀的目的。患者的自杀行为可发生在疾病的任何时期，但往往发生在缓解期，可能是重症期由于精神运动性抑制而不能将自杀行为付诸行动。

6．躯体症状　患者的情感反应不仅表现为心境改变，而且总是伴有机体的某些变化，表现为各种各样的全身不适。患者常终日不思茶饭，面容憔悴、目光呆滞，食欲减退，体重减轻明显，头痛、心悸、胸闷、恶心、呕吐、口干、便秘、消化不良、胃肠胀气及睡眠障碍等。患者可有性欲减退，男性患者可出现阳痿，女性患者可出现性快感缺乏和闭经。睡眠障碍主要表现为早醒，一般比平时早醒2~3小时，醒后不能再入睡，这对抑郁发作具有特征性的诊断意义。也有的患者表现为入睡困难，睡眠不深，夜间多次醒转；少数患者表现为睡眠过多。儿童睡眠质量通常较好，也比较容易入睡，但出现抑郁时，则可能出现入睡困难、睡眠质量较差、易醒等情况。患者体重减轻程度与食欲减退不一定成比例，少数患者也可出现食欲增强、体重增加。另外，隐匿型抑郁症患者可以相反地体验不到抑郁心境，而取代这种抑郁心境的往往是躯体不适，患者甚至会用嬉笑面容作为防御性面具（微笑型抑郁）。有的患者可能自诉各种各样的疼痛，害怕发生灾难，或害怕自己发疯。有的患者可能会因为病态情感而达到"欲哭无泪"的程度，如能重新哭泣，则表示病情有所好转。这种抑郁症患者会自诉不能体验普通的情绪，包括悲哀、欢乐和愉快，并且感到世界已变得毫无生气，死气沉沉。

老年期抑郁症的临床表现通常不典型，与青壮年患者存在差异，认知功能损害和躯体不适的主诉较为多见。患者对躯体疾病的关注度和感受远远超过实际患病的严重程度，因此表现为明显紧张不安、过分担心，辗转于各大医院或寻遍名医。即使经过反复检查，结果呈阴性或者病情不严重，患者也会拒绝相信检查结果，而要求再检查，或者埋怨医生检查不仔细、不认真、不负责任等。

> **知识链接**
>
> ### 抑郁发作程度的分度参考标准
>
> 虽然对抑郁发作程度没有明确的标准，但临床上一般根据症状的严重程度以及对于生活的危害程度将抑郁发作分为轻度、中度和重度。
>
> 1. 轻度　轻度抑郁发作患者伴有 2 项以上核心症状，并有下列伴随症状中的 3 项，包括自卑、自罪、消极观念、食欲异常、性欲异常、体重减轻以及焦虑症状、自主神经功能紊乱症状等。患者社会功能部分受损或不受损。
>
> 2. 中度　患者有 3 项核心症状，并有伴随症状中的 4 项以上，并且社会功能很大程度上受损，表现为工作效率及生活自理能力下降。
>
> 3. 重度　患者有 3 项核心症状，并有伴随症状中的 4 项以上，社会功能严重受损，已无法正常工作和生活。

（二）健康史

评估内容包括患者的成长与发展史、既往史、生活方式、特殊嗜好、家族史等；患者的营养状况，有无食欲低下、性欲减退；患者的睡眠情况，有无入睡困难、早醒、醒后难以入睡等；患者近期发生的生活事件等。

（三）心理社会功能

评估内容包括患者发病前的个性特点，患者应对挫折与压力的行为、方式和效果，患者所面临的困境与出现的问题。评估患者抑郁发生的诱发因素，是否有重大的负性生活事件和慢性长期的不良环境。

（四）治疗原则

抑郁的治疗原则：①个体化治疗；②尽可能采用最小有效剂量，逐步递增剂量，使不良反应减至最少，以提高患者的服药依从性；③足量、足疗程治疗；④尽可能单一用药，如疗效不佳，则可考虑更换药物、使用增效药物或联合用药，但需要注意药物间的相互作用；⑤治疗前签署知情同意；⑥治疗期间密切观察患者的病情变化和不良反应，并及时处理；⑦可联合采用心理治疗增强疗效；⑧积极治疗与抑郁同时存在的其他躯体疾病、物质依赖或焦虑障碍等。

1. 药物治疗　药物治疗是典型抑郁发作的主要治疗措施。目前倡导全程治疗，包括急性期治疗、恢复期治疗和维持期治疗。

（1）急性期治疗：推荐治疗时间为 6~8 周。目标为控制症状，尽量达到临床痊愈。治疗抑郁发作的药物起效时间通常为 2~4 周。如果用药 4~6 周仍无效，则可改用其他同类药物或作用机制不同的药物。

（2）恢复期治疗：治疗时间至少为 4~6 个月。在此期间，患者病情不稳定，复发风险较大，原则上应继续使用急性期治疗的有效药物，且剂量不变。

（3）维持期治疗：目前有关维持期治疗的时间意见不一，多数认为首次抑郁发作需维持治疗至少 6 个月。

目前，临床一线抗抑郁药主要包括选择性 5- 羟色胺再摄取抑制剂（SSRI，代表药物有氟西汀、帕罗西汀、舍曲林、氟伏沙明、西酞普兰和艾司西酞普兰等）、5-HT 和去甲肾上腺素再摄取抑制剂（代表药物为文拉法辛和度洛西汀）、去甲肾上腺素能和特异性 5-HT 抗抑郁药（代表药物为米氮平）等。氟西汀多用于儿童及青少年抑郁症的治疗。传统的三环类、四环类抗抑郁药和单胺氧化酶抑制剂由于不良反应较大，临床已较少应用。

随堂测 9-2

老年患者肝、肾功能减退，药物代谢慢，对药物耐受性低及常伴有躯体疾病，所以对老年人用药剂量相对较低，应尽量选择不良反应较小的药物。治疗时既要考虑周全，又要注意各种药物间的相互影响，且维持治疗非常重要，疗程需要相对较长。

2．无抽搐电休克治疗（MECT）　由于无抽搐电休克治疗具有抗抑郁与抗精神病性症状的双重作用，疗效优于单用抗抑郁药，因此对重性抑郁伴妄想、自杀、拒食的患者采用无抽搐电休克治疗也可奏效。一般治疗 5~10 次，治疗间隔时间不宜短于 48 小时。对病情特别严重者（如自杀的患者、精神病性症状特别严重者），可适当缩短治疗间隔，如开始为每天 1 次，连续数天治疗后改为隔天 1 次。无抽搐电休克治疗不能预防复发，故达到治疗效果后，仍需应用药物维持治疗。

3．心理治疗　心理治疗对本病患者的治疗十分重要，通常采用心理治疗与药物治疗相结合的方法。心理治疗的方法有支持性心理治疗、认知行为疗法、心理干预和心理疏导等。针对不同患者的心理社会状况及其所处的不良环境，予以相应的个体化治疗。

（1）支持性心理治疗：在日常诊疗时，给予抑郁患者言语和行动上的支持，并对其疾病状况予以充分解释。如果抑郁发作是对生活状态的一种反应，并且不太严重，则应在早期与患者关于生活状态进行沟通与讨论。对严重抑郁症患者，不要过早与其讨论病情，因为会增加患者的心理压力，加重患者的失望感。在疾病的恢复期，重点应对抑郁症患者从责任感上加以激励，使患者恢复对生活的信心。

（2）认知行为疗法：对于消极看待自我，对未来丧失信心的患者，治疗目标是转变患者消极的认知，用更接近现实的解释替代消极的认知，使患者更积极地面对现实，妥善处理现实问题。研究表明，认知行为疗法对儿童及青少年抑郁有效。

（3）心理干预和心理疏导：在抑郁发作间歇期，对有可能复发的患者，应进行心理应对方式的矫正。因为这些患者抑郁情绪的发作大都是由于他们对生活事件的习惯性反应引起的，不良的心理应对方式很可能再次诱发抑郁发作。抑郁发作患者情绪低落，兴趣索然，往往沉浸在痛苦的病理体验中，因此，应采取各种积极的手段来调动患者的积极性，鼓励患者多做一些自己感兴趣的事情，增加患者的活动量，提高其兴奋性，改善其情绪状态。帮助患者分析其过去、当前人格方面的缺陷对疾病的不利影响，并加以克服，防止情绪低落对身体的伤害。疏解患者的不良情绪，强化患者身上的闪光点。鼓励患者热爱生活，做生活中的强者。

4．预防复发　对抑郁发作患者追踪随访 10 年的研究发现，75%~80% 的患者有多次抑郁复发，因此对患者需要进行预防性治疗。抑郁发作 3 次以上的患者应长期接受治疗，甚至终生服药。维持治疗的药物剂量，多数学者认为应与治疗剂量相同。同时，还应对患者定期进行门诊随访观察。心理治疗和社会支持系统对预防本病的复发也有非常重要的作用，应尽可能解除或减轻患者过重的心理负担和压力，帮助患者解决生活和工作中的实际困难及问题，提高患者的应对能力，并积极为其创造良好的环境，预防复发。

案例 9-1B

入院检查，患者身体状况一般，食欲差，进食少，体重减轻；注意力不集中，记忆力减退，睡眠障碍，表现为早醒；生活懒散，行动缓慢，喜卧床少动，兴趣丧失，有自责、自罪，有自杀意念。患者幼年发育正常，为人忠厚老实，胆小怕事，做事谨小慎微，追求完美。患者与同事关系和睦，曾连续评为先进职工，婚后夫妻感情好，育有一子。患者无烟、酒嗜好。体格检查无阳性发现。实验室与影像学检查无阳性发现。

初步诊断为抑郁发作。

请回答：

1. 该患者的主要护理诊断有哪些？
2. 如何制定防范患者自杀事件发生的策略？

【主要护理诊断 / 问题】

1. 有自我伤害的危险　与自我评价低，以及悲观、绝望等情绪有关。
2. 睡眠型态紊乱　与情绪低落、沮丧、绝望等因素有关。
3. 自理能力缺陷　与精神运动迟缓、兴趣减低、无力照顾自己有关。
4. 有营养失调的危险：低于机体需要量　与抑郁导致食欲减退及自罪妄想内容有关。
5. 无效性应对　与情绪抑郁、无助感、精力不足、疑病等因素有关。
6. 慢性低自尊　与抑郁情绪、自我评价过低、无价值感有关。
7. 焦虑　与无价值感、罪恶感、内疚、疑病等因素有关。
8. 便秘　与日常活动减少、胃肠蠕动减慢有关。
9. 社交隔离　与抑郁情绪、兴趣减低、缺乏人际交往意愿等因素有关。

【护理措施】

（一）基础护理

1. 饮食护理　协助患者保持饮食均衡。食欲缺乏、便秘是抑郁患者常出现的胃肠道症状。可选择富含纤维素的食物，陪伴患者进餐，注意少食多餐。若患者觉得自己没有价值，有自罪、自责妄想，不值得进食而拒食，则应耐心解释和劝慰，也可鼓励患者从事一些为他人服务的活动，以协助患者接受食物。若患者坚持不进食或体重持续减轻，则须采取进一步的措施，如喂食、鼻饲、输液等。若进食粗纤维食物、补充足够的水分、进行足量活动后仍无法解决便秘，则需给予缓泻药或灌肠处理。

2. 改善睡眠模式　对不易入睡或早醒的患者，应鼓励或陪伴患者白天多活动，鼓励患者从事文娱体育活动，不要长时间卧床。入睡前用温水泡足，保持平和的心境和安静的睡眠环境等。必要时遵医嘱给予催眠药等。抑郁发作患者易早醒，而此时是患者自杀、自伤等意外事件多发时期，应予以高度警惕。应当安抚患者，尽量延长其睡眠时间。

3. 指导和协助患者养成良好的卫生习惯　抑郁患者常不注重自己的衣着、外观及个人卫生。对轻度抑郁患者，可鼓励其在能力范围内进行自我料理；对重度抑郁、木僵、完全卧床不动的患者，需要协助其翻身及被动运动，预防压疮。帮助患者洗漱、更衣、如厕、仪表修饰，做好口腔护理、会阴护理，使患者保持整洁、舒适。允许患者适度依赖护理人员，有助于减轻其心理压力。

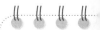

（二）安全护理

护士应做好安全护理，预防患者做出可能伤害自己的行为。

1. 提供安全的环境　撤除所有危险物品，将患者置于群体及安全环境中，避免其单独居住、单独活动。

2. 严密观察患者的病情变化　特别要注意观察患者的异常言行（如流露出厌世的想法、收藏危险物品等），以便及早发现其自杀先兆。对有病理性意志增强，反复出现自杀意念和行为，不惜采用各种手段和途径，甚至强颜欢笑以逃避医护人员或家属注意的患者，尤其要予以重视。

3. 加强巡视　在交接班时间、进餐时间、清晨、夜间或工作人员较少时，要特别注意密切观察患者，需15分钟巡视一次。患者床位应靠近护士站，必要时24小时严加管理。患者外出检查、洗澡或进行户外活动时，要安排专人重点看护。

4. 治疗及护理过程中的安全防护　如使用口测法或腋测法测量体温时，需要加强看护，严防患者吞服体温计等。

（三）症状护理

护理人员应当进行有效的治疗性沟通，鼓励患者表达自己的内心感受。患者思维迟缓、语言减少和语速缓慢，接触患者时应保持温和、平稳、接纳、同情的态度，但要避免过分认同，避免强化患者的抑郁情绪。根据患者的情况调整语速，允许患者有足够的时间反应。耐心倾听患者的诉说，不要表现出不耐烦、不关心甚至嫌弃的表情和行为，使患者感到被尊重和理解，对医务人员产生信任感。接触不语或语言极少的患者时，可静静地陪伴患者，以非语言（如眼神、手势、轻柔地抚摸等）或诚恳、简单、缓慢的语言表达工作人员的关心和支持。通过这些行为逐渐引导患者注意外界，并鼓励患者表达自己的感受和看法，以利于护士及时掌握病情，并采取相应的医疗护理措施，避免意外的发生。

（四）用药护理

应保证用药安全及药物治疗的顺利进行。

1. 防止患者藏药或大量吞服药物造成不良后果　发药时，要加强看护。服药后应仔细检查药杯及患者口腔、衣袋等，严防患者藏药，蓄积后顿服自杀。

2. 注意观察药物的不良反应　在患者出现口干、便秘等不良反应时，做好解释工作。这些不良反应不妨碍继续用药，患者在2周内可逐渐适应，应鼓励其多饮水，多吃富含维生素的食物，可以缓解上述不良反应。

3. 维持用药　若患者病情好转或处于康复期，应督促其维持用药。须注意避免刚病愈就停药，这样会增加复发的机会，停药应在医生的指导下进行。

（五）心理护理

1. 指导和协助患者建立自信　指导患者肯定自身的优点、长处，使其对自身价值有信心。抑郁患者对自身或外界事物常不自觉地持否定的看法（负性思考），护士必须协助患者确认这些负性思考，然后设法将其阻断，协助患者回顾自身的优点、长处及成就，从而增加患者对自身或外界的正向认识，培养正确的认知方式。

2. 训练患者的心理应对技巧　在护理过程中，要积极创造或利用一切个人或团体的人际交往机会，改善患者以往消极、被动的交往方式，逐步形成积极、健康的人际交往方式，鼓励患者积极、主动参加社交活动，增强人际交往中的自信，体会交往中的快乐。

3. 增强患者的社会功能　指导患者改变处处需要他人关照和协助的心理，并通过学习和行为矫正训练的方式为患者今后重新融入社会、独立处理各种事物打下良好的基础。向患者家属了解患者的兴趣、爱好，鼓励患者参加其喜爱的活动，以疏泄抑郁情绪。

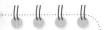

目前的抗抑郁药大都起效缓慢，需要数周甚至数月，而且只对20%~30%的患者起效。近年研究发现，氯胺酮在低浓度条件下可以在1小时内迅速改善情绪，并且消除严重抑郁患者的自杀意念。氯胺酮可在70%以上的难治性抑郁症患者中发挥疗效，因此被称为"整个精神疾病领域近半个世纪最重要的发现"。

（六）健康教育

抑郁发作患者在疾病转归后，非常渴望获得疾病的相关知识，患者家属也希望了解如何照顾、帮助患者的相关知识。因此，护士应耐心、细致地做好患者和家属的健康教育工作。

1. 讲解疾病相关知识　从疾病的发生、发展、治疗、预后等多方面进行宣传教育，使用通俗易懂的语言，使患者、家属对疾病有比较全面的了解和认识。

2. 讲解药物治疗的重要性和常见的不良反应　由于抗抑郁药不良反应大，且发生在药物起效前，常使患者不愿服药。因此，要使患者了解坚持服药的必要性，并掌握处理不良反应的方法。

3. 讲解疾病复发可能出现的先兆表现　如睡眠不佳、情绪不稳、烦躁、疲乏无力等，尽早识别复发症状，及时到医院就诊。另外，还应嘱咐患者即使病情稳定，也要按时复查，在医生的指导下服药，巩固疗效。不可擅自增加、减少药物剂量或停药。

4. 保持身心健康和积极、乐观的态度　指导患者有规律地生活，积极参加社会娱乐活动，避免精神刺激，保持稳定的心境。

第二节　躁狂发作

案例9-2A

某男，38岁，工人，因反复发作性兴奋、话多、夸大其词、失眠，伴活动增多等10余天来院就诊。患者于10天前，因一点小事与同事发生了争吵，当天夜里出现失眠。第二天再次与那位同事理论，发展到大吵大闹。单位领导找其谈话，其情绪反而越来越激动，发脾气骂人，责怪领导包庇那位同事。当晚彻夜不眠，写文章欲向上级部门反应情况。此后，患者变得性情暴躁，几乎每天都摔物品，打骂妻子和孩子，睡眠量减少，但白天又精力充沛，反复找单位领导或上级部门讨说法。此表现持续10余天，家人觉得患者已严重影响家庭生活和工作将其送入医院。

请回答：

1. 该患者目前存在哪些精神症状？
2. 护士应评估哪些内容？

躁狂（mania）是以明显而持久的心境高涨为主的一种情感性精神障碍，也是心境障碍的主要类型之一。目前认为躁狂发作的核心症状包括心境高涨、思维奔逸及精神运动性兴奋，伴有精力旺盛、言语增多及睡眠需要量减少，有的患者可出现食欲增加，严重时伴有幻觉、妄想等精神病性症状。临床上只有少数患者终生仅为躁狂发作，大多数患者躁狂发作后均发展为双相障碍。躁狂发作时间常持续 1 周以上，每次发作后即进入精神状态正常的间歇缓解期。躁狂患者有不同程度的社会功能损害，给本人造成痛苦或不良后果。

【病因与发病机制】

躁狂的病因错综复杂，迄今为止尚未明确。目前认为是由多种因素导致的。

（一）生物因素

1. 遗传因素　研究显示，躁狂患者亲属的患病风险高于一般人群，血缘关系越近，患病风险越高。双生子、寄养子及分子遗传学研究提示，躁狂发作与遗传因素有关。

2. 神经生化改变　精神药理学研究和神经递质代谢研究显示，大脑神经递质出现异常，脑内兴奋抑制功能失调可导致躁狂发作。如 5-HT 功能活动增强、去甲肾上腺素功能活动增强、多巴胺功能异常、γ- 氨基丁酸水平下降等与躁狂发作有关。

（二）心理社会因素

1. 心理应激　研究表明，重大不良生活事件可使个体的精神受到刺激，如未得到及时处理或处理不当，则很可能会诱发躁狂。

2. 社会因素　自然环境的恶劣变化、社会变革的冲击及工作强度和压力过大也是诱发狂躁的主要因素。

3. 其他因素　个体的体质不同，对外界刺激的反应也会不同。喜爱交际，性格乐观、开朗，好动又容易伤感的人容易罹患躁狂，体格强健的人比体格瘦弱的人更容易罹患躁狂。

【护理评估】

（一）临床表现

1. 心境高涨　这是躁狂发作必备的症状，是一种强烈而持久的喜悦与兴奋状态。患者终日沉浸在欢乐的心境之中，表现为兴高采烈，眉飞色舞，喜笑颜开，洋洋自得，表情活跃而傲慢。患者主观体验愉快，自我感觉良好，似乎从来没有忧愁和烦恼，内心体验与周围环境相符，具有"感染力"，能引起周围人的共鸣。部分患者以易激惹的心境为主，常因某种小事而发怒，显得蛮不讲理，好争吵、好斗，甚至出现破坏和攻击行为。

2. 思维奔逸　是指患者思维联想速度加快，涉及的内容多而广泛。患者常自述大脑反应特别快，表现为口若悬河、滔滔不绝，但讲话的内容较肤浅，凌乱无意义，方向不确定。有的患者可出现音联和意联，根据词汇的同音押韵或意义相近来转换话题。患者主动和被动注意均有增强，话题易出现随境转移，即被外界环境改变所吸引而转移话题。

3. 活动增多　即协调性精神运动性兴奋，又称意志行为增强。患者精力旺盛，自觉全身有使不完的劲，对各种事物都感兴趣，活动明显增多，爱凑热闹，爱管闲事，好打抱不平，对自己的行为缺乏正确的判断，如任意挥霍钱财、胡乱购物；社交活动多，常主动与人打招呼，没有陌生感；行为轻浮，且好接近异性，如女性患者打扮艳丽，语言及行为失去女性的矜持，大胆接触男性；办事缺乏深思熟虑，常常虎头蛇尾，有始无终，一事无成。

4. 精神病性症状　部分患者可能出现幻觉与妄想等精神病性症状。幻觉以幻听多见，内容大多是称赞自己的才能和权力；妄想的内容常与自我评价过高密切相关。患者常自认为是世界上最聪明、能力最强、最富有、最漂亮的，能解决所有问题。患者甚至出现夸大妄想，自称有显赫的家世或权威的地位，如称自己是"领袖""富豪"。有的患者由此派生出被害妄想，认为他人嫉妒自己的财富和地位，要加害自己，但妄想通常持续时间不长，多继发于心境高涨。

5. 躯体症状　患者可有交感神经兴奋表现，但很少有躯体不适的主诉，常表现为面色红润，双眼有神，心率加快，食欲、性欲增强，睡眠需要减少，主要为入睡困难，因体力过度消耗，可出现体重减轻。患者往往在发病初期即有自知力不同程度的损害，只有极少数患者能意识到自己精神状态的异常。对老年、体弱患者尤其需要注意，以免造成躯体疾病的疏忽。

（二）健康史

评估内容包括患者的成长和发展史、既往史、生活方式、特殊爱好、家族史、过敏史等；患者的营养状况，有无食欲旺盛、性欲亢进；患者的睡眠情况，有无入睡困难、早睡、醒后难以入睡等。

（三）心理社会功能状况

评估内容包括患者发病前的个性特征、发病前的生活事件，患者应对挫折与压力的心理行为方式及效果，患者对住院治疗的态度、社会支持系统等。

（四）治疗原则

躁狂的治疗原则：①早发现，早治疗；②以药物治疗为主，控制兴奋、躁动；③缓解期维持用药，预防复发；④原则上为单一用药，从小剂量开始用药，剂量逐步递增及全程治疗，不主张多种抗躁狂药联合应用；⑤对严重躁狂患者，可加用无抽搐电休克治疗；⑥治疗期间密切观察患者的病情变化和不良反应，并及时处理。

1. 药物治疗　躁狂的药物治疗以心境稳定剂为主，必要时可合用抗精神病药。

（1）锂盐：临床上治疗躁狂发作的首选药是碳酸锂，既可用于控制躁狂急性发作，也可用于缓解期的维持治疗。起效时间为1周左右，待患者病情控制后应酌情减药。对老年及体弱患者，治疗剂量应适当减小。值得注意的是，碳酸锂的治疗剂量与中毒剂量比较接近，因此，治疗期间除应密切观察患者的病情变化和治疗反应外，还应监测血锂浓度。碳酸锂治疗躁狂发作总体有效率达70%以上，并对躁狂有预防作用。如碳酸锂适当剂量治疗3~4周无效，则可考虑更换其他药物治疗。

（2）抗惊厥药：此类药物以卡马西平（酰胺咪嗪）和丙戊酸盐（钠盐或镁盐）为代表药，临床亦广泛应用于躁狂发作、双相心境障碍的治疗，适用于碳酸锂治疗无效的患者。该药也可与碳酸锂联合应用，但剂量应适当减小。

（3）抗精神病药：氯丙嗪、氟哌啶醇、氯氮平、奥氮平、利培酮等均能有效控制躁狂急性发作，且疗效较好，但一般不单独使用，常与碳酸锂等合并使用。

（4）苯二氮䓬类药物：躁狂发作治疗早期常联合应用苯二氮䓬类药物，以控制兴奋、激惹、攻击和失眠等症状。

2. 无抽搐电休克治疗　对重度躁狂或对锂盐治疗无效的患者有一定的疗效。其作用机制是纠正中枢神经递质的代谢异常。在有严密监护措施的情况下可单独应用或与药物治疗联合应用，一般隔日1次，8~12次为1个疗程。若合并药物治疗，则应减少给药剂量。

3. 心理治疗　主要配合药物治疗使用。目前认为心理治疗不太适用于躁狂发作期患者。待患者病情稳定后，采用支持性心理治疗、认知疗法、行为疗法和人际心理治疗等一系列心理治疗技术，能帮助患者识别和改变歪曲的认知，帮助患者分析自身问题的来源，矫正不良行为，改善人际交往能力和心理适应能力，减轻症状，促进健康，减少复发。

案例 9-2B

入院后检查：患者意识清楚，定向力完整，主动与医护人员接触，语量多、语速快、音调高，见到医生就称呼"兄弟"，说话滔滔不绝，很难打断，有时喜悦，有时愤怒。当家人提出反对意见时，患者立刻暴跳如雷，恶语谩骂。患者进食量大，睡眠少，但不觉疲劳。

询问病史：患者平素性格外向、开朗，愿意交朋友。

体格检查无阳性发现，实验室检查与影像学检查无异常。

初步诊断为躁狂发作。

请回答：

1. 该患者的主要护理诊断有哪些？
2. 该患者的主要护理措施有哪些？

【主要护理诊断/问题】

1. 有暴力行为的危险　与易激惹、好挑剔、过分要求受阻有关。
2. 睡眠型态紊乱：入睡困难、早醒　与精神运动性兴奋、精力旺盛有关。
3. 有受伤的危险　与易激惹、活动过多有关。
4. 自我概念紊乱　与夸大妄想的内容有关。
5. 营养失调：低于机体需要量　与兴奋导致体力消耗过多、进食无规律有关。
6. 不合作　与心境高涨、易激惹、自知力缺乏有关。

【护理措施】

（一）基础护理

1. 生活护理　帮助患者维持足够的营养、水分摄入，保持良好的个人卫生状况。躁狂患者可能过度忙碌于其所认为的伟大事业，而容易忽略最基本的生理需求，且患者活动增多、体力消耗大、说话滔滔不绝，易造成口干舌燥，护士应督促或协助患者做好个人卫生、仪表修饰，并提供高热量、高蛋白质、营养丰富的食物，以保证患者足够的营养与水分摄入。

2. 提供安全、安静的环境　躁狂患者情绪兴奋，躁动不安，且注意力增强，很容易受周围环境的影响，如周围环境嘈杂、混乱，温度不适宜，空气混浊，患者相互争论、发生冲突，旁人的围观和挑逗等，可使患者的兴奋性显著增高。因此，应为患者提供空气流通、整洁、安静、颜色淡雅、光线柔和、温度适宜、刺激性少的环境，并与其他冲动、易激惹的患者分开管理，以减少患者间情绪相互感染。同时，护士在接触患者时应保持温和、坦诚、尊重、冷静的态度，安抚患者，使患者保持镇定。

3. 指导患者重建规律、有质量的睡眠模式　指导并督促患者每日养成定时休息的习惯，合理安排好患者的活动，为患者提供安静的睡眠环境，使其得到适当的休息，保证足够的睡眠。

（二）安全护理

部分躁狂患者以愤怒、易激惹、敌意为特征，动辄暴跳如雷、怒不可遏，甚至出现破坏和攻击行为。护士需要及时了解每位患者既往发生暴力行为的原因，评估这些原因是否仍然存在，或是否有新的诱发因素出现，并设法消除或减少这些因素。此外，护士还要善于早期发现

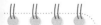

暴力行为的先兆表现，如情绪激动、挑剔、质问、无理要求增多、有意破坏正常秩序、出现辱骂性语言、动作多而快等，以便及时采取预防措施，设法稳定患者的情绪，避免暴力行为的发生。对处在疾病急性阶段的患者，应尽可能地满足其大部分要求，对于不合理、无法满足的要求也应尽量避免采用简单、直接的方法拒绝，以避免激惹患者。当确定患者有明显的暴力行为先兆表现时，应立即按照暴力行为的防范措施处理。

（三）症状护理

护理人员应安排好患者的日常活动，引导患者把过剩的精力运用到正性的活动中去。躁狂患者精力异常旺盛，加之烦躁不安、判断力差，容易使这些精力的发泄变得具有破坏性，不仅会伤害自己，而且可能伤害到周围的人和物。对言语增多、易激惹但尚能接受劝告的患者，护理人员可根据其特点或爱好，鼓励患者参加一些需要体力，不需要集中注意力而且没有竞争性的活动，从而使其兴奋症状得以缓解。

（四）用药护理

护理人员应帮助患者正确认识自身疾病，确保安全用药。躁狂患者有不同程度的自知力缺乏，不安心住院，甚至拒绝治疗。此时，应耐心劝说，鼓励患者表达对治疗的感受和看法。病情允许时，对患者进行有关疾病知识的宣传教育，使其对自身疾病有一定的认识。每次服药后，应认真检查患者口腔、舌下、手和药杯，直到确认患者将药物服下为止。护士应密切观察患者的不良反应，特别是对应用锂盐治疗的患者需要更加关注，注意监测血锂浓度。对恢复期的患者，应明确告知用药对巩固疗效、减少复发的重要性和意义，了解患者不能坚持服药的原因，与患者一起寻找解决办法。

（五）心理护理

患者常表现为兴奋、好动，言语增多。患者诉说的诸多感受，往往并不是其真正的内心感受和体验，而是用否认意念来逃避自己真正的想法。因此，建立良好的护患关系有利于护患间的沟通和交流，使患者表达内心的真实想法，以利于病情的缓解。同时，应当帮助患者改善人际交往中的缺陷，提高患者的社会交往能力，以期患者早日回归社会和家庭。

（六）健康教育

多数躁狂患者对所患疾病没有系统的认识和了解，缺乏疾病相关知识是疾病康复、巩固治疗、预防复发的不利因素。有的患者病情好转出院后服药依从性差，因此，对患者及家属进行疾病相关知识的宣传教育非常重要。应告知患者疾病的病因、临床特征、治疗手段、用药不良反应的观察、复发先兆症状的识别等方面的知识；告知患者保持稳定的情绪、合理的营养、充足的睡眠、良好的心境对疾病治疗和康复的重要性和作用，使患者真正掌握自身健康的主动权，并激发家属监督患者的责任感。

第三节　双相情感障碍

案例 9-3

患者，男，68岁，已退休。患者3年前无明显诱因出现情绪低落，整天唉声叹气，兴趣减低，不愿外出，不喜欢与人交谈，有时甚至会有消极言语，觉得自己是家人的负担，会连累家人，在外院就诊后情况好转。1个月前，患者开始心情变得很好，情绪一直很高涨，脾气却变得暴躁，经常为一点小事大发雷霆；好管闲事，经常大声唱歌；觉得自己能力很强，什么事都可以办成；有花不完的钱，网购大量物品，常到处请朋友喝酒、吃饭；说话滔滔不绝，难以打断；睡眠减少，每天只睡两三个小时。今日患者在家属陪伴下来院就诊，拟诊断为双相情感障碍。

请回答：

1. 护士应评估的内容有哪些？
2. 目前患者存在哪些护理问题？

双相情感障碍简称双相障碍，一般是指既有躁狂发作又有抑郁发作的一类心境障碍，即以出现两次或多次心境和活动水平明显紊乱发作为特点的一种精神障碍。研究发现，患者在躁狂发作前往往有轻微和短暂的抑郁发作，所以多数学者认为躁狂发作就是双相障碍，只有抑郁发作者才是单相心境障碍。同时，双相情感障碍又以临床症状的多样性（躁狂症状、抑郁症状及精神病性症状）和病程的复杂多变为主要特征，极易与精神分裂症、重性抑郁相混淆，从而造成漏诊和误诊，治疗难度也极大。临床通常将双相情感障碍分为双相Ⅰ型情感障碍、双相Ⅱ型情感障碍和循环型双相情感障碍。

1. 双相Ⅰ型情感障碍　躁狂和抑郁的表现在整个病程中均很突出，典型发作者起病突然，迅速出现症状，50%~60%的患者在躁狂发作后紧接着出现抑郁发作。

2. 双相Ⅱ型情感障碍　是以反复发作的重性抑郁和轻躁狂为特征。

3. 循环型双相情感障碍　患者每年至少有4次心境障碍发作，躁狂与抑郁症状混合或迅速（即在数小时内）交替出现，每次发作均符合轻躁狂或躁狂发作、轻性抑郁或抑郁发作的混合发作标准。10%~15%的患者双相情感障碍为循环型。

值得注意的是，双相障碍未引起临床医生足够重视。有报道显示，37%的双相障碍患者被误诊为单相抑郁。长期使用抗抑郁药治疗，从而诱发躁狂、快速循环发作，使发作频率增加。

科研小提示

中国双相情感障碍协作组在全国15家精神专科医院和11家综合医院精神科发起双相躁狂路径调查。结果提示11.1%的轻躁狂/躁狂或混合发作患者药物治疗与加拿大发布的双相情感障碍治疗指南不符，而双相障碍患者所用药物不符合的比例达50.2%。

【病因与发病机制】

本病的病因尚未明确，生物、心理与社会环境等多方面因素均参与其发病过程。生物学因素主要涉及遗传、神经生化、神经内分泌、神经再生等方面。目前，有研究显示，与双相情感障碍相关的神经递质包括5-HT、去甲肾上腺素、多巴胺、乙酰胆碱、谷氨酸、γ-氨基丁酸和神经肽等。双相情感障碍的危险因素包括年龄、性别、地域/种族、文化、季节、社会经济状况、婚姻及家庭因素、人格特征、代谢综合征和物质滥用等。与双相情感障碍关系密切的心理学易患素质是环性气质。应激性生活事件是重要的社会心理因素。然而，上述因素并不是单独起作用的。目前强调，遗传因素与环境因素或社会心理因素之间的交互作用，以及这种交互作用的出现时间点在双相障碍的发生过程中均具有重要影响。

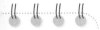

【护理评估】

（一）临床表现

双相情感障碍的临床表现根据发作特点可以分为抑郁发作、躁狂发作或混合发作。

1. 抑郁发作 双相障碍发作与单相抑郁发作的临床症状及生物学异常表现相似而难以鉴别，双相障碍因表现不典型往往容易被忽视。正确诊断双相障碍是合理治疗的前提。两者的治疗方案及预后、转归存在明显差异，主要表现在以下两方面。

（1）人口学特征：①性别特征，女性单相抑郁患病率几乎是男性的 2 倍，但在双相障碍患者中，性别差异不明显；②年龄特征，双相障碍平均发病年龄为 30 岁，单相抑郁为 40 岁，前者平均发病年龄明显早于后者，尤其是 25 岁以前起病的首发抑郁是双相障碍的重要预测因子；③家族史特征，家系调查和双生子研究已经证实，双相障碍存在家族聚集性，与单相抑郁相比，双相障碍（尤其是双相 I 型）患者的家系传递与遗传因素的关系更为密切。

（2）抑郁发作的特征：①病程特点，与单相抑郁相比，双相障碍起病较急，病程较短，反复发作较频繁；②症状特征，双相障碍区别于单相抑郁的症状特征包括情绪不稳、易激惹、精神运动性激越、睡眠增加、体重增加、注意力不集中、更多的自杀意念和共病焦虑，以及物质（烟草、酒精、毒品等）滥用。双相 I 型障碍患者的抑郁发作可表现为突然发生，突然消失。抑郁发作可以紧接在躁狂发作后，也可以在缓解的间歇期发生。有的抑郁发作患者经抗抑郁治疗后可转为躁狂，有的患者表现为激越性抑郁发作。

典型的抑郁发作临床表现以情绪低落、思维迟缓和悲观、意志行为减退的"三低"症状为特征，伴有认知功能减退和躯体症状，属于精神运动性抑制状态。①情绪低落：是抑郁发作最主要的原发症状。患者因情绪低落、兴趣缺乏、无愉快感，表现为对任何事物都没有兴趣，感到"心理压抑""高兴不起来"；患者终日忧心忡忡，郁郁寡欢、愁眉苦脸、长吁短叹，常有"活着没意思"的想法，表现为悲观，自我评价过低，自责或后悔，不能正确评价自己的过去、现在和将来，也不能正确比较自己与他人的差异，产生无用感、无望感、无助感和无价值感，自责、自罪，甚至出现幻觉、妄想。约 2/3 的患者伴有焦虑症状，表现为过度担忧并出现躯体症状，还可能有晨重夜轻的节律特点。②思维迟缓、悲观：患者的思维联想速度缓慢、反应迟钝。如患者感到思路闭塞，"大脑好像是生锈的机器""大脑像被涂了一层浆糊一样"。临床上可见患者主动言语减少、语速明显减慢、声音低沉、回答问题困难，严重者无法正常交流。③意志行为减退：患者动作缓慢，生活被动、疏懒，常独坐一旁或整日卧床。不修边幅，日常生活料理需要他人督促。不愿参加平时喜欢的活动和业余爱好，不想上班，也不愿与家人/朋友和周围人交往，闭门独居、疏远亲友、回避社交。严重者可呈现木僵状态、不进食、不语、不动。④认知功能减退：主要表现为近事记忆障碍，注意障碍（反应时间延长），警觉性提高、抽象思维能力减弱、学习困难、语言流畅性差，空间知觉、手眼协调及思维能力减退。⑤常见的躯体症状：睡眠障碍、乏力、食欲减退、体重减轻、便秘、肌肉疼痛、性欲减退、阳痿、闭经等。

2. 躁狂发作 绝大多数患者表现为典型躁狂发作的特点，极少数患者表现为轻躁狂。躁狂发作以情绪高涨、思维奔逸和意志行为增强的"三高"症状为特征，属于精神运动性兴奋状态。当患者的内心体验和行为与外界环境一致时，称为协调性兴奋；反之，则称为不协调性兴奋。①情绪高涨：是最主要的原发症状。患者表现为轻松愉快、兴高采烈、无忧无虑、乐观热情，具有感染力。轻度发作时，病态的情绪高涨未能被他人识别，但是家人或了解患者的人能察觉异常。有的患者情绪高涨不明显，以易激惹为主，表现为容易因小事而大发雷霆，严重时可以有冲动或攻击性言语和行为。通常，躁狂发作患者前期表现为愉快，后期表现为易激惹。②思维奔逸：表现为言语急促，语速比平时明显加快，患者感觉"好像有满脑子的话要赶快倾诉出来"，感到自己的说话速度远远跟不上思维的速度。语量比平时明显增多，滔滔不绝，甚至说到口干舌燥、声音嘶哑，仍然不停地高谈阔论、口若悬河，严重者出现音联、意联或音韵联想、随境转移。患者自我感觉良好、言辞夸大，认为自己才华出众、出身名门、权位显赫、神通广大、家境富有等，可达到夸大妄想的程度，甚至在此基础上出现被害妄想。③意志行为增强：患者活动明显增多，难以安静，不停地计划，整天忙碌。爱交朋友、凑热闹，常常与人一见如故，爱开玩笑、作弄他人，爱管闲事，易冲动。行为鲁莽，不计后果。如有的患者花钱大方、肆意挥霍、不负责任，有的患者做事虎头蛇尾，有始无终。④伴随症状：表现为面色红润，双眼有神，自我感觉良好，较少有躯体不适。体格检查可见瞳孔轻度扩大，心率加快。患者终日奔波，不知疲倦，没有睡意，部分患者可出现性欲亢进，对伴侣的性要求增加。由于活动增多，摄入量不足，体力过度消耗，可出现体重减轻，严重时导致虚脱、全身衰竭。患者对疾病没有自知力。⑤轻躁狂：表现为持续至少数天的轻度心境高涨、精力充沛、活动增多，伴有显著的幸福感。患者注意力不集中，也不持久；轻度挥霍，社交活动增多，性欲增强，睡眠需要减少。有时表现为易激惹，自负、自傲，行为较莽撞，但不伴有幻觉、妄想等精神病性症状。患者社会功能有轻度减退，部分患者有时达不到影响社会功能的程度，一般人常不易觉察。

3．混合发作　多见于双相Ⅰ型障碍患者，是指同时兼有抑郁和躁狂或轻躁狂表现的混合状态。如果患者同时符合躁狂发作和抑郁发作的诊断标准，应诊断为双相情感障碍躁狂发作，伴混合特征。混合发作的特征是兴奋、易激惹、愤怒、惊恐发作、言语压力感、激越、自杀意念、严重失眠、性欲增加、夸大和被害妄想等症状同时存在。研究显示，躁狂发作的同时满足以下2~4条症状，即可考虑为混合发作，如绝望感、无助感、疲劳、动力缺乏、自责、自杀意念、冲动。也有混合发作时躁狂症状和抑郁症状均不典型，容易误诊为分裂样人格障碍或精神分裂症。

（二）健康史

评估内容包括患者的成长和发展史、既往史、生活方式、特殊嗜好、家族史、过敏史等；患者的营养状况，有无食欲低下、性欲减退；患者的睡眠情况，有无入睡困难、早醒、醒后难以入睡等；患者近期发生的生活事件等。

（三）心理社会功能

评估内容包括患者发病前的个性特点，患者应对挫折与压力的行为、方式和效果，患者所面临的困境与出现的问题，疾病的诱发因素，患者是否有重大负性生活事件和慢性长期不良环境。

（四）治疗原则

双相情感障碍应根据患者发病时的表现采取相应的治疗方法。其治疗原则为：①个体化治疗，需要考虑患者的性别、年龄、主要症状、躯体情况，是否合并用药，是首发还是复发，既往治疗史等多方面因素，选择合适的药物，从较低剂量开始用药，并注意观察患者的反应。治疗过程中需要密切观察患者的治疗反应、不良反应以及可能出现的药物相互作用等，以及时调整治疗方案，提高患者的耐受性和依从性。②综合治疗，应综合运用药物治疗、物理治疗、心理治疗和危机干预等措施，提高疗效，改善依从性，预防复发和自杀，改善患者的社会功能，提高患者的生活质量。③长期治疗，由于双相障碍几乎终生以循环方式反复发作，其发作频率远较抑郁发作高，因此应坚持长期治疗的原则。急性期治疗的目的是控制症状、缩短病程；巩固期治疗的目的是防止症状复发、促进社会功能的恢复；维持期治疗的目的在于防止复发、维持良好的社会功能，提高生活质量。

1．药物治疗　最主要的治疗药物是心境稳定剂，代表药物有锂盐和丙戊酸盐、卡马西平、拉莫三嗪等。对于有明显兴奋、躁动的患者，可以合并抗精神病药，包括经典抗精神病药氟哌

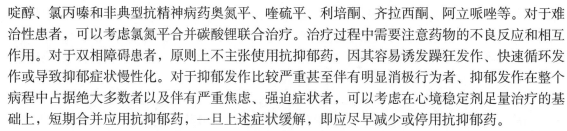

啶醇、氯丙嗪和非典型抗精神病药奥氮平、喹硫平、利培酮、齐拉西酮、阿立哌唑等。对于难治性患者，可以考虑氯氮平合并碳酸锂联合治疗。治疗过程中需要注意药物的不良反应和相互作用。对于双相障碍患者，原则上不主张使用抗抑郁药，因其容易诱发躁狂发作、快速循环发作或导致抑郁症状慢性化。对于抑郁发作比较严重甚至伴有明显消极行为者、抑郁发作在整个病程中占据绝大多数者以及伴有严重焦虑、强迫症状者，可以考虑在心境稳定剂足量治疗的基础上，短期合并应用抗抑郁药，一旦上述症状缓解，即应尽早减少或停用抗抑郁药。

2. 无抽搐电休克治疗（MECT）　对急性重症躁狂发作、伴有严重消极的双相障碍发作或难治性双相障碍患者，可采用 MECT，同时适当减少药物剂量。对于轻、中度双相障碍发作患者，可考虑采用重复经颅磁刺激治疗。

3. 心理治疗　多数双相障碍患者由于疾病的影响，会出现一系列心理问题。研究证实，在药物维持治疗的基础上进行心理干预，包括心理健康教育、人际关系治疗、家庭治疗以及认知行为疗法等，有利于改善双相障碍患者的长期预后。心理干预的主要作用是加深患者对疾病特点的了解，提高治疗依从性，识别和处理应激或前驱症状，维持稳定的社会关系，从而有利于降低疾病复发率。有调查显示，近半数的双相情感障碍患者未能遵医嘱服药，因此通过健康教育提高治疗依从性非常重要。

4. 预防复发　随访研究发现，经药物治疗已康复的患者在停药后 1 年内复发率较高，且双相障碍的复发率明显高于单相抑郁，两者的复发率分别为 40% 和 30%。服用锂盐预防性治疗，可有效防止躁狂或抑郁复发。心理治疗和社会支持系统对预防本病复发也有非常重要的作用，应尽可能解除或减轻患者过重的心理负担和压力，帮助患者学习解决生活和工作中的实际困难与问题，提高患者的应对能力，并积极为其创造良好的治疗和康复环境，以防复发。

【主要护理诊断 / 问题】

（一）躁狂 / 轻躁狂发作相关护理诊断 / 问题

1. 有暴力行为的危险　与易激惹、好管闲事、过分要求受阻有关。
2. 穿衣或修饰自理缺陷　与意志行为增强、无暇关注自己有关。
3. 有营养失调的危险：低于机体需要量　与兴奋导致体力消耗过多、进食无规律有关。
4. 睡眠型态紊乱　与精神运动性兴奋、精力旺盛有关。
5. 有受伤的危险　与易激惹、活动过多、好管闲事、爱打抱不平有关。
6. 自我概念紊乱　与自我评价过高、思维障碍（夸大妄想）的内容有关。
7. 便秘　与生活起居无规律、饮水量不足有关。

（二）抑郁发作相关护理诊断 / 问题

1. 有自我伤害的危险　与抑郁、自我评价过低、悲观、绝望、自责、自罪等情绪有关。
2. 穿衣或修饰自理缺陷　与精神运动迟缓、兴趣减低、生活懒散、无力照顾自己有关。
3. 睡眠型态紊乱　与情绪低落、沮丧、绝望等因素有关。
4. 有营养失调的危险：低于机体需要量　与抑郁导致食欲减退及自罪妄想的内容有关。
5. 自我概念紊乱　与抑郁情绪、自我评价过低、无价值感、无用感、自责、自罪等因素有关。
6. 无效性应对　与抑郁情绪、无助感、精力不足、无望感、自责、自罪、疑病等因素有关。
7. 焦虑　与无价值感、疑病、自责等因素有关。
8. 便秘　与活动减少、胃肠道蠕动减慢、进食不足等因素有关。
9. 有受伤的危险　与精神运动性抑制、行为反应迟缓有关。

随堂测 9-3

【护理措施】

（一）基础护理

1. 饮食

（1）躁狂/轻躁狂发作患者：帮助患者维持足够的营养、水分摄入，保持良好的个人卫生状况。躁狂患者可能过度忙碌于其所认为的伟大事业，而容易忽略最基本的生理需求，且患者活动增多、体力消耗大、说话滔滔不绝，易造成口干舌燥，护士应督促或协助患者做好个人卫生、仪表修饰，提供高热量、高蛋白质、营养丰富的食物，必要时安排单独进食，不限制患者的进食时间，保证患者足够的营养与水分摄入。

（2）抑郁发作患者：协助患者保持饮食均衡，保证营养的摄入，可提供高热量、高蛋白质、高维生素的食物。食欲缺乏、便秘是抑郁患者常出现的胃肠道症状。可以让患者选择自己喜欢的食物类型，可选择含纤维素丰富的食物，陪伴患者进餐，注意少食多餐。若患者因觉得自己没有价值，不值得吃饭而拒食，则可让患者从事一些为他人服务的活动，如协助护理人员准备食物等，以促进患者接受食物。若患者坚持不进食或体重持续减轻，则必须采取进一步的措施，如喂食、鼻饲、输液等。若进食粗纤维食物、饮水量充足、进行足够的活动后仍无法解决便秘问题，则需给予缓泻药或灌肠处理。

2. 环境

（1）躁狂/轻躁狂发作患者：患者容易受周围环境的影响，如周围环境嘈杂、混乱，温度不适宜，空气混浊，患者相互争论、发生冲突，旁人的围观和挑逗等，可使患者的兴奋性明显增高。应当为患者提供空气流通、整洁、安静、颜色淡雅、光线柔和、温度适宜、刺激性小的环境，并与其他冲动、易激惹的患者分开管理，以减少患者间情绪相互感染。同时，护士接触患者时应保持温和、坦诚、尊重、冷静的态度，安抚患者，使患者保持镇定。

（2）抑郁患者：妥善安置患者，将患者置于群体及安全环境中，避免患者单独居住、单独活动。房间陈设尽量简单、安全，须撤除所有的危险物品，如绳索、玻璃、刀具等，预防患者出现自伤行为。

3. 睡眠

（1）躁狂/轻躁狂发作患者：白天合理安排患者的活动，鼓励患者多参加科室的文娱活动。在身体条件允许的情况下，鼓励患者多参加一些需要体力但没有竞争性的活动，以消耗多余的精力。康复期可以指导患者参加一些修身养性的活动，如书法、绘画等，使患者的情绪保持平稳。指导并督促者每日养成定时休息的习惯，如有入睡困难，应做好相应处理，以保证患者有足够的休息时间。

（2）抑郁患者：应鼓励或陪伴患者白天多活动，不要长时间卧床。入睡前喝些热饮料，洗热水澡等。清晨是患者自杀、自伤等意外事件多发时期，应该予以高度警惕。对早醒者应予以安抚，尽量延长其睡眠时间。对重度抑郁性木僵、完全卧床不动的患者，需要协助其翻身及被动运动，预防压疮。

（二）安全护理

1. 躁狂/轻躁狂发作患者 部分躁狂发作患者以愤怒、易激惹、敌意为特征，动辄暴跳如雷、怒不可遏，甚至可出现破坏和攻击行为。护士需要及时了解每位患者既往发生暴力行为的原因，评估这些原因是否仍然存在，或是否有新的诱发因素出现，并设法消除或减少这些因素。此外，护士还要善于早期发现暴力行为的先兆表现，如情绪激动、挑剔、质问、无理要求增多、有意破坏正常秩序、出现辱骂性语言、动作多而快等，以便及时采取预防措施。

2. 抑郁患者 尽可能多地与患者接触，及时辨认出患者自杀意图的言行及方式，特别是异常的言行，如不自然的表情、流露厌世的想法、收藏危险物品、交代后事、写遗书、反复叮嘱重要的问题等，以便及早发现自杀的先兆表现。加强巡视，在交接班时间、进餐时间、清晨、夜间或工作人员较少时，要特别注意密切观察患者。患者外出检查、洗澡或进行户外活动时，要安排工作人员重点看护。患者病情严重时，常没有精力实施自杀计划。病情有所好转时，可能精神运动性抑制的好转在前，所以在抑郁情绪未明显改善时，患者可能会实施自杀计划。另外，夜间、节假日、周末或工作人员忙碌时是患者发生意外事件的高峰时段，护理人员要加强看护，注意防范。

（三）症状护理

护理人员应安排好患者的日常活动，引导患者把过多的精力运用到正性的活动中去。

1．躁狂/轻躁狂发作患者　躁狂患者精力异常旺盛，加之急躁不安、判断力差，容易使这些精力的发泄转变成破坏性事件，不仅可伤害自己，而且可能伤害到周围的人和物。对言语增多、易激惹但尚能接受劝告的患者，护理人员可根据其特点或爱好，鼓励患者参加一些需要体力，但不需要集中注意力且没有竞争性的活动，从而使兴奋症状得以缓解。另外，还可以鼓励患者通过书写或绘画的方式表达自己的感受和想法，在增加活动量的同时，又可以宣泄内心的情绪。对于患者完成的活动，及时予以肯定。

2．抑郁患者　用温和、亲切的语言及诚恳的态度，以抚摸、握手等非言语方式表达对患者的关心、支持。深入交谈，耐心倾听，帮助患者宣泄内心的不满或负性情感，强化患者的正性取向，充分肯定其优点。对患者存在的问题进行探讨，指导患者学会舒缓情绪及应对压力的方法。

（四）用药护理

用药前，护士应全面评估并检查患者的躯体情况和肝、肾功能，完善各类常规检查，帮助患者正确认识自身疾病，确保用药安全。躁狂患者有不同程度的自知力缺乏，不安心住院，甚至拒绝治疗。此时，应耐心劝说，鼓励患者表达对治疗的感受和想法。在病情允许的情况下，对患者进行疾病相关知识的宣传教育，使其对自身疾病有一定的认识。用药过程中，鼓励患者多饮水，多吃咸的食物，增加钠盐摄入，促进锂离子的排出。每次服药后，应认真检查患者口腔、舌下、手和药杯，直到确认患者将药服下为止。护士应密切观察患者的不良反应，特别是对应用锂盐治疗的患者要更加关注，注意监测血锂浓度，及时识别锂中毒的先兆表现。对恢复期的患者，应明确告知用药对巩固疗效、减少复发的重要性和意义，了解患者不能坚持服药的原因，与患者一起寻找解决办法。对于不能耐受的患者，及时予以减少药物剂量或更换药物。

（五）心理护理

充分利用治疗性沟通技巧，建立良好的护患关系有利于护患间的沟通和交流，使患者表达内心的真实想法。应注意避免批判、争辩及责骂，耐心倾听，接纳患者的负性情绪，并予以安抚。从患者的陈述中适当引导患者，使其明白自己言行将造成的后果，鼓励患者发掘更多更适宜的应对方法，增强自控能力。同时，帮助患者改善人际交往中的缺陷，提高其社会交往能力，以期患者早日回归社会和家庭。抑郁患者对自己或外界事物常不自觉地持否定的看法（负性思考），护士应协助患者确认这些负性思考，然后设法打断这种负性循环，协助患者回顾自身的优点、长处、成就，提高患者对自身或外界的正向认识，培养正确的认知方式。鼓励患者通过多种方式进行自我调节，帮助患者找到配合常规治疗和保持社会功能之间的平衡点。在护理过程中，要积极创造、利用一切个人或团体的人际交往机会，改善患者以往消极、被动的交往方式，逐步建立积极、健康的人际交往方式，提高社交能力。通过适当的人际关系调整和改善来减轻抑郁、提高患者的社会适应能力。向患者家属了解患者的兴趣、爱好，鼓励患者参加其喜爱的活动，以缓解抑郁情绪。

（六）健康教育

告知患者疾病的病因、临床特征、治疗手段，用药不良反应的观察，复发先兆症状的识别

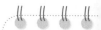

等方面的知识。告知患者保持稳定的情绪、合理的营养、充足的睡眠、良好的心境对疾病的重要性和作用，使患者真正掌握自己健康的主动权，并激发家属监督患者的责任感。讲解疾病相关知识（发生、发展、治疗、预后等），对患者进行宣传教育，使用通俗易懂的语言，使患者、家属对疾病知识有比较全面的了解和认识。告知患者维持药物治疗的重要性和常见的不良反应，使患者了解坚持服药的必要性，掌握处理不良反应的方法。讲解疾病复发可能出现的先兆表现（如睡眠不佳、情绪不稳、烦躁、疲乏无力等），使患者及家属尽早识别复发症状，及时到医院就诊。告知患者按时复查，在医生的指导下服药，不可擅自增加、减少药物剂量或停药。

知识链接

双相障碍转诊的相关问题

到综合性医院就诊的双相情感障碍患者并不少见，但多数症状复杂而且不典型。患者常主诉有乏力、失眠、躯体不适或疼痛、烦躁等，通常不会主诉精力旺盛、活动过多及睡眠需要减少。患者和家属把这种状态视为正常。综合性医院的医生常根据患者的表现作出"失眠""抑郁状态""焦虑状态"等诊断，患者也似乎比较愿意接受这样的诊断名称。然而，这种模糊和不确定的症状诊断很难对双相障碍患者进行准确评估，无法实施对患者的正确治疗，很可能导致对患者倾向使用催眠药和抗抑郁药治疗。对双相障碍躁狂发作患者使用或联合使用抗抑郁药治疗可使病情进一步复杂化，导致治疗更加困难。因此，医生对主诉烦躁、抑郁、焦虑的患者应当询问和观察是否有兴奋、激惹、心境高涨等表现。若不能确定，可以请精神科医生会诊。

有下列情况者应转诊至精神专科医院进行治疗：急性期重症患者，有拒食、自伤或自杀，或有伤人倾向，依从性不佳，不能控制自己的行为，扰乱社会和家庭，缺乏有效监护人，伴有明显精神病性症状，药物治疗效果不佳而需要进行无抽搐电休克治疗，以及物质依赖和酒精依赖需要同时治疗者。

小 结

1. 心境障碍是以显著而持久的心境或情感改变为主要临床特征的一组精神障碍。主要表现为情感高涨或低落，伴有相应的认知和行为改变，患者可有精神病性症状。临床上通常将心境障碍分为单相心境障碍和双相心境障碍。

2. 抑郁是以显著而持久的心境低落为主的一种精神障碍，是心境障碍的主要类型。每次发作持续至少2周以上，多数病例有反复发作的倾向。每次发作后，大多数患者可以缓解，部分患者可有残留症状或转为慢性。

3. 躁狂是以心境高涨、思维奔逸、精神运动性兴奋等为典型症状的一类心境障碍。典型的"三高"症状是躁狂发作的核心症状。临床上只有少数患者终生仅为躁狂发作，大多数患者在躁狂发作后发展为双相障碍。躁狂发作时间持续1周以上。

4. 双相情感障碍一般是指既有躁狂发作，又有抑郁发作的一类心境障碍。主要表现为情感高涨或低落，伴有相应的认知和行为改变，可有精神病性症状。临床上通常将心境障碍分为单相心境障碍和双相情感障碍。单相心境障碍是指仅有躁狂发作或抑郁发作，双相情感障碍包括双相Ⅰ型障碍、双相Ⅱ型障碍和循环型双相障碍。

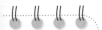

5. 对双相情感障碍患者，应从患者生理、心理、社会文化等多方面进行观察和系统分析，制订周密的护理计划，保证患者的安全及生理方面的需求得到满足。当患者出现冲动、自杀企图等危险行为时，应及时采取应急措施。

6. 心境障碍的治疗主要有躯体治疗（包括药物治疗和其他躯体治疗方法，如无抽搐电休克治疗）和心理治疗两大类。将两种方法联合应用可以获得更好的效果，其治疗目的在于控制急性发作和预防复发，减少心理社会不良后果，并增强患者发作间歇期的心理社会功能。要严格掌握药物治疗原则、方法、名称、剂量及不良反应，并及时采取相应措施。

思考题

1. 抑郁患者主要的护理措施有哪些？
2. 请结合案例9-2B，提出3条最主要的护理诊断。
3. 什么是双相情感障碍？其主要临床分型有哪些？
4. 简述躁狂和抑郁的主要临床表现。

（刘忠民　肖爱祥）

 **第十章** 焦虑与恐惧相关障碍的护理

 导学目标

通过本章内容的学习，学生应能够：

◆ **基本目标**

1. 列举各种焦虑与恐惧相关障碍的病因及发病机制。
2. 说出各种焦虑与恐惧相关障碍的概念和临床特征。

◆ **发展目标**

综合运用护理程序对焦虑与恐惧相关障碍患者进行整体护理。

◆ **思政目标**

引导学生正确认识焦虑与恐惧相关障碍，关爱患者。
培养学生关爱精神障碍患者的人文精神。

　　焦虑与恐惧相关障碍是以过度的焦虑和恐惧为主要特征，伴有相关行为紊乱，导致患者个人、家庭、社会、教育、职业或其他重要领域功能受损的一组疾病。ICD-11 中的焦虑与恐惧相关障碍是从 ICD-10 神经症、应激相关障碍及躯体形式障碍中独立出来而形成的新的疾病单元，包括广泛性焦虑障碍、惊恐障碍、场所恐惧障碍、特定恐惧障碍、社交焦虑障碍、分离焦虑障碍和其他特定或未分类的焦虑与恐惧相关障碍。

知识链接

正常的恐惧与焦虑

　　恐惧是人类的基本情绪之一。早在西汉所著的《礼记》中，就有关于"喜、怒、哀、惧、爱、恶、欲"七情的记载。当人们企图摆脱和逃避某种危险情境而又无力应对时就会产生恐惧情绪。它是对已知的、外在的、明确的威胁的回应，与危险情境、个人排除危险的能力和应对危险的手段有关。焦虑是人类即将面临危险、伤害、痛苦或无助等情境时产生的一种紧张不安的感觉和不愉快的情绪，有学者将其归为复合情绪，即由恐惧和痛苦等组合起来的情绪体验。它是一种弥散的、模糊的紧张感。

　　几乎每个人都经历过恐惧和焦虑。恐惧和焦虑是必要的自我保护本能，作为一种警示信号，可促使机体采取必要的措施"战或逃（fight or flight）"来应对当前或将要出现的危险状况，防止或减轻不良后果，如学生在期末考试前出现适度的紧张和焦虑，能够

调动机体交感神经系统和肾上腺皮质系统，使其更高效地投入学习。

当没有危险或潜在危险的情况下，如果出现恐惧和焦虑，或是恐惧和焦虑的程度与现实处境不相符，反应过度，影响到正常的社会功能，则可能构成精神卫生问题。

第一节　广泛性焦虑障碍

广泛性焦虑障碍（general anxiety disorder，GAD）是一种广泛和持续的焦虑障碍。患者常有不明原因的提心吊胆、紧张不安，显著的自主神经功能紊乱症状、肌肉紧张及运动性不安。患者往往能够认识到这些担心是过分和不恰当的，但不能控制。患者多因自主神经症状到综合性医院就诊，接受不必要的检查和治疗。

广泛性焦虑障碍的终生患病率为 4.1%~6.6%，普通人群年患病率为 1.9%~5.1%，45~55 岁年龄组患病率最高，女性患病率约为男性的 2 倍。广泛性焦虑障碍常为慢性病程，患者在确诊前往往已有数年病史。

科研小提示

2019 年中国首次全国性精神障碍流行病学调查显示，各类精神障碍中，焦虑障碍终生患病率为 7.57%，位居各种精神障碍之首。患者很少住院接受治疗。门诊随访、心理治疗和健康宣传教育是促进患者康复的重要措施。

【病因与发病机制】

（一）遗传因素

焦虑型人格的个体在应激状态和不良社会因素的影响下，容易出现焦虑障碍，而焦虑型人格的特质与遗传因素密切相关。荟萃分析显示，广泛性焦虑障碍有明显的家族聚集性，遗传度为 30%~40%。研究发现，广泛性焦虑障碍可能与 D_2 受体、多巴胺转运体受体、5-HT 转运体受体等基因多态性相关。

（二）神经生化因素

研究发现，广泛性焦虑障碍青少年患者杏仁核、前额叶背内侧体积增大，杏仁核、前扣带回和前额叶背内侧活动增加，并与焦虑的严重程度呈正相关。乳酸学说认为，乳酸浓度过高可引起代谢性酸中毒，而其导致的一系列相关生化改变可使具有焦虑倾向的个体出现焦虑的表现。神经递质学说认为，中枢神经系统的去甲肾上腺素系统、5-羟色胺系统、γ-氨基丁酸系统等神经递质系统的正常、平衡与否与焦虑的发生有关。另有研究发现，缩胆囊素系统生化异常，与焦虑的发生有关。

（三）心理因素

行为主义理论认为，焦虑的发作是通过后天学习而获得的对既往可怕情景的条件反射，即焦虑是由于害怕某些环境或情境刺激所形成的条件反射。精神分析学派认为，过度的内心冲突对自身威胁的结果可以导致焦虑的发生。

案例 10-1

患者，女，19岁，大学生。近1年来，患者常感到无明显原因的心悸、紧张和害怕，坐卧不安，无法集中精力学习，伴全身不适，头晕、胸闷、气促，睡眠质量下降，食欲减退。患者与同学基本不交往，也不能从事任何体力活动。既往体检结果均无异常，无重大躯体疾病史，无家族病史。患者自诉每时每刻都感到全身酸痛，肌肉紧张。这种状况让她倍感苦恼，难以入睡，身体状况也逐渐受到影响。患者内心充满担忧，如担心被退学、害怕和同学之间的关系处理不好等。患者回忆这个问题源于高中时期一次月考成绩不理想，从此患者便开始担心将来考不上大学，每次考试前都倍感紧张。成功考入大学后，情况并没有好转，反而越来越严重。患者平时毫无缘由地也会感到焦虑，曾试图通过听音乐让自己放松，但收效甚微，不知道这种糟糕的状况何时才能结束。

请回答：
1. 护士应评估哪些内容？
2. 进行精神检查时应注意什么？

【护理评估】

（一）临床表现

广泛性焦虑障碍可见于任何年龄阶段，较多见于40岁之前，是焦虑障碍中最常见的表现形式。本病起病缓慢，以经常或持久的、无明显对象的烦恼、过分担心和紧张不安为特征。

1. 焦虑和烦恼　患者整日忧心忡忡、心烦意乱、坐卧不安，总担心会有不好的事情发生，这种担心既没有明确的对象和内容，也与患者的现实情况不相符，又称游离性焦虑，是本病的核心临床表现。由于患者总是处于这样的心境中，所以注意力难以集中，自觉记忆力减退，心情急躁，易激惹或情感脆弱，工作和学习效率明显降低。

2. 自主神经功能兴奋　患者常有自主神经功能亢进表现，如面部发红、心悸、气促、多汗、口干、胸闷、腹部不适、恶心、腹泻、尿频、尿急等，病程较长的患者可出现月经不调、性欲减退、阳痿、早泄等。这些躯体不适症状有时会反过来加重患者的焦虑情绪。有的患者因为这些问题就诊或就诊时过于强调躯体不适，而不主动叙述自身的焦虑情绪，因此容易被误诊，应予以注意，特别是在综合性医院。

3. 运动性不安和过分警惕　患者细小动作增多、不能静坐、搓手顿足，或者自感战栗；表情紧张，眉头紧锁，姿势僵硬，肌肉紧张或抽搐；注意力难以集中，对外界刺激敏感、易受惊吓、易激惹。在此基础上，患者可出现入睡困难、多梦、易惊醒的症状。有的患者以睡眠障碍为主诉就诊。

（二）健康史

了解患者的生长发育情况，既往躯体病史、药物过敏史，意识状态、生命体征、全身营养状况，饮食、睡眠、排泄、生活自理情况，有无烟、酒嗜好，药物或精神活性物质依赖等情况。

（三）心理社会状况

了解患者患病前的性格，近期有无生活事件，内容及强度如何，患者对生活事件的反应和态度；患者的家庭环境、经济状况、受教育程度；家庭成员之间关系是否融洽，家属对患者患病前、后的评价，对患者的态度；患者的社会支持系统，社会关系在患病后有无改变；患者对住院所持态度，住院期间有何要求等。因广泛性焦虑障碍患者往往过度关注躯体不适症状而忽略精神症状，故对患者进行评估时不能仅参考患者主诉，而应综合考虑家属、环境等各方面的信息。

（四）相关检查

1. 体格检查　评估患者的体温、脉搏、呼吸、血压等生命体征；面色、皮肤弹性，有无营养不良的表现；睡眠状况，有无入睡困难、多梦、早醒等现象；进食情况，与患病前相比有何差异，有无特殊饮食习惯等；排尿、排便情况，规律有无改变，有无便秘、腹泻等症状；入院方式（自行步入、搀扶等）。

2. 精神检查　注意检查患者情绪方面的改变情况，如烦躁、焦虑、易激惹等。患者注意力是否难以集中，对外界刺激是否敏感等。患者与护士沟通有无困难，有无回避行为，有无冲动、自杀行为等。

（五）治疗

1. 心理治疗　心理治疗可以与药物联合应用，也可以单独使用，关键是要适合患者的具体情况。如果患者的病因与社会因素或现实环境因素有关，则治疗时间会相对较短，而如果患者患病前具有明显的人格特征，则治疗过程就会较长。另外，对患者进行治疗的同时，也应对与其具有社会关系的人群，特别是家属予以关注。

（1）解释性心理治疗：对患者进行疾病相关知识的宣传教育，这对广泛性焦虑障碍患者是必需的，有利于减轻患者的心理压力，从而更好地配合治疗。

（2）认知行为疗法：包括认知重建疗法和焦虑控制训练，可以矫正患者对于焦虑的错误认知，减轻患者的躯体焦虑症状。

（3）正念认知疗法：是将认知理论与正念技术相结合，提高患者应对不良情绪的能力和技巧，改善焦虑症状，预防复发。

2. 药物治疗　在精神药理学中具有重要地位的抗焦虑药（如苯二氮䓬类药物、丁螺酮等），现已广泛应用于临床治疗焦虑障碍，但使用时要慎重，防止形成药物依赖。对伴有抑郁情绪的患者可应用抗抑郁药进行治疗。

【主要护理诊断/问题】

1. 焦虑　与焦虑症状有关。
2. 活动无耐力　与焦虑症状有关。
3. 睡眠型态紊乱　与焦虑症状有关。
4. 社交障碍　与焦虑而采取回避社交的行为方式有关。
5. 有营养失调的危险：低于机体需要量　与焦虑症状导致食欲减退有关。

【护理措施】

（一）建立信任关系，辨别焦虑行为及程度

护理人员首先应以倾听为主，态度明确地接受患者的言行，可鼓励患者多通过语言表达自己的感受和想法。要以温柔、平和的态度面对患者，当患者有反应时，要及时予以支持。另有研究表明，最初接触患者时，为便于表达关怀并促使患者表达情绪，最好与患者保持1.2~3.6 m的距离，这样可较好地保持患者的个人空间感。

（二）提供适宜的环境，保护患者

陌生的环境本身就可以成为患者的压力源，护理人员应予以关注，并提供适宜的环境，设法减轻患者对环境的陌生感。就患者而言，焦虑障碍对其自身的影响是严重的，甚至是可怕的。护理人员对患者的某些行为表现不应嘲讽、取笑，同时要阻止其他患者取笑患者的行为，否则患者可能很快会出现其他形式或更严重的焦虑症状。

（三）指导患者接受症状，认识自我

这一措施适用于护患两个主体。对患者而言，护理人员可用说明、解释、分析、推理等技巧使患者认识其现实处境，用明确的态度指出其焦虑行为，并努力说服患者认识、接受其焦虑行为。对护理人员而言，要明确了解自己的感受。面对此类患者，护理人员有时会有挫折感，或认为患者不可理喻。护理人员应及时修正自己，并将患者的表现作为症状进行接受，才能与患者建立治疗性关系。注意不能随意迁就、过分照顾患者，也不能与患者过度争辩。

（四）提高患者对压力源的应对能力

与患者共同探讨其压力源及诱因，随后与患者共同制订适合的压力应对方式，并加以训练及强化。在这项工作中，护理人员应作为引导者，使患者处于主导地位，这样在今后的训练及运用中，患者会有更强的主动性，效果也会更好。

（五）指导放松技巧

护理人员应当用具体可操作的方式，教导患者掌握放松技巧。放松技巧和方式有很多，如静坐、慢跑、冥想及肌肉放松法等，最终目的是使患者掌握一套对其自身行之有效且便于实施的放松技巧。

（六）鼓励患者多参加活动

患者在参加各种活动时可分散注意力，消耗体能，使精力指向外界。护理人员有条件时可与患者共同参与活动，一方面可随时给患者以支持，同时也可以了解患者对活动方式的喜好及投入情况。活动方式包括简单的劳动、文娱、游戏、运动等。

（七）确保用药安全

目前，焦虑障碍的治疗常需借助于药物。护理人员应保证用药安全，并了解药物相关知识，观察疗效及不良反应等。

随堂测 10-1

第二节 惊恐障碍

惊恐障碍（panic disorder，PD）又称急性焦虑障碍、间歇性阵发焦虑，是指以反复出现严重惊恐发作为基本特征的精神障碍。其特点是突然出现的、不可预测的强烈惊恐体验，历时5~20分钟，发作间期一切正常，可反复再发，是一种慢性复发性疾病。

惊恐障碍的终生患病率为1%~4%，女性患病率是男性的2~3倍。本病起病年龄呈现两个高峰，青少年晚期或成年早期、45~54岁，也可见儿童期发病者。

【病因与发病机制】

（一）遗传因素

根据家系和双生子研究结果推断其遗传度约为40%。因惊恐障碍与其他疾病共病率较高，所以其病理机制较为复杂。

（二）神经生物因素

影像学研究发现，惊恐障碍患者右侧颞中回、眶额内侧皮质体积减小，中脑体积增大。此外，本病可能与中枢化学感受器超敏，GABA系统、NE与5-HT系统功能紊乱等因素有关。

（三）心理因素

行为主义理论认为，惊恐障碍的发作与个体先前生活事件形成的条件反射有关，但患者常否认类似生活事件的存在。

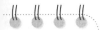
惊恐障碍女性患病率高于男性，从遗传学角度分析，本病的遗传易感基因可能与性别有关。

【护理评估】

（一）临床表现

惊恐障碍的临床表现可以归纳为以下 3 个方面。

1. 惊恐发作　患者在进行各种日常活动时，突然出现强烈的恐惧感，感到自己马上就要失控（失控感）或即将死去（濒死感），这种感觉使患者痛苦万分，难以承受。同时会伴有躯体不适症状，如心悸、胸闷或胸痛、过度换气或哽噎感，有的患者还会伴有出冷汗、头晕、震颤、面色潮红或苍白、手足麻木、胃肠道不适等自主神经症状。患者会呼救、惊叫或逃离所处环境。另外，有的患者还会有现实解体、人格解体等痛苦体验。一般发作突然，10 分钟内达到高峰，往往不超过 1 小时即可自行缓解，但不久后可再次发作。发作时，患者意识清晰，事后能够回忆。

2. 求助和回避　发作时，极度的恐惧感可使患者做出各种求助行为，包括向周围人和医疗机构求救。约有 60% 的患者在发作间期因担心再次发作时无人在旁，或担心发作时被围观的尴尬，而采取明显与发作场所相关的回避行为，如不能独处、不去热闹的场所，甚至不愿乘坐公共交通工具等，称为场所恐惧症。在 ICD-11 中，惊恐障碍又分为伴有场所恐惧症的惊恐障碍或不伴有场所恐惧症的惊恐障碍。

3. 预期焦虑　大多数患者会持续担心是否会再次发作、何时会再发作、下次发作会在什么地点等，从而在发作间期表现出紧张不安、担心、害怕等明显的焦虑情绪。

案例 10-2

患者，女，47 岁，银行职员。近 2 个月来，因临近年底，工作压力大，患者常感到疲惫，出现发作性不适。发病时，患者自感胸闷、气促、心悸、大汗淋漓、手足发麻甚至站立不稳。在外发作时，患者会求助于路人，拨打"120"急救电话。十数分钟后急救车赶到时，患者症状已有所缓解，休息一段时间后症状即消失，行动自如。患者因此十分害怕，担心得了心脏病。每次发病被送到医院后，患者各项检查结果均正常。之后，患者在不发作时也开始担心和害怕，不知道下一次发作会在什么时间和地点。因此，患者不敢独自外出和居家，需要有人陪伴。

请回答：

1. 该患者在症状急性发作时，有哪些特点？
2. 针对该患者，主要的护理问题有哪些？

（二）健康史

了解患者的生长发育情况，既往躯体病史、药物过敏史，意识状态、生命体征，全身营养状况，饮食、睡眠、排泄、生活自理情况，有无烟、酒嗜好，药物或精神活性物质依赖等情况。

（三）心理社会状况

了解患者患病前的性格；患者近期有无创伤性生活事件，其内容及强度如何；患者童年时期是否经历过创伤性事件等；患者的家庭环境、经济状况、受教育程度；家庭成员之间的关系

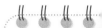

是否融洽，家属对患者患病前、后的评价，对患者的态度；患者的社会支持系统，社会关系在其患病后有无改变；患者对住院的态度，住院期间有何要求等。

（四）相关检查

1．体格检查　评估患者的体温、脉搏、呼吸、血压等生命体征；面色、皮肤弹性，有无营养不良的表现；睡眠状况，有无入睡困难、多梦、早醒等现象；进食情况，与患病前相比有何差异，有无特殊饮食习惯等；排尿、排便情况，规律有无改变，有无便秘、腹泻等症状；入院方式（自行步入、搀扶等）。

2．精神检查　观察患者与护士沟通有无困难，有无回避行为，有无冲动、自杀行为等。患者有无情绪方面的改变，如烦躁、焦虑、易激惹等。

（五）治疗

1．心理治疗　心理治疗可以与药物联合应用，也可以单独使用，关键是要适合患者的具体情况。如果患者的病因与社会因素或现实环境因素有关，则治疗时间会相对较短，而如果患者患病前具有明显的人格特征，则治疗过程就会较长。另外，对患者进行治疗的同时，也应对与其具有社会关系的人群，特别是家属予以关注。

（1）解释性心理治疗：对患者进行惊恐障碍相关知识的宣传教育，这对惊恐障碍患者是必需的，有利于减轻患者的心理压力，更好地配合治疗。

（2）认知行为疗法：包括认知重建疗法和焦虑控制训练，可以矫正患者对于惊恐发作的错误认知，改善患者的躯体症状和回避行为。

2．药物治疗　在精神药理学中具有重要地位的抗焦虑药（如苯二氮䓬类药物、丁螺酮等），已广泛应用于临床治疗惊恐障碍，但使用时要慎重，防止长期使用形成药物依赖。对伴有抑郁情绪的患者可以选用抗抑郁药（SSRI、TCA 等）进行治疗。

【主要护理诊断 / 问题】

1．恐惧　与惊恐发作的症状有关。

2．焦虑　与担心再次发作有关。

3．社交隔离　与担心发作而采取回避的行为方式有关。

【护理措施】

（一）协助患者脱离与惊恐发作有关的各种因素

当患者出现惊恐发作时，护理人员要帮助其立即脱离与惊恐发作有关的环境或其他因素，密切观察患者的情况，耐心倾听和安慰，直至发作缓解。护士要态度明确地接受患者的言行，鼓励患者多通过语言表达内心的感受和想法。要以温柔、平和的态度面对患者，当患者有反应时，要及时予以支持。另有研究表明，最初接触患者时，为便于表达关怀并促使患者表达情绪，最好与患者保持1.2~3.6 m 的距离，这样可以较好地保持患者的个人空间感。护理人员对患者的某些行为表现不应嘲讽或取笑，同时要阻止其他患者取笑患者的行为，否则可能会使患者出现更为严重的症状。

（二）指导患者接受症状，正确认识疾病

护理人员可以通过说明、解释、分析、推理等方法使患者认识其现实处境，用明确的态度指出患者的惊恐发作并不会对其造成实质性损害，努力说服患者正确认识并接受疾病。护理人员也可通过认知干预等方法，帮助患者分辨惊恐发作的可能诱因及应对方式。

（三）指导患者掌握放松技巧

护理人员应当通过具体可操作的方式，指导患者掌握放松技巧，如慢跑、冥想及肌肉放松法等，使其在急性发作时能有效地控制症状。可以采用暴露疗法让患者反复想象惊恐发作时的各种症状与感受，并通过放松技巧缓解恐惧感，最终达到消除焦虑或恐惧的目的。

（四）确保安全用药

护理人员应根据医嘱安全用药，并了解药物相关知识，观察疗效及不良反应等。使用抗焦虑药时，应注意避免长期用药形成依赖。

第三节　场所恐惧障碍

场所恐惧障碍（agoraphobia）又称广场恐惧症、场所恐惧症，是一种焦虑恐惧障碍，是害怕处于特定场所的恐惧症。患者所惧怕的对象是特定的场所或处境，且并不对其造成实际威胁。患者虽然明知这种恐惧是不合理的，但无法控制，仍然回避该场所或处境，甚至影响正常的学习、工作、生活等社会功能。

场所恐惧障碍可起病于儿童期，青少年晚期和成年早期发病率达到高峰。女性患病率约为男性的 2 倍。

【病因与发病机制】

（一）遗传因素

研究表明，场所恐惧障碍的遗传率高达 61%。

（二）心理因素

条件反射理论认为，恐惧是通过操作性条件反射建立的，当某些环境与患者的不愉快情感体验相联系，引起较高程度的焦虑时，为缓解焦虑所导致的不适，患者会不自觉地采取回避行为，以减轻自身的焦虑，并形成条件反射。但同时这也成为一个强化因子，最终形成患者的固定行为模式。

【护理评估】

（一）临床表现

主要表现为患者对特定的场所或环境（如广场、车站、商场、剧院、电梯等或空旷、拥挤或封闭的场所）产生恐惧，出现惊恐发作。患者既害怕外出，又害怕独处，出行需要有人陪伴，甚至常年在家闭门不出也需要有人陪伴。病程较长者可伴发抑郁、物质滥用等。

案例 10-3

患者，女，35 岁，已婚。近 8 年来，患者一直不愿离开家，尤其害怕单独外出，离家稍远就感到不适。8 年前，患者在朋友家里，和朋友一起打扑克。其中一个人去上厕所，出来时却打不开厕所的门，顿时惊慌失措，大叫"救命"。朋友安慰他并立刻打电话请人来开锁，但他根本听不进去，仍然在厕所里拼命大喊大叫。最后，朋友只好把门锁砸坏，打开了门。之后，患者便发现自己乘坐电梯时就会感到不适，呼吸困难、心悸、出汗、头晕等。后来上班坐在车里也有类似的感受，而且最怕堵车。当车拥堵在一起时，患者会害怕打不开车门，下不了车。在经历多次发作后，患者开始不愿离家外出和独自在家，一定要有人陪伴，上班宁可步行也不愿乘车，因此总是迟到而影响工作和生活。

请回答：
1. 该患者最可能的疾病诊断是什么？
2. 针对该患者，主要的护理问题有哪些？

（二）健康史

了解患者的生长发育情况，既往躯体病史、药物过敏史，意识状态、生命体征，全身营养状况，饮食、睡眠、排泄、生活自理情况，有无烟、酒嗜好，有无药物或精神活性物质依赖等情况。

（三）心理社会状况

了解患者患病前的性格；患者童年时期的负性生活事件；患者家庭环境、经济状况、受教育程度；家庭成员之间关系是否融洽，家属对患者患病前、后的评价，对患者的态度；患者的社会支持系统，社会关系在其患病后有无改变；患者对治疗的态度，治疗期间有何要求等。

（四）相关检查

1. 体格检查　评估患者的生命体征，身体状况，营养状况；睡眠情况，有无入睡困难、易醒、早醒等；饮食情况，有无特殊饮食习惯，患病后饮食习惯及进食量有无改变；排尿、排便情况，有无便秘、腹泻现象，排便规律有无改变。

2. 精神检查　了解患者恐惧的场所类型，恐惧程度，面对恐惧环境时的具体表现，情绪是否稳定，有无焦虑、烦躁、沮丧、无助等情绪反应；患者所惧怕的场所可否追溯到既往相关生活事件，患者对恐惧症状采取过何种应对措施和（或）回避行为。

（五）治疗

1. 心理治疗　心理治疗是应对场所恐惧症的有效方法。

（1）行为治疗：是目前治疗场所恐惧症应用较为广泛、疗效较为肯定的治疗方法，如系统脱敏疗法或暴露疗法，常用于治疗可以观察到的行为。

（2）认知行为疗法：包括认知重建疗法和焦虑控制训练，可以矫正患者对于恐惧和焦虑的错误认知，减轻患者的相应症状。

（3）支持性心理治疗：建立良好的护患关系，对患者进行疾病相关知识的宣传教育，减轻患者的心理压力，从而使患者更好地配合治疗。

2. 药物治疗　目前尚没有针对恐惧情绪的治疗药物，临床上一般应用抗焦虑药（如苯二氮䓬类药物）和 β 受体阻滞剂（如普萘洛尔）消除患者的焦虑情绪，控制其自主神经症状，也可在患者参加不可避免的相关场所活动前进行预防性用药。对存在抑郁情绪的场所恐惧症患者和伴有场所恐惧症的惊恐障碍患者，可应用抗抑郁药（如 SSRI），以缓解患者的焦虑症状。

【主要护理诊断 / 问题】

1. 无效性应对　与没有信心、无助感有关。
2. 焦虑　与焦虑症状有关。
3. 社交障碍　与对恐惧对象的回避行为有关。
4. 社交隔离　与担心发作而采取回避的行为方式有关。

【护理措施】

（一）了解恐惧的场所，并予以接受

在护理评估过程中，护士可了解患者恐惧的场所、形式及强度。在此后接触患者的过程中，护士应采取接受的态度，接纳患者，接受患者的症状，切不可用轻视、不以为然的态度对待患者，否则患者会感到心理受挫，而以消极或不合作态度对待治疗。

（二）建立良好的治疗性关系

患者往往容易依赖他人，特别是入院后对医护人员产生依赖。护士应谨记并时刻注意与患者保持良好的治疗性护患关系，使患者感到自己是治疗的主体，主动、积极参与治疗，不可因怕麻烦而事事替患者包办。唯有如此，才能取得良好的治疗效果。

（三）心理治疗与护理

护士与患者接触最多且较为密切，同时护士在对恐惧障碍患者的治疗中又承担着重要的角色，特别是医生或心理治疗师对患者进行治疗的过程中往往需要护士在很大程度上的参与。因此，护士首先应熟练掌握疾病相关知识，其次要随时注意与医生和心理治疗师的沟通，保证所有相关人员对患者的治疗及接触保持一致。另外，护士还要合理运用解释性心理护理方法，随时观察患者对治疗的反应，并及时向医生或心理治疗师汇报情况。

（四）心理素质锻炼

恐惧障碍患者往往有特征性的人格类型，因此人格的矫正、心理素质的锻炼非常重要。这是一个循序渐进的过程，有时需要很长的时间。训练时应注意不可操之过急，且应争取家属的配合。另外，还应教会患者放松技术，这对其在医院的治疗以及出院后的康复都是十分有益的。

（五）用药护理

护士应保证给药过程顺利完成，并在用药之后密切观察患者的反应情况，及时与医生沟通。

随堂测 10-3

第四节　社交焦虑障碍

社交焦虑障碍（social anxiety disorder，SAD）又称社交恐惧症，是对社交活动或公开场所的持续性恐惧，进而回避社交场合的一种精神障碍。

本病在全球范围内的终生发病率约为 4%，在美国的终生患病率为 13.3%。研究显示，女性比男性更容易出现社交恐惧症。社交恐惧症多在青少年时期或青年早期起病，病程迁延，有慢性化趋势，病程越长，预后越差。

【病因与发病机制】

（一）遗传因素

研究显示，社交恐惧症具有家族遗传倾向，遗传度为 30%~65%。

（二）神经生物因素

影像学研究显示，社交恐惧症患者纹状体内多巴胺转运体存在功能异常。另有研究表明，社交恐惧症患者约有 50% 在出现恐惧症状时，其血浆去甲肾上腺素水平升高。此外，本病的发生还可能与 5-HT 功能异常有关。

（三）心理社会因素

童年时期行为被过度控制、受到过度保护、缺乏自信、负性认知模式、经历过创伤性的社交事件等，常与本病的起病有关。条件反射理论认为，社交恐惧症状的扩展和持续是由于症状反复出现，使焦虑情绪条件化，而回避行为进一步阻碍了条件化的消退。

【护理评估】

（一）临床表现

主要表现为对社交活动和社交场合显著而持续的恐惧。患者在进行社交活动时会表现得害羞、笨拙、局促不安、手足无措，担心当众出丑，拒绝当众讲话、进餐，甚至不去公共厕所。常见的有两种类型：对他人恐惧，表现为不敢与他人对视；赤颜恐惧，表现为认为自己会脸红，或认为脸红已被他人看到而不安。

案例 10-4

　　患者，女，16岁，学生。患者性格内向、敏感、追求完美。2年前，患者某天上学时与老师相遇，即感到紧张，没有抬头和老师说话，便低头匆匆走过。旁边一位同学看到后对她说："你不和老师说话，老师一直看着你。"患者听后深感内疚。第二天到学校时，患者不敢抬头看那位老师的眼睛，之后症状逐渐加重，连其他老师也不敢直视，进而扩展到连普通人也不敢直视。偶尔与他人的目光接触，患者便感到特别紧张、心悸、出汗，认为自己的表情肯定很尴尬，会引起他人的耻笑。从此，在路上无论是骑车还是行走，患者总是低着头，唯恐看到其他人。由于对他人感到紧张不安，患者上课无法专心听讲，学习成绩下降，后来症状越来越严重，以致不敢出门。

　　请回答：

　　1. 该患者存在哪些症状？

　　2. 该患者的社交焦虑障碍属于哪种类型？

（二）健康史

　　了解患者的生长发育情况，既往躯体病史、药物过敏史，意识状态、生命体征、全身营养状况，饮食、睡眠、排泄、生活自理情况，有无烟、酒嗜好，有无药物或精神活性物质依赖等情况。

（三）心理社会状况

　　了解患者患病前的性格；患者童年时期的生活经历，是否经历过创伤性的社交事件等；患者的家庭环境、经济状况、受教育程度；家庭成员之间关系是否融洽，家属对患者患病前、后的评价，对患者的态度；患者的社会支持系统，社会关系在其患病后有无改变；患者对治疗的态度，治疗期间有何要求等。

（四）相关检查

　　1. 体格检查　评估患者的生命体征、身体状况、营养状况；睡眠情况，有无入睡困难、易醒、早醒等；饮食情况，有无特殊饮食习惯，患病后的饮食习惯及进食量有无改变；排尿、排便情况，有无便秘、腹泻等现象，排便规律有无改变。

　　2. 精神检查　了解患者焦虑的具体内容和程度，面对社交活动或社交场合时的具体表现，情绪是否稳定，有无恐惧、烦躁、沮丧、无助等情绪反应。患者所惧怕的社交活动或社交场合可否追溯到既往相关生活事件或现实刺激，患者对焦虑症状采取过何种应对措施和（或）回避行为。

（五）治疗

　　1. 心理治疗　认知行为疗法是改善患者社交恐惧的常用方法，可以改变患者对社交行为的负性评价和不合理认知，减少不良情绪和回避行为。

　　2. 药物治疗　SSRI是治疗社交恐惧症的一线药物。苯二氮䓬类药物可有效控制焦虑症状，但不宜长期服用。β受体阻滞剂可改善患者的焦虑情绪，控制自主神经症状（如震颤等）。

【主要护理诊断 / 问题】

　　1. 社交障碍　与对恐惧对象的回避行为有关。

　　2. 情境性低自尊　与感觉自己无法控制局面有关。

　　3. 娱乐活动缺乏　与因恐惧而回避参加活动有关。

4．焦虑　与焦虑症状有关。

5．社交隔离　与担心发作而采取回避的行为方式有关。

【护理措施】

（一）了解患者的恐惧对象，予以接受

护士可了解患者社交恐惧的形式和强度，在此后接触患者的过程中，应采取接受的态度，接纳患者，接受患者的症状，切不可用轻视、不以为然的态度对待患者，否则患者会感到心理受挫，而以消极或不合作的态度对待治疗。

（二）加强心理护理，建立良好的护患关系

医护人员对患者的诊疗护理过程对社交恐惧症患者而言，本身就是一种社交行为，患者往往会对此感到紧张、焦虑，难以配合而影响治疗和护理效果，特别是最初接触医护人员时。护士应时刻注意与患者保持良好的治疗性关系，运用沟通技巧，耐心倾听，鼓励患者表达自身的感受，用亲切的语言耐心地劝导、安慰患者，满足其合理要求。

（三）心理治疗与护理

协助收集与整理患者的相关资料，了解其个性特征、生活习惯、兴趣爱好及与家人的关系等。与医生或心理治疗师密切合作，纠正患者的不合理认知，选用成功的治疗案例激发患者对治愈的信心。积极营造轻松、愉快的交流氛围，对患者的正向回应及时给予肯定。随时观察患者对治疗的反应，并及时向医生或心理治疗师汇报情况。

（四）与患者共同制订社交锻炼计划

社交恐惧症患者在社交过程中往往倾向于过度关注负面反馈，对自己要求严苛，甚至认为他人也会以同样的标准来评判自己，因而产生恐惧、焦虑、悲观情绪，拒绝社交。应当与患者一起找出社交障碍的环节，制订具体的、可操作的计划，如提前准备好交谈素材，将话题引向他人等。制定必要的退出策略，当患者知道有办法应对最糟糕的情况时，焦虑情绪也会有所减轻。

（五）用药护理

告知患者药物的使用方法、作用及不良反应等，保证给药过程的顺利完成。教会患者及家属密切观察用药后的反应，出现异常及时与医生沟通。

随堂测 10-4

第五节　特定恐惧障碍

特定恐惧障碍（specific phobia），又称特定恐惧症，以往称为单纯恐惧症，是一种以惧怕特定的情境或物体为主的病态恐惧情绪。患者明知这种恐惧是不合理的、过分的，但不能控制，常伴有回避行为。

特定恐惧症多发生在儿童早期，女孩多于男孩，部分严重患者可持续到成年。有研究显示，特定恐惧症的流行率及患者所害怕的事物，因为文化和种族的不同而有所不同。

【病因与发病机制】

（一）遗传因素

某些特定的恐惧症，已证实有明显的遗传倾向，如害怕看见血或害怕注射等。

（二）神经生化因素

研究显示，5-HT 能系统和去甲肾上腺素能系统功能异常与特定恐惧症相关，患者存在突触后 5-羟色胺受体的超敏反应，并且患者脑脊液中的去甲肾上腺素水平远远高于正常人的水平。

（三）心理社会因素

条件反射理论认为，特定恐惧症的发生是由于长期不良条件反射或患者长期学习形成的结果。患者幼年时期的恐惧体验可形成恐惧的惯性，某些特定的情境或物体与恐惧体验多次结合可形成恐惧的条件反射。这种恐惧和焦虑情绪由于患者的回避态度和行为而不断加剧，最终固化为对特定情境或物体的恐惧条件反射。

【护理评估】

（一）临床表现

本病主要表现为惧怕特定的情境或物体，并伴随回避行为。患者往往不担心这些情境和物体本身，而是担心身处这些情境或接触这些物体所带来的后果，对后果的想象会让患者难以忍受，痛苦不堪。常见的恐惧对象有自然环境（登高、临水、雷电、黑暗等）、动物（昆虫、鼠、猫、犬等）、交通运输工具（汽车、飞机、火车、电梯等）、注射-伤害（伤口、血液、注射、采血等）以及特定的疾病（如性传播疾病）等。

案例 10-5A

患者，男，20 岁，大学生。患者从小就害怕犬类，"谈犬色变"，听到身边的人提到"狗"这个字都吓得发抖。在外看到有人遛犬，即使拴着绳子，患者仍然十分害怕，颤抖着逃开。最近，患者从新闻中得知某男被一只流浪犬舔了一下手，数天后即狂犬病发作，不治身亡。看完新闻后，患者非常害怕，无法自控，把自己关在屋里不敢出门。

请回答：

1. 该患者最可能的疾病诊断是什么？

2. 针对该患者，主要的护理问题有哪些？

（二）健康史

了解患者的生长发育情况，既往躯体病史、药物过敏史，意识状态、生命体征，全身营养状况，饮食、睡眠、排泄、生活自理情况，有无烟、酒嗜好，有无药物或精神活性物质依赖等情况。

（三）心理社会状况

了解患者患病前的性格；患者童年时期是否有对特殊情境或物体的恐惧经历；患者的家庭环境、经济状况、受教育程度；家庭成员之间关系是否融洽，家属对患者的评价和态度；患者的社会支持系统，社会关系在其患病后有无改变；患者对治疗的态度，治疗期间有何要求等。

案例 10-5B

进一步询问病史得知，患者童年时曾经被犬咬伤，当时父母认为并没有流血，所以没有进行防疫处理。

请回答：

该患者护理评估中重要的信息是什么？

（四）相关检查

1. 体格检查　评估患者的生命体征、身体状况、营养状况；睡眠情况，有无入睡困难、易醒、早醒等；饮食情况，有无特殊饮食习惯，患病后的饮食习惯及进食量有无改变；排尿、排便情况，有无便秘、腹泻等现象，排便规律有无改变。

2. 精神检查　了解患者恐惧的具体内容，惧怕的程度，面对恐惧情境或物体时的具体表现，情绪是否稳定，有无焦虑、烦躁、沮丧、无助等情绪反应。患者所惧怕的情境或物体可否追溯到既往相关生活事件。患者对恐惧症状采取的回避行为是否影响其正常生活。

（五）治疗

1. 心理治疗　系统脱敏疗法和暴露疗法常用于减轻患者的恐惧程度和伴随的功能障碍。

2. 药物治疗　研究发现，帕罗西汀、β受体阻滞剂对特定恐惧症有一定的疗效。苯二氮䓬类药物可有效控制焦虑症状，但不宜长期服用。

【主要护理诊断 / 问题】

1. 无效性应对　与没有信心、无助感有关。

2. 焦虑　与过度紧张有关。

3. 情境性低自尊　与感觉自己无法控制局面有关。

【护理措施】

（一）了解患者的恐惧对象，予以接受

护士应了解患者对特殊情境或物体的恐惧强度，在此后接触患者的过程中，应采取接受的态度，接纳患者，接受患者的症状，切不可用轻视、不以为然的态度对待患者，否则患者会感到心理受挫，而以消极或不合作的态度对待治疗。

（二）建立良好的护患关系

患者往往容易依赖他人，尤其是入院后对医护人员产生依赖。护士要时刻注意与患者保持良好的治疗性关系，不应事事替患者包办。应当使患者感到自己是治疗的主体，主动、积极参与治疗。运用沟通技巧，耐心倾听患者，鼓励其表达自身的感受，用亲切的语言耐心地劝导、安慰患者，满足其合理要求。

（三）心理治疗与护理

协助收集与整理患者的相关资料，了解其个性特征、生活习惯、兴趣爱好及与家人的关系等。与医生或心理治疗人员密切合作，纠正患者的不合理认知，选用成功的治疗案例激发患者对治愈的信心。积极营造轻松、愉快的交流氛围，对患者的改变及时给予肯定。随时观察患者对治疗的反应，并及时向医生或心理治疗人员汇报情况。

（四）心理素质锻炼

患者往往有特征性的人格类型，因此人格的矫正、心理素质的锻炼非常重要。这是一个循序渐进的过程，有时需要很长的时间。训练时应注意不可操之过急，且应争取家属的配合。另外，还应教会患者放松技巧，这对其在医院接受治疗以及出院后的康复都是十分有益的。

（五）用药护理

告知患者药物的使用方法、作用及不良反应等，保证给药过程顺利完成。教会患者及家属密切观察用药后的反应，出现异常及时与医生沟通。

随堂测 10-5

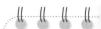

小 结

1. 广泛性焦虑障碍是一种以焦虑为主的焦虑障碍。患者常有不明原因的提心吊胆、紧张不安，显著的自主神经功能紊乱症状、肌肉紧张及运动性不安。患者往往能够认识到这些担忧是过度和不恰当的，但不能控制。一般以心理治疗和药物治疗联合应用。

2. 惊恐障碍是一种以突然出现的、不可预测的强烈惊恐体验为主要特征的慢性复发性疾病，惊恐发作历时5~20分钟，往往伴随求助与回避行为，发作间期一切正常，患者可有预期焦虑。惊恐障碍常用的心理治疗方法为解释性心理治疗和认知行为疗法，常用药物为抗焦虑药。对伴有抑郁情绪的患者可以选用抗抑郁药进行治疗。

3. 社交焦虑障碍是对社交活动或社交场合的持续性恐惧，进而回避社交场合的一种恐惧症。社交焦虑障碍的心理治疗常采用认知行为疗法。SSRI是治疗社交焦虑障碍的一线药物。此外，还可使用苯二氮䓬类药物和β受体阻滞剂改善患者的焦虑情绪。

4. 特定恐惧障碍，以往称为单纯恐惧症，是一种以惧怕特定的情境或物体为主的恐惧障碍。患者明知这种恐惧是不合理的、过分的，但不能控制，常伴有回避行为。特定恐惧障碍的心理治疗常采用行为疗法，如系统脱敏疗法或暴露疗法。帕罗西汀、β受体阻滞剂对特定恐惧障碍有一定的疗效。苯二氮䓬类药物可有效控制焦虑症状，但不宜长期服用。

思考题

1. 请结合案例10-1，提出该患者存在的主要护理问题。

2. 在惊恐障碍发作间歇期，应如何指导患者应对疾病，战胜惊恐？

3. 临床研究显示，场所恐惧症患者常伴有惊恐发作。因此，有人认为第一次惊恐发作是场所恐惧症起病的必备条件，场所恐惧症是惊恐发作逐渐发展的后果，应归类为惊恐障碍。你对此有何看法？

4. 请对案例10-4中的患者做出护理诊断，并制订相应的护理措施。

5. 请简述特定恐惧障碍患者的护理措施。

（景建玲）

强迫及相关障碍的护理

第十一章

导学目标

通过本章内容的学习，学生应能够：

◆ **基本目标**

1. 解释强迫及相关障碍的病因及发病机制。
2. 说明强迫及相关障碍常用的检查及治疗方法。
3. 描述强迫及相关障碍的临床表现。
4. 应用强迫及相关障碍的知识、技能为患者提供护理。

◆ **发展目标**

将最新科研成果与强迫及相关障碍患者的护理建立联系，提高综合应用能力。

◆ **思政目标**

能够体会强迫及相关障碍患者的痛苦，在护理过程中体现出仁爱之心和专业素养。

强迫及相关障碍（obsessive-compulsive and related disorders）是指具有相似持续性、闯入性强迫思维和行为，以及相似的病理生理基础和治疗、护理手段的一组精神障碍。在 ICD-11 和 DSM-5 诊断标准中，强迫及相关障碍是新的独立疾病分类，包括强迫症、躯体变形障碍、囤积障碍、拔毛症、皮肤搔抓障碍、嗅觉牵连障碍等。本章主要介绍强迫症和躯体变形障碍。

第一节　强迫症

案例 11-1A

患者，男性，25 岁。患者是长子，父母从小寄予厚望，希望他出人头地，关注他的学习成绩。患者如果没有达到父亲要求就会被责骂。患者个性比较内向、倔强。初三时因学习压力大，总担心写错字，反复检查核对；上厕所后总觉得拉链没拉好，反复检查多次。此后多年来因为反复检查浪费了很多时间，影响学习、工作效率，经常被老师、家人、领导批评。由于最近症状加重，无法工作，情绪欠佳，易烦躁，才到精神科就诊。

请回答：
1. 该患者目前存在哪些精神症状？
2. 造成该患者精神症状的原因有哪些？
3. 为了明确诊断，还应做哪些检查？

强迫症（obsessive-compulsive disorder，OCD）是以反复出现强迫观念、强迫冲动和强迫行为等为主要临床表现的精神障碍，临床特点是多数患者意识清晰，明知强迫内容不必要，违反了自己的意愿，但又无法摆脱而感到痛苦、焦虑，自知力良好，但很多患者早期并不主动寻求医治。约 2/3 的强迫症患者起病于 25 岁前，近 15% 的患者在 35 岁以后起病。女性患病率与男性患病率之比约为 1.2：1。

【病因与发病机制】

（一）遗传因素

本病与遗传因素关系密切，具有明显的家族聚集性。研究表明，强迫症患者一级亲属的患病率是普通人群的 4 倍。

（二）神经生化因素

研究表明，强迫症患者有特定的神经解剖学基础，有研究指出，皮质 - 纹状体 - 丘脑 - 皮质环路是强迫症发生的神经解剖学结构基础。此外，从神经生化学角度来看，5-HT 再摄取抑制剂对强迫症有良好疗效。5-HT 水平降低时，强迫症状可以减轻，表明 5-HT 系统功能亢进与强迫症的发生有关。

（三）心理社会因素

心理因素主要包括人格特质、自我概念、归因方式等。人格与强迫症有密切关系。约 2/3 的强迫症患者患病前具有强迫型人格障碍，其特点包括做事要求完美、固执、优柔寡断、谨小慎微、拘泥于细节等。社会因素主要涉及家庭因素及生活事件等，如家庭不和、人际关系不佳、生活或工作环境变迁等。

科研小提示

对强迫症的神经生物学机制认识不深入阻碍了该病新治疗方法的开展。很多研究为阐明强迫症的病理生理学机制带来了希望：如从遗传学角度探讨特定遗传易感因素对强迫症的影响；从强迫症患者存在谷氨酸能系统功能障碍的角度对谷氨酸调节剂进行研究等。

【护理评估】

（一）临床表现

强迫症的临床基本症状包括强迫观念和强迫行为，近半数的患者能感到两种症状在自己身上都有明显表现，且严重程度差异很大。

1. 强迫观念 强迫观念是指反复出现在患者头脑中，对患者没有现实意义的思想、情绪、表象、冲动等，患者明知没有必要，有明确的摆脱愿望，但又无能为力，因此感到苦恼和焦虑。

（1）强迫思想：是指某种观念、词句等反复出现在患者的意识中，对患者的正常思维过程造成干扰，但患者无力摆脱，无法控制。常见以下几种表现形式：①强迫性怀疑，患者对自我言行的正确性反复产生怀疑，需要反复检查、核对。②强迫性穷思竭虑，患者对常见的现象、事情、概念等反复思考，寻根问底，自知无现实意义，但又无法控制，如反复思考"天为什么会下雨""1+1 为什么等于 2"。③强迫联想，当患者看到、听到或想到某事物时，便不由自主地联想到一些令人不愉快的情境，如看到打火机，就联想到炸药爆炸的恐怖场景。在联想过程中，患者会越想越紧张，而且会反复联想，不能自控。④强迫性回忆，患者经历过的事情，不自主地反复显现于脑海中，不能摆脱，使患者感到苦恼。强迫回忆时，患者像在发呆，实际是在冥想，若被打断，则需从头想起。

（2）强迫情绪：患者明知不合理，仍表现出强烈的担心或厌恶、恐惧等情绪，无法自制。如害怕自己会发疯，会做出违反法律或道德的事。

（3）强迫意向：患者反复感受到某种强烈的内心冲动，感觉自己要去做违背意愿的事情，但实际上不会付诸行动。患者明知这是荒谬的，但又无法克制内心的冲动，如站在高处就想跳下去。

2．强迫行为　强迫行为是指为减轻强迫观念所引起的焦虑而出现的不自主的顺应或屈从性行为，常继发于强迫观念。临床常见的表现形式有以下几种。

（1）强迫性核对：为减轻强迫怀疑引起的焦虑而采取的行为，如出门后反复检查门是否锁好，严重者核对数十遍仍不放心。

（2）强迫性询问：强迫症患者往往不相信自己的所见所闻，为缓解或消除疑惑，不断地要求他人做出解释或保证，如反复询问自己是否说错话，是否做错事等。

（3）强迫性清洗：为消除对沾染污物、毒物或细菌污染的担心，反复洗手、洗澡、洗衣服等，有时与其同住的人也被要求反复清洗。有的患者因清洗时间过长、应用洗涤品过多而造成皮炎。

（4）强迫性仪式动作：患者为自己的行为规定一套刻板的、复杂的仪式或程序，行必如此，稍有偏差或被打断即需从头再来，否则就会感到紧张、焦虑不安。如患者进门时 定要左脚先迈进家门，否则，一定要退出门再迈一次。这些仪式或程序对患者来说有特殊的象征意义，通常会占用患者的大量时间。

（5）强迫性计数：患者沉浸在无意义的计数行为中，对数字发生了强迫观念。如进入某建筑物前必须先数清其窗户的数量，或对偶遇的电话号码、车牌号等要反复默记。

上述症状反复出现，可影响患者正常的工作和生活，给患者及家人带来痛苦。

（二）相关检查

1．体格检查　评估内容包括：生命体征；睡眠情况（有无入睡困难、易醒、早醒，强迫症状对睡眠的影响等）；饮食和营养情况（有无特殊饮食习惯，饮食规律有无改变，进食量如何）；排尿、排便情况（排尿、排便规律有无改变，有无便秘现象，如厕时间有无改变）；个人卫生情况（个人卫生能否自理，洗漱时间及习惯有无改变）。

2．精神检查　患者自诉患病后的感受；患者强迫症状的内容、发生频率、规律；患者的情绪表现，情绪是否稳定，有无沮丧、烦躁、厌世等；强迫症状有无导致其他行为异常。患者的受教育程度，其对患病的看法；患病后强迫症状对患者日常生活有何影响、具体的改变方式；让患者估计每天花多长时间在强迫观念和强迫行为上，患者设法摆脱强迫的努力程度及抵抗行为的程度；强迫症状对患者的社交活动有无影响，程度如何；家属对患者强迫症状的态度，对患者有何影响；患者对住院环境有无特殊要求，对治疗的态度；评估患者及他人的安全性，包括潜在的自伤、自杀行为，有无攻击性行为。

（三）健康史

评估患者的生长发育情况，早期有无创伤经历，既往就医情况，包括诊断、治疗、疗效等。患者有无其他并存病，包括躯体疾病及精神疾病。

（四）心理社会因素

评估患者有无相关生活事件，具体内容及强度；患者的社会背景、受教育程度；患者的社会心理支持资源，潜在的压力源、学习和工作情况，患者的家庭关系和社会关系；患者既往发病是否就诊，效果如何。

案例 11-1B

　　患者入院当日予以氟西汀口服，每天 20 mg，联合心理治疗，每周 1~2 次。起初，患者非常担心服用药物带来的不良反应。护士小张了解情况后，耐心地为其讲解了药物相关知识以及服药的必要性，打消了患者的疑虑。服药半个月后，患者病情有所缓解，可以与家人一起外出就餐。在护士小张的鼓励和督促下，患者继续接受药物治疗及心理治疗至第 4 周，病情得到持续改善，有时一整天都不会出现担心和胡思乱想的情况。患者及家属开心地对护士小张表达了感激之情。

　　请回答：

1. 该患者药物治疗中的常用药物有哪些？
2. 对该患者可采取的心理治疗方法有哪些？
3. 应如何对该患者实施整体护理？
4. 护理过程中应如何体现对患者的人文关怀？

（五）治疗

1. **药物治疗**　强迫症的主要治疗方法之一是药物治疗。具有抗强迫作用的药物包括 5- 羟色胺再摄取抑制剂（SSRI）（如氟西汀、氟伏沙明、舍曲林、帕罗西汀、西酞普兰等）和三环类抗抑郁药（如氯米帕明等）。其中，SSRI 是目前治疗强迫症的一线药物，氯米帕明因不良反应较严重，其使用受到限制。

强迫症呈慢性病程，治疗应遵循全病程治疗，包括急性期治疗、巩固期治疗和维持期治疗三个阶段。急性期药物治疗应选择一线药物，足量、足疗程开始。多数患者治疗 4~6 周后可有显著效果。急性期治疗效果显著者，即可开始 1~2 年的巩固期和维持期治疗。然后，经过系统评估，可逐渐减少药物剂量，每 1~2 个月减少治疗剂量的 10%~25%，同时严密监测停药反应和疾病是否复发。

2. **心理治疗**　强迫症与社会心理因素密切相关，通常需要将药物治疗及心理治疗相结合。目前，强迫症的心理治疗方法包括解释性心理治疗、支持性心理治疗、行为治疗、精神分析法及森田疗法等。心理治疗对强迫症患者具有重要意义，可以使患者正确认识自身的个性特征及疾病特点，客观地判断现实情况和周围环境。治疗的重点在于使患者克服性格缺陷，不过于追求完美，接受现实的不完美感，学习合理的应对方式，提升自信。治疗过程不能急于求成，也不要过于迁就患者。

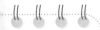

森田疗法

森田疗法又称禅疗法、根治的自然疗法，其核心思想是顺其自然，为所当为。森田疗法包括4个阶段。第一阶段为"休息期"，通常需要4~7天，患者被完全隔离，除如厕外，均应保持休息或俯卧状态，禁止进行任何分散注意力的活动（与人接触、阅读等）。第二阶段为"轻工作期"，通常持续1~2周，患者晚上睡眠时间为7~8个小时，白天不能在房间休息，可以到室外呼吸新鲜空气和享受阳光，可以完成整理院子、除草等小任务。第三阶段为"重工作期"，持续1~2周，强调在兴趣的驱使下进行劳动，并在这一过程中进行劳动的持久性及耐力训练。患者可从事田间劳作等简单但又能使人获得满足感的体力活动，从而提升自信。第四阶段为"生活训练期"，可以对患者进行适应外界生活变化的训练，为回归实际生活做准备，可鼓励患者阅读书籍并做户外活动，如购物等。

【主要护理诊断/问题】

1. 自理能力缺陷（特定的） 与强迫行为影响个体从事日常活动有关。
2. 有皮肤完整性受损的危险 与强迫行为有关。
3. 焦虑 与强迫症状使活动方式改变有关。
4. 个人应对无效 与精力状态改变有关。
5. 社交障碍 与强迫症状使活动受限有关。

【护理措施】

（一）建立良好的护患关系，明确强迫症状

强迫症患者通常仅描述症状，且不愿细说，不愿提及疾病以外的事情。有的患者在入院初期面对医院的陌生环境时，会有所克制或隐瞒。建立良好的护患关系能使患者尽快熟悉、适应环境，从而进一步将症状自然地流露出来，这是入院初期需要注意的问题。

（二）满足患者的生理需要，提高躯体舒适度

(1) 提供基础护理，满足患者饮食、睡眠、排泄、清洁等方面的生理需要。

(2) 对主诉躯体不适的患者，应及时向医生汇报，遵医嘱给予相应护理。

（三）指导患者接受症状，加强自我了解

强迫症患者在病房内由于强迫症状的影响，会经常向护士诉说痛苦等，可能导致护士的工作因此不能如期进行或完成。对此，护士首先应接纳患者，理解患者，合理安排工作程序。同时，与心理治疗人员密切合作，使患者认识症状、放松心情，减轻症状或者带症状生活。具体措施包括：①在良好护患关系的基础上，耐心倾听患者的叙述，接受患者的症状，不能简单否认或评判。②教会患者应用放松技巧，如深呼吸、意向引导等。③帮助患者减少或终止负性或应激性思维。④帮助患者矫正"过度引申""极端思考"等扭曲的认知。⑤鼓励患者改变对疾病的态度，以自然的心态看待疾病，放弃与疾病的对抗，打破恶性循环。

（四）配合实施行为疗法

行为疗法包括厌恶疗法、预防法、消极练习法、自我控制法等，多用于治疗强迫症。在病房环境中，护士常常是行为治疗的具体实施者，治疗效果与护士有直接关系。护士应充分认识到这一点，在此基础上掌握行为疗法，并能熟练运用。

（五）重视患者的体验，及时调整措施

护士应使用观察、询问、倾听、支持性心理护理技巧，及时了解患者的感受与体验，根据具体情况调整治疗及护理措施。

（六）用药护理

目前许多针对强迫症状的新药已应用于临床，护士应及时、准确掌握药物的作用、适应证及不良反应等情况，以便更好地对患者及家属进行用药指导。

（七）帮助患者改善社会功能

（1）协助患者获得家庭的理解和社会支持。

（2）协助患者提高对社会环境和家庭的适应能力。

随堂测 11-1

第二节 躯体变形障碍

案例 11-2A

患者，男性，23 岁。患者幼年时很害羞，13 岁那年突然感觉到自己的鼻子与身体其他部位不成比例，下颌线条看起来很女性化，总是担心朋友会嘲笑自己的长相。参加工作后，患者每天耗费较多时间检查自己的脸。无论在家里还是外面只要有反光的物体就会观察镜子里自己的鼻子和下颌，甚至会用尺子测量自己的鼻子，进行面部锻炼希望增加下颌肌肉。对下颌和鼻子的过度关注使患者非常苦恼和焦虑，经常临时请假取消工作，对社交生活也造成了严重干扰，因此在家人的陪同下到医院就诊。

请回答：

1. 该患者目前存在哪些精神症状？

2. 造成该患者精神症状的原因有哪些？

3. 为了明确患者的诊断，还应做哪些检查？

躯体变形障碍（body dysmorphic disorder，BDD）是指身体外表无缺陷或仅稍微有缺陷，但患者却认为自己存在缺陷或过分夸大缺陷，对自己的外貌不满意，并且认为已经引起他人的注意，对患者造成巨大的痛苦和不同程度社会功能损害的一种精神疾病。本病患病率男性和女性大致相等，通常起病年龄为 12~13 岁，患者常同时伴有焦虑、抑郁等情绪问题。

【病因与发病机制】

本病的病因未明，可能与生物、心理、社会文化等多种因素共同作用有关。某些 5-HT 类药物治疗本病有效，提示患者脑内可能存在 5-HT 系统功能异常。社会文化、家庭成员或同龄人对外表过度关注等社会文化因素也会影响本病的发生。另外，童年创伤等不良事件也可能是本病的危险因素。

【护理评估】

（一）临床表现

1. 认为自己的外形有缺陷或丑陋 为本病的典型症状。患者通常认为自己的耳、鼻、口等身体部位丑陋、不成比例，或抱怨皱纹、瘢痕，或觉得自己不够强壮等。多数患者抱怨身体的部位固定，有的患者则比较含糊，如认为自己的面容滑稽可笑等。

2．感到自己的缺陷被谈论或讥笑　患者觉得自己的缺陷受到他人注意或嘲笑，但在他人看来，其外表相对正常。

3．回避社交场所　患者常因对自己的外貌不满意，不想被他人知道而回避社交行为。

4．带有浓厚的强迫色彩　患者通常会花费大量时间过度检查、修饰或掩饰自己的缺陷，并且难以自控。

5．伴有高自杀 / 自伤风险　患者常伴焦虑、抑郁等情绪问题，尤其是存在抑郁症状时，自杀意念和自杀未遂发生率较高。

（二）相关检查

1．体格检查　评估患者是否有多种症状同时存在，是否伴有阳性体征。

2．精神检查　评估患者对躯体症状和内心痛苦之间的联系有无正确认识和处理。评估患者是否有可利用的支持系统。

（三）健康史

评估患者的生长发育情况，早期有无创伤经历；患者既往就医情况，包括诊断、治疗、疗效等。

（四）心理社会因素

评估患者有无相关生活事件，具体内容及强度如何；患者的社会背景、受教育程度如何；患者的社交及人际关系是否受影响；家属对患者的态度。

案例 11-2B

患者入院后，对其采用认知行为治疗方案。主要内容包括心理知识教育、动机提升、认知技术、行为技术（暴露反应预防、知觉再训练等）。治疗过程中，患者的症状和相关负面情绪明显减轻，社会功能得到明显改善。

请回答：

1．对于该患者，除采用上述心理治疗方法外，还可能需要何种其他的治疗方法？

2．应如何对该患者实施整体护理？

3．护理过程中应如何体现对患者的人文关怀？

（五）治疗

1．心理治疗　可用于躯体形式障碍的心理治疗方法包括系统脱敏疗法、暴露疗法等认知行为疗法。

2．药物治疗　对伴有抑郁的患者，可选用抗抑郁药，尤其是选择性 5- 羟色胺再摄取抑制剂（SSRIs）治疗本病有效，可减轻患者的抑郁情绪。

【主要护理诊断 / 问题】

1．睡眠型态紊乱　与焦虑、抑郁等情绪问题有关。

2．自我概念紊乱　与对身体部位的认识改变有关。

3．焦虑　与担心疾病的影响和他人的评价有关。

4．有自我伤害的危险　与抑郁情绪有关。

5．社交障碍　与对社交活动的恐惧和回避有关。

6．社交隔离　与担心他人的看法而采取回避行为有关。

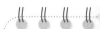

【护理措施】

（一）保障患者安全

（1）密切观察患者的情绪变化，对有抑郁情绪，自杀、自伤倾向的患者，应注意防止发生自杀、自伤行为。

（2）做好病房安全检查，管理好周围环境中的危险物品。

（二）满足患者的生理需要，提高躯体舒适度

（1）提供基础护理，满足患者饮食、睡眠、排泄、清洁等方面的生理需要。

（2）对主诉躯体不适的患者，应及时向医生汇报，遵医嘱给予相应护理。

（三）接受患者的症状，建立良好关系

患者进入精神科病房前，通常有四处求治但均被否认的经历，因此，护士应注意不能持轻视的态度，更不能在言语上急切、盲目、武断地加以否认，要耐心地倾听患者的叙述，接受患者的症状，进行支持性心理护理，建立良好的护患关系，为后续的护理工作打下基础。

（四）鼓励患者多参加活动

护士应鼓励患者多参加文娱、体育活动，将其对自身的注意力引向外界。可开展的活动包括打太极拳、舞蹈、书画活动等。放松疗法对控制和缓解患者的紧张、焦虑情绪也很有帮助。

（五）用药护理

对于需要服药的患者，护士应保证安全用药，并观察患者的疗效与不良反应，发现异常及时与医生沟通。

（六）改善患者的社会功能

（1）协助患者获得家庭的理解和社会支持。

（2）协助患者提高对社会环境和家庭的适应能力。

（七）健康教育

（1）指导患者了解躯体变形障碍的相关知识，如病因、临床表现、药物治疗及不良反应等，使其正确认识疾病，增强个人的应对能力。同时，还要对患者进行疾病相关知识的宣传教育。

（2）向家属宣传疾病相关知识，使其正确理解患者的表现，给予患者心理上的安慰和精神上的支持。

随堂测 11-2

小　结

1. 强迫及相关障碍是指具有相似持续性、闯入性强迫思维和行为，以及相似的病理生理学基础和治疗、护理手段的一组疾病。

2. 强迫症是以反复出现强迫观念、强迫冲动和强迫行为等为主要特征的精神障碍，临床特点是多数患者意识清晰，明知强迫内容不必要，违反了自己的意愿，但又无法摆脱而感到痛苦、焦虑，自知力良好，但很多患者早期并不主动寻求医治。

3. 躯体变形障碍患者身体外表无缺陷或仅稍微有缺陷，但患者却自认为自己存在缺陷或过分夸大缺陷，对自己的外貌不满意，并且认为已经引起了他人的注意，可对患者造成巨大的痛苦和不同程度社会功能损害。

思考题

患者，女，20岁，大学二年级学生，无重大既往精神疾病史，无家族精神病史。患者平时性格要强，对自我要求较高，渴望得到家人的肯定。从高中开始，只要感到压力大，患者就会反复洗手，无法控制。患者知道没有必要清洗很长时间，但仍要反复洗手数次。患者不敢告诉父母和室友自己的痛苦，害怕他们用异样的眼光看待自己。

请回答：

1. 该患者出现了什么问题？

2. 应如何有针对性地实施护理？

（张　盼）

第十二章　应激相关障碍的护理

导学目标

通过本章内容的学习，学生应能够：

◆ **基本目标**

1. 列举各种应激相关障碍的病因及高危因素。
2. 说出各种应激相关障碍的概念和临床表现。

◆ **发展目标**

综合运用护理程序对应激相关障碍患者进行整体护理。

◆ **思政目标**

正确认识应激相关障碍，牢固树立大健康观念。

应激相关障碍（stress related disorder）是一类主要由应激刺激引发的生理、情绪、行为和认知等方面表现异常的精神障碍。ICD-11 中，应激相关障碍主要包括创伤后应激障碍（post-traumatic stress disorder，PTSD）、延长哀伤障碍（prolonged grief disorder，PGD）、适应障碍（adjustment disorder），以及发生于儿童期的儿童反应性依恋障碍（reactive attachment disorder of childhood）和脱抑制性社会参与障碍（disinhibited social engagement disorder）。应激相关障碍在发病时间、临床表现、病程与预后等方面均与应激刺激有关。其共同特点为：①心理社会因素是发病的直接原因；②临床表现与心理社会因素的内容有关；③病程、预后与精神因素的消除有关；④病因大多为剧烈或持久的精神创伤因素，如战争、亲人突然死亡、经历重大灾害事故、罹患重大疾病、被强奸、失恋、家庭矛盾等；⑤一般预后良好，患者无人格方面的缺陷。

知识链接

应激与应激反应

应激的英文"stress"由拉丁语"stringere"衍生而来，其原意为"痛苦"，在心理学上意为压力、紧张。

坎农发现，动物和人类在遇到危险时要么防御抵抗，要么准备逃跑，他将其称为"战斗或逃跑反应"，提出"fight or flight"这一术语，并首次提出应激一词。塞里发现，不同的刺激源作用于机体，可导致一系列类似的、非特异性的生理变化，称为一般适应综合征（general adaptation syndrome，GAS），分为警戒期、抵抗期和衰竭期。拉扎勒斯指出认知评价在应激反应中的重要性，他认为情绪活动必须以认知评价为基础。

随着应激理论研究的不断发展，目前普遍认为心理应激并不是简单的因果关系，也不是刺激反应过程，而是多因素相互作用的整合系统，即应激是在应激源存在的条件下，通过对应激源的认知评价，在多因素的作用下，个体对应激源产生的反应。

ICD-10 中，急性应激反应因一般预后良好，故在 ICD-11 中不再列为疾病，而归类于"影响健康状态的因素和需要健康服务的非疾病现象"。

第一节　创伤后应激障碍

创伤后应激障碍（post-traumatic stress disorder，PTSD）又称延迟性心因性反应，是指异乎寻常的威胁性或灾难性生活事件导致个体延迟出现和长期持续存在的精神障碍，其临床特征以再度体验创伤为特征，并伴有情绪易激惹和回避行为。

本病的患病率报道不一，有研究显示，普通人群患病率为 7%~12%，高危人群患病率为 3%~58%，女性患病率为 10.4%，男性患病率为 5%。

【病因与发病机制】

本病的发病机制较为复杂。普通人群中 50% 以上的个体一生中至少有一次曾暴露于创伤性事件，但只有部分个体最终发展为创伤后应激障碍。由此可将其病因归纳为以下几类。

（一）直接因素

异乎寻常的创伤性事件是创伤后应激障碍发生的直接原因，如严重事故、地震、被强暴、被绑架、目睹他人惨死等。这类创伤性事件应具备两个特点：①对未来的情绪体验具有创伤性影响；②对躯体或生命产生极大的伤害或威胁。

（二）危险因素

经历创伤性事件后，很多因素都会影响创伤后应激障碍的发生。这些危险因素包括：存在精神障碍的既往史与家族史、儿童期经历创伤性事件、性格内向、创伤性事件发生前后经历过其他负性生活事件、家境贫寒、躯体健康状况欠佳、社会支持缺乏等。

（三）生理因素

研究显示，本病的遗传与多基因作用有关，主要涉及多巴胺系统（多巴胺受体基因、多巴胺转运体基因）、5-羟色胺系统（5-羟色胺转运体基因）、糖皮质激素受体基因等。此外，中枢神经系统、神经生化系统、神经内分泌系统、免疫系统等相互作用，影响机体内环境，引起各器官功能障碍、组织结构变化，从而导致应激相关障碍的发生。

案例 12-1

患者，男，32 岁，消防员。1 年前，患者在执行消防救援任务时，救火现场意外发生了爆炸，患者的多位战友被炸死、炸伤，其中两位是他最好的朋友。亲眼目睹战友被炸得血肉横飞，惨不忍睹，患者自己也身负重伤，并导致右手残疾。患者退役后在某社区工作，同事发现他寡言少语，不愿与人交往。家人也反映，患者性格有改变，对家人态度冷淡，会无故发脾气。患者自诉睡眠差，常做噩梦并惊醒，脑海中经常浮现战友被炸死时的场景。患者不愿接触火，甚至看到燃放烟花也会感到紧张不安。

请回答：

对该患者的护理评估内容包括哪些？

【护理评估】

（一）临床表现

创伤后应激障碍临床上主要有4组核心症状群，即闯入性症状、回避症状、认知和心境的负性改变以及警觉性增高。

1. 闯入性症状　经历创伤性事件后，患者常以各种形式重现创伤性体验。与创伤有关的情景或内容在患者的思维、记忆中反复地、不自主地涌现，闯入患者意识之中，挥之不去；也可在梦境中反复再现这些创伤性经历或导致梦魇，并在醒后主动延续梦境中的场景和体验；或表现为创伤体验的闪回、幻想、片段幻觉症状，类似半醒状态或酩酊状态，此时患者仿佛身临其境，沉浸在创伤性事件的体验中，与现实环境脱离；患者还可以出现严重的触景生情反应，如事件发生的周年纪念日、类似的天气、相似的环境等，都可能触发患者的心理与生理反应。创伤性体验的反复闯入是本病最常见也是最具特征性的表现，儿童患者可出现短暂的"重演"性发作，出现错觉、幻觉及意识分离性障碍。

2. 回避症状　在创伤性事件发生后，患者主动地极力回避与创伤经历有关的事件或场景，拒绝参加有关的活动，回避与创伤有关的人或物等，以避免勾起对创伤性事件的记忆。

3. 认知和心境的负性改变　在遭遇创伤性事件后，有的患者可出现选择性遗忘，如记不起与创伤有关的事件细节，也可对创伤性事件的原因或结果出现持续的认知歪曲，责备自己或他人，甚至放大负性信念和预期，如认为"没有人值得信任""整个世界都暗无天日"等。患者也可出现情感麻木的体验，表现为对周围环境刺激普遍反应迟钝，感受不到愉快或乐趣，对以往的爱好失去兴趣，疏远周围的人。对未来的生活、学习、工作都失去憧憬。整体上给人以木讷、淡漠的感觉。出现情感麻木常是病情严重和慢性化的指征，提示预后不佳。

4. 警觉性增高　几乎每个患者都存在这种症状，是一种自发性的持续高度警觉状态。主要表现为过度警觉，惊跳反射增强，可伴有注意力不集中、易激惹及焦虑情绪。焦虑的躯体症状（如心悸、出汗、头痛、躯体多处不适等）很明显，睡眠障碍表现为入睡困难和易惊醒，且持续时间较长。

科研小提示

部分PTSD患者可出现滥用成瘾物质、攻击行为、自伤或自杀行为等，这些往往是患者心理行为应对方式的体现。采取有效的预防措施是促进患者早日走出阴霾的重要举措。

（二）健康史

了解患者的生长发育情况，既往躯体病史、药物过敏史，意识状态、生命体征，全身营养状况，饮食、睡眠、排泄、生活自理情况，有无烟、酒嗜好，有无药物或精神活性物质依赖等情况。

（三）心理社会状况

了解患者的性格；患者平时对压力事件的处理方式、所需要的时间；患者对创伤性事件的认知，对疾病的态度；患者的日常生活能力、社会生活、职业功能状况等；患者的人际交往功能，社会支持来源、强度、性质和数量；家属对疾病的认知和态度等。

（四）相关检查

1．体格检查　评估患者的体温、脉搏、呼吸、血压等生命体征；面色、皮肤弹性，有无营养不良的表现；睡眠状况，有无入睡困难、多梦、早醒等现象；进食情况，与患病前相比有何差异，有无特殊饮食习惯等；排尿、排便情况，排便规律有无改变，有无便秘、腹泻等。

2．精神检查　评估患者的感知觉症状，如有无幻觉、妄想等；情感状态，有无抑郁、焦虑、恐惧、淡漠等；意识状态；有无现存或潜在的冲动、伤人、自杀、自伤、木僵等行为。

（五）治疗

主要为心理治疗与药物治疗相结合。治疗的关键在于尽可能去除精神因素或脱离引起精神创伤的环境，转移或消除应激源。

1．心理治疗　是主要的治疗手段。根据患者的病情特点，选用指导性咨询、支持性心理治疗、精神分析治疗、认知行为疗法等方法，通过疏导、解释、支持、鼓励、指导等手段，帮助患者摆脱痛苦，认识疾病，面对现实，配合治疗，提高适应能力。

2．药物治疗　对于精神症状明显的患者，需要用药物治疗进行对症处理，为心理治疗打好基础。对焦虑、恐惧不安者，可使用抗焦虑药；对抑郁症状突出者，可选用抗抑郁药；对有妄想、幻觉、兴奋、躁动者可应用抗精神病药，待患者症状消失后，可继续用药数周再停药。

3．其他治疗　对于严重抑郁、有自杀或自伤行为，或明显冲动、有伤人毁物行为的患者，可采用无抽搐电休克治疗，以迅速控制症状，保证患者和周围人的安全。对于木僵、抑郁等进食较差的患者，可给予补充营养，纠正水、电解质平衡等支持疗法。

【主要护理诊断／问题】

1．睡眠型态紊乱　与过度焦虑、抑郁、精神运动性兴奋、环境改变、不适应有关。
2．营养失调：低于机体需要量　与生活不能自理有关。
3．焦虑　与长期面对应激事件、主观感觉不安、无法停止担心有关。
4．无效性应对　与应激持续存在有关。
5．有自我伤害的危险　与应激事件引起的焦虑、抑郁情绪有关。

【护理措施】

（一）脱离应激源

由于创伤后应激障碍的病因较为明确，均为应激事件所引起，因此，最首要的护理措施是帮助患者尽快消除精神因素或脱离引起精神创伤的环境。通过脱离应激源、减弱不良刺激的作用，可消除患者的创伤性体验，加快症状的缓解。

（二）安全护理

患者常由于意识障碍、精神运动性兴奋、精神运动性抑制等可导致发生跌倒、出走、伤人或自伤等安全问题，也常因情绪低落而导致自杀、自伤行为。因此，对于以上患者需严密观察和护理，防止各种安全问题的发生。

1．评估患者意识障碍的程度，评估自杀、自伤、暴力行为的危险度。

2．密切观察患者的各种表现，注意有无自杀、自伤、暴力行为的先兆表现。

3．提供安全、舒适的环境，将患者安置在易于观察的房间，并保证房间内设施安全、光线明亮、整洁舒适、空气流通。定期进行安全检查，发现危险物品或安全隐患要及时处理，杜绝不安全因素。

4．对有自杀危险的患者，需加强沟通，掌握其病情、心理活动的变化，并利用各种机会，运用沟通技巧，鼓励患者表达思想、情感，争取动摇和消除患者的自杀意念。需要将患者的活动范围控制在护理人员的视线内，避免患者独处，必要时设专人护理。尤其在夜间、清晨、节假日等容易发生自杀的时段，更要严加防范。

5．当患者出现严重的精神运动性兴奋导致行为紊乱、冲动时，应给予适当的保护性约束，以保证患者安全。

6．对意识障碍患者应加强观察和护理，限制其活动范围，防止患者走失、摔伤或受到其他患者的伤害。

（三）基础护理

1．补充营养，维持水、电解质平衡　患者常由于抑郁情绪而不思进食，或者处于木僵、退缩状态而拒绝进食，导致营养状况较差。因此，补充营养，维持水、电解质平衡是基础护理中的一项重要工作。护理人员可先了解患者的饮食习惯，尽量满足其口味，以促进和增进食欲；或安排患者与其他患者一起进餐，或采用少食多餐方式。对抑郁、退缩或木僵状态的患者，必要时需安排专人耐心劝导，并协助喂食。如上述方法均未奏效，则可按医嘱经鼻饲管进流质饮食，或静脉补液，以保证患者的进食量。

2．改善睡眠　睡眠障碍是患者比较常见的症状，尤其是合并抑郁或焦虑情绪的患者，其睡眠障碍更为突出。因此，改善患者的睡眠是一项重要的护理工作。具体措施可参阅第十六章。

3．协助料理日常生活　处于木僵或退缩状态的应激相关障碍患者常丧失日常生活活动能力，甚至穿衣、洗漱、如厕都无法进行。因此，需要护理人员对患者的生活料理提供帮助。对于终日卧床、生活完全不能自理的患者，需要做好各项基础护理，以保证患者的基本生理需要得到满足。当患者的病情开始缓解，意志行为逐步增强时，应鼓励患者自行料理个人卫生。

（四）心理护理

1．建立良好的护患关系　良好的护患关系是实施心理护理的基础。如果不能与患者建立良好的沟通与合作关系，心理干预技术则难以实施，从而难以达到最佳的干预效果。

2．给予支持性心理护理　对急性期患者给予支持性心理护理，可使患者情感得到释放与宣泄，使其情绪尽快稳定，避免因回避和否认而进一步加重损害。

3．帮助患者纠正负性认知　帮助患者重建积极的思维方式，改变患者对问题的看法，并减轻应激与焦虑水平。当患者情绪稳定时，可以采取认知疗法方法帮助患者分析和了解自己的心理状态，认识与情绪抑郁和应激障碍有关的心理因素，纠正自己的负性认知，并建立积极的应对策略。

4．暴露疗法　可以通过想象实现，也可以是真正进入某种情境，如在车祸后重新乘车或驾驶车辆，使患者面对与创伤有关的特定情境、人、物体、记忆或情绪。反复暴露可使患者认识到其所害怕和回避的场所已经不再危险，以帮助患者面对痛苦的记忆和感受，控制情绪，理性对待，正视现实，最大限度地消除不合理观念。

5．帮助患者学习应对技能

（1）教会患者管理焦虑的方法，以更好地应对应激。主要的方法有：放松训练（系统的肌肉放松法）、呼吸训练（学习缓慢的腹式呼吸）、正性思维训练（用积极的想法替代消极的想法）、自信训练（学会表达感受、意见和愿望）、思维阻断法（默念"停"来消除令人痛苦的想法）。

（2）帮助患者学习问题解决法，处理压力情景。指导患者通过对应激情景的模拟想象、实践、演练等方法，帮助患者学会解决现实生活中的问题。

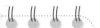
（3）帮助患者学会处理应激的各种积极、有效的认知和行为技能，并在实际生活中加以运用。

（4）帮助患者运用社会支持系统应对应激。

（五）家庭干预

1. 对患者和家属进行疾病相关知识的宣传教育，使患者和家属对创伤后应激障碍的发生有正确的认识，消除模糊观念引起的焦虑、抑郁情绪。

2. 帮助家属理解患者的痛苦和困境，做到既要关心和尊重患者，又不过分迁就或强制患者。

3. 指导家属协助患者合理安排工作和生活，恰当处理与患者的关系。

（六）用药护理

遵医嘱给予相应治疗药物，如抗焦虑药、抗抑郁药、抗精神病药等，帮助患者了解和自行观察药物的作用及不良反应。

第二节　延长哀伤障碍

延长哀伤障碍（prolonged grief disorder，PGD），又称病理性悲伤（pathological grief）、创伤性悲伤（traumatic grief）或复杂性悲伤（complicated grief）。不同于正常的丧亲反应，延长哀伤障碍是指丧失亲人之后持续的哀伤反应，往往超过6个月，并且难以随时间的推移得到缓解。患者难以摆脱失去亲人的痛苦，关于逝者的思念挥之不去，情绪和行为偏离生活常态，最终导致社会功能受到严重影响。

目前，国内缺乏相关流行病学数据。国外研究表明，本病发病率为4%~13%，与地域、种族、特定群体等有相关。

【病因与发病机制】

延长哀伤障碍的直接病因为亲人的离世。另外，高危人群也易发展为本病。高危人群包括女性、老年人、文化程度低及家庭收入低下者。此外，流产史、儿童期分离焦虑、童年虐待、父母离世、与逝者关系亲密、对逝者过度的情感依赖、不安全的依恋关系、暴力性致死事件、对亲人的离世缺乏心理准备、缺少有效的社会支持等，也会增加患病风险。

【护理评估】

（一）临床表现

本病的临床表现紧密围绕丧亲事件，表现为持续性的、极度的痛苦体验。患者往往沉浸在对逝者的缅怀之中，不愿意接受亲人离世的事实，仍然幻想着与逝者重聚。患者对与逝者相关的事物过度敏感，如逝者的照片或往事，有意识地避免接触与逝者相关的事物，对亲人的离世可能存在过分的自责。通常，患者找不到生活中的自我定位，也不愿意接受生活中新的角色，难以再次相信他人。患者与外界隔离、疏远，对患者而言，接受他人的帮助，或与他人建立亲密关系，就意味着是对逝者的背叛。除持续的、慢性的悲伤反应外，患者还会有情感麻木、孤独感，对未来的生活不抱有希望，社会功能受到显著影响，生活质量严重受损，这些症状持续的时间往往超过半年，并且不随时间的推移而减轻。

患者的自杀风险明显增高，也更容易出现高血压、心血管事件、肿瘤、免疫功能异常等疾病。

案例 12-2

　　患者，女，30 岁，已婚。1 年前，患者 2 岁的女儿因车祸意外去世。从那以后，患者便控制不住自己，反复思念女儿，不知生活该如何继续。患者无法接受女儿离世的事实，仍旧幻想着女儿只是暂时离开。患者入睡困难，经常在梦中哭喊着女儿的名字醒来，情绪极不稳定，害怕自己变得孤独，却又不知如何继续与丈夫相处。

　　入院后体格检查：患者营养状况差，定向力正常，情绪低落，提问配合、切题，但话少，声音低沉，谈到女儿时会流泪，偶尔会询问"我的女儿还活着，对吧？"

　　请回答：

　　1. 该患者可能的疾病诊断是什么？

　　2. 该患者主要的护理问题有哪些？

（二）健康史

　　了解患者的生长发育情况，既往躯体病史、药物过敏史、意识状态、生命体征、全身营养状况，饮食、睡眠、排泄、生活自理情况，有无烟、酒嗜好，有无药物或精神活性物质依赖等情况。

（三）心理社会状况

　　了解患者的性格；患者平时对压力事件的处理方式、处理压力事件所需的时间；患者对丧亲事件的认知，对疾病的态度；患者童年时期是否经历过分离焦虑、童年虐待、父母离世等；患者的家庭环境、经济状况、受教育程度；患者的日常生活能力、社会生活、职业功能状况等；患者的人际交往功能，社会支持的来源、强度、性质和数量；家属对疾病的认知和态度等。

（四）相关检查

　　1. 体格检查　评估患者的体温、脉搏、呼吸、血压等生命体征；面色、皮肤弹性，有无营养不良表现；睡眠状况，有无入睡困难、多梦、早醒等现象；进食情况，与患病前相比有何差异，有无特殊饮食习惯等；排尿、排便情况，排便规律有无改变，有无便秘、腹泻等症状；入院方式（自行步入、搀扶等）。

　　2. 精神检查　评估患者的感知觉症状，如有无幻觉、妄想等；情感状态，如有无抑郁、焦虑、恐惧、淡漠等；意识状态；有无现存或潜在的冲动、伤人、自杀、自伤、木僵等行为。

（五）治疗

　　1. 药物治疗　目前，药物治疗本病的疗效还不明确。部分研究显示，抗抑郁药能够减轻丧亲者的抑郁症状，但对于悲伤反应本身并无帮助。还有研究指出，药物治疗可以作为心理治疗的辅助策略，但其疗效仍有待进一步验证。

　　2. 心理治疗　认知行为疗法是目前普遍接受的有效治疗方法，且疗效可以随时间的推移更加明显。治疗内容主要包括帮助患者接受亲人离世的事实和重新开始新的生活。可以通过暴露疗法、认知重建和行为干预等措施，使患者接受事实，识别并接纳自身的痛苦，阻止痛苦进一步延续。

【主要护理诊断 / 问题】

　　1. 睡眠型态紊乱　与过度焦虑、抑郁、精神运动性兴奋、环境改变、不适应有关。

　　2. 营养失调：低于机体需要量　与生活不能自理有关。

3．焦虑　与长期面对应激事件、主观感觉不安、无法停止担心有关。

4．无效性应对　与应激持续存在有关。

5．有自我伤害的危险　与应激事件引起的焦虑、抑郁情绪有关。

【护理措施】

（一）接纳患者的症状

由于患者失去的是对自己来说非常重要的亲人，且亲人的离世往往是突然发生的，因此患者需要多一些时间做出充分的哀悼，以舒缓内心的痛苦，排解遗憾。护理人员首先要接纳患者的症状，耐心倾听，减轻患者的痛苦体验，有助于症状的缓解。

（二）安全护理

患者因情绪低落常导致自杀、自伤风险增高，需严加观察和护理，防止各种安全问题的发生。

1．评估患者自杀、自伤行为的危险性。

2．密切观察患者的各种表现，注意有无自杀、自伤的征兆表现。

3．提供安全、舒适的环境，将患者安置在易于观察的房间，并保证房间内设施安全、光线明亮、整洁舒适、空气流通。定期进行安全检查，发现危险物品或安全隐患要及时处理，杜绝不安全因素。

4．对有自杀危险的患者，需加强沟通，掌握其病情、心理活动的变化，并利用各种机会，运用沟通技巧，鼓励患者表达思想、情感，争取动摇和消除患者的自杀意念。需要将患者的活动范围控制在护理人员的视线内，避免患者独处，必要时设专人护理。尤其在夜间、清晨、节假日等容易发生自杀的时段，更要严加防范。

（三）基础护理

1．补充营养，维持水、电解质平衡　患者常由于抑郁情绪而不思进食，或者处于木僵、退缩状态而拒绝进食，导致营养状况较差。因此，补充营养，维持水、电解质平衡是基础护理中的一项重要工作。护理人员可先了解患者的饮食习惯，尽量满足其口味，以促进和增进食欲；或安排患者与其他患者一起集体进餐，或采用少食多餐方式。对抑郁、退缩或木僵状态患者，必要时需安排专人耐心劝导，并协助喂食。如上述方法均未奏效，则可按医嘱经鼻饲管进流质饮食，或静脉补液，以保证患者的进食量。

2．改善睡眠　睡眠障碍是患者比较常见的症状，尤其是合并抑郁或焦虑情绪的患者，其睡眠障碍更为突出。因此，改善患者的睡眠是一项重要的护理工作。具体措施可参阅第十六章。

3．协助料理日常生活　木僵或退缩状态的患者常丧失料理自己日常起居生活的能力，甚至穿衣、洗漱、如厕都无法进行。因此，需要护理人员对患者的生活料理提供帮助。对于终日卧床、生活完全不能自理的患者，需要做好各项基础护理，以保证患者的基本生理需要得到满足。当患者的病情开始缓解，意志行为逐步增强时，应鼓励患者自行料理个人卫生。

（四）心理护理

建立良好的护患关系，获得患者的信任，以便达到最佳的干预效果。采取认知行为疗法帮助患者纠正负性认知，并建立积极的应对策略，如允许自己悲伤，但也要尝试与逝去的亲人道别，可以通过写信、旅行等方式增加仪式感。当不可避免地想起逝者时，能有效地运用放松技术、正性思维、思维阻断法等方式应对悲伤情绪。

（五）帮助患者重建新的生活模式

对患者和家属进行疾病相关知识的宣传教育，使患者和家属对本病的发生有正确的认识，消除模糊观念引起的焦虑、抑郁。帮助家属理解患者的痛苦和困境，做到既要关心和尊重患者，又不过分迁就或强制患者。指导家属协助患者合理安排工作、生活，恰当处理与患者的关系。帮助患者运用社会支持系统，开始新的生活。

（六）用药护理

必要时遵医嘱给予相应治疗药物，如抗抑郁药。帮助患者了解和自行观察药物的作用及不良反应。

第三节　适应障碍

适应障碍（adjustment disorder）是指个体在日常生活中无法根据情境的要求做出应变，而陷入一种主观痛苦和情绪紊乱的精神病理状态。通常伴有一定程度的行为变化，但无精神病性症状。

适应障碍的发生率缺少流行病学研究报道，国外报道显示适应障碍患者占精神科门诊的5%~20%。

【病因与发病机制】

本病的直接病因是生活改变或环境变化，但事件强度较弱，多为日常生活中常见的事件，如居丧、离婚、失业或变换岗位、迁居、转学、患重病、经济危机、退休等。发病往往与生活事件的严重程度、个体心理素质和应对方式等有关。

【护理评估】

（一）临床表现

临床症状变异较大，主要表现为情感障碍，或出现不良行为、生理功能障碍而影响生活。成年人多表现为抑郁、焦虑症状，青少年多表现为品行障碍，儿童则多表现为退缩现象，如尿床、语言幼稚等。

根据临床症状的不同，可将适应障碍分为以下几种类型。

1. 以抑郁、焦虑等情感障碍为主的抑郁型和焦虑型

（1）抑郁型适应障碍：是成人中最常见的适应障碍类型。主要表现为无望感、哭泣、心境低落等，但比抑郁症程度轻。

（2）焦虑型适应障碍：以惶惑不知所措、紧张不安、注意力难以集中、胆小怕事和易激惹为主要表现，还可伴有心悸和震颤等躯体症状。

（3）混合型适应障碍：表现为抑郁型和焦虑型的综合症状。

2. 以适应不良行为为主的品行障碍型和行为退缩型

（1）品行障碍型适应障碍：表现为侵犯他人利益或不遵守社会准则和规章，违反社会公德，如逃学、说谎、打架斗殴、毁坏公物等。

（2）行为退缩型适应障碍：主要表现为孤僻离群、不注意卫生、生活无规律、尿床、语言幼稚或吸吮手指等。

各型患者均可出现生理功能障碍，如睡眠障碍、食欲缺乏、头痛、疲乏、胃肠不适等症状，同时可因适应不良行为而影响日常活动，导致社会功能受损。

患者的临床表现可以某一类型为主，也可以混合出现，如情感障碍合并品行障碍。部分患者表现为不典型的适应障碍，如社会退缩，但不伴焦虑、抑郁心境；或社会功能突然减退，但无明显的焦虑、抑郁情绪。

患者通常在应激性事件或生活改变发生后1个月内起病。病程往往较长，但一般不超过

6个月。随着时间的推移、环境的改变、刺激的消除或者经过调整形成新的适应，适应障碍即可随之缓解。

案例 12-3

　　患者，男，13岁。2个月前因搬家，父母将其转至离家较近的学校。初期，患者曾抱怨不适应新学校的环境、同学等，之后逐渐出现心情烦躁，控制不住发脾气，情绪低落，对生活感到无望、无助，偶尔哭泣，不愿与人交往。患者平时在上学路上磨磨蹭蹭，有时甚至以身体不适为由不去上学。患者入睡困难，经常从梦中惊醒，伴有心悸不适等。

　　入院后体格检查：定向力正常，问答配合、切题，说话少，声音低沉，情绪低落，自诉不喜欢新学校。

　　请回答：

　　1. 该患者可能的疾病诊断是什么？

　　2. 针对该患者，主要的护理问题有哪些？

（二）健康史

　　了解患者的生长发育情况，既往躯体病史、药物过敏史，意识状态、生命体征、全身营养状况，饮食、睡眠、排泄、生活自理情况，有无烟、酒嗜好，有无药物或精神活性物质依赖等情况。

（三）心理社会状况

　　了解患者的性格；患者平时对压力事件的处理方式、处理压力事件所需的时间；患者对生活事件的认知，对疾病的态度；患者的家庭环境、经济状况、受教育程度；患者的日常生活能力、社会生活、职业功能状况等；患者的人际交往功能，社会支持来源、强度、性质和数量；家属对疾病的认知态度等。

（四）相关检查

　　1. 体格检查　评估患者的体温、脉搏、呼吸、血压等生命体征；面色、皮肤弹性，有无营养不良表现；睡眠状况，有无入睡困难、多梦、早醒等现象；进食情况，与患病前相比有何差异，有无特殊饮食习惯等；排尿、排便情况如何，排便规律有无改变，有无便秘、腹泻等症状。

　　2. 精神检查　评估患者的感知觉症状，如有无幻觉、妄想等；情感状态，如有无抑郁、焦虑、恐惧、淡漠等；意识状态；有无现存或潜在的冲动、伤人、自杀、自伤、木僵等行为；有无退缩和品行障碍行为。

（五）治疗

　　本病的治疗目的是帮助患者提高处理应激刺激的能力，使患者早日恢复到患病前的功能水平，防止病情恶化或慢性化发展。

　　1. 心理治疗　是主要治疗手段，目的是解决患者的心理应对方式和情绪发泄的途径问题。首先要评估患者症状的性质和严重程度，了解诱因，患者的人格特点、应对方式等因素在发病中的相对作用。注意应激源对患者的意义，采取个别指导、家庭干预和社会支持等方式。可酌情选用支持性心理疗法、认知行为疗法等方法。治疗包括三个环节：消除或减少应激源，包括改变患者对应激事件的态度和认识；提高患者的应对能力；消除或缓解症状。

　　2. 药物治疗　用于情绪明显异常的患者，可加快症状的缓解，为心理治疗提供适宜的环境。根据患者的症状可使用抗焦虑药、抗抑郁药等，以低剂量、短疗程为宜。

【主要护理诊断/问题】

1. 焦虑 与面对应激事件、主观感觉不安、无法停止担心有关。
2. 睡眠型态紊乱 与过度焦虑、抑郁、环境改变、不适应有关。
3. 角色紊乱 与家庭冲突、应激、不实际的角色期望、支持系统不足有关。
4. 社交障碍 与应激事件引起的行为障碍有关。
5. 迁居应激综合征 与居住环境改变有关。
6. 环境认知障碍综合征 与应激引起的对周围环境认知不正确有关。

【护理措施】

引起适应障碍的生活或环境变化一般是不可改变或消除的，因此，护理措施以提高患者的生理、心理和社会功能为主。

（一）基础护理

1. 补充营养，维持水、电解质平衡 患者常由于抑郁情绪而不思进食，导致营养状况较差。因此，需注意补充营养，维持水、电解质平衡。护理人员可先了解患者的饮食习惯，尽量满足其口味，以促进和增进食欲；或安排患者与他人一起进餐，或采用少食多餐的方式。

2. 改善睡眠 睡眠障碍是患者比较常见的症状。因此，改善患者的睡眠是一项重要的护理工作。具体措施可参阅第十六章。

3. 协助保持个人卫生 对于行为退缩的患者，护理人员可适当协助和督促其料理个人卫生，及时更换衣物和床单、勤洗手、洗澡等。但不应替患者全部包办，应鼓励患者自行料理个人卫生。

（二）心理护理

1. 建立良好的护患关系 良好的护患关系是实施心理护理的基础。如果不能与患者建立良好的沟通与合作关系，心理干预技术则难以实施，从而难以达到最佳的干预效果。

2. 帮助患者纠正错误认知 帮助患者重建积极的、建设性的思维方式，以改变患者对问题的看法，并减轻应激与焦虑水平。采取认知疗法帮助患者分析和了解自己的心理状态，认识与情绪抑郁和适应障碍有关的心理因素，纠正自己的负性认知，并建立积极的应对策略。

（三）帮助患者学习应对技能，提高适应能力，消除不良行为

1. 教会患者管理不良情绪的方法 包括放松训练（系统的肌肉放松法）、呼吸训练（学习缓慢的腹式呼吸）、正性思维（用积极的想法替代消极的想法）、自信训练（学会表达感受、意见和愿望）、思维阻断法（默念"停"来消除令人痛苦的想法）。

2. 教会患者管理不良行为的方法 指导患者通过对应激情景的模拟想象、实践、演练等方法，帮助患者学会解决现实生活中的问题。创造轻松、和谐的情境，熏陶、感染患者，增强其自信心，培养积极的心态，形成健康行为模式。

（四）用药护理

遵医嘱给予相应治疗药物，如抗焦虑药、抗抑郁药等，帮助患者了解和自行观察药物的作用及不良反应。

随堂测 12-2

小 结

1. 创伤后应激障碍 又称延迟性心因性反应，是指异乎寻常的威胁性或灾难性生活事件导致个体延迟出现和长期持续存在的精神障碍，其临床特征以再度体验创伤为特征，

并伴有情绪易激惹和回避行为。

2. 延长哀伤障碍　又称病理性哀伤、创伤性哀伤或复杂性哀伤，指丧失亲人之后持续的哀伤反应，往往超过6个月，难以随着时间的推移得到缓解，情绪和行为偏离生活常态，最终导致个体的社会功能受到严重影响。

3. 适应障碍　是指在明显的生活改变或环境变化时产生的短期和轻度的烦恼状态和情绪失调，常伴有一定程度的行为变化，但无精神病性症状。

思考题

1. 如何鉴别创伤后应激障碍与延长哀伤障碍？

2. 李某，男，34岁。半年前的某天早上，患者去单位上班前像平时一样和孩子、妻子说笑。到单位后不久即发生了大地震，当他返回住址时，只看到一片废墟。当时，患者大脑一片空白，无法相信这一切，看到救援人员时，他相信他们一定会救出所有的亲人。他不顾劝阻，坚持在一旁等候，却亲眼目睹了被钢筋水泥压得失去正常体形的妻子以及孩子。之后1个月，他表现得非常容易冲动、发脾气，脑海中时常闪现亲人从废墟中被挖出的场景，独自发呆、落泪。患者情感也变得冷漠，不愿与人谈论与地震有关的事，宁愿睡帐篷，也不愿再住楼房，偶尔的余震就能使他吓得全身无力、心悸、头晕。

请写出该患者最可能的疾病诊断及相应的护理措施。

（景建玲）

第十三章 人格障碍及相关行为障碍的护理

导学目标

通过本章内容的学习，学生应能够：

◆ **基本目标**

1. 明确人格障碍的概念。
2. 解释人格障碍形成的原因。

◆ **发展目标**

1. 综合运用护理程序对人格障碍患者进行整体护理。
2. 归纳人格障碍患者的临床特点及护理要点。

◆ **思政目标**

培养学生正确的人生观、世界观、价值观，引导学生形成正确的价值取向；合理宣泄不良情绪，形成积极向上的生活态度。

案例 13-1

余某，男性，20 岁。某天，余某偷拿大伯家的一些碟片被发现，大伯要求其归还。余某便把一部分碟片扔进大伯家门口的水塘中。大伯责骂并殴打了余某，余某不时还嘴。半小时后，余某路过大伯家门口，余怒未消的大伯再次拿起木条打在余某小腿上。"你打了我五下，等会儿我会对你不客气的，你给我记住"。余某随即回家拿了一把尖刀，返回大伯家。怒气冲冲的余某冲到大伯家，朝大伯左胸猛刺了一刀，之后便逃离现场。大伯被送往医院后，经抢救无效死亡。余某在法庭上的回答经常词不达意、前后矛盾，而对于杀害大伯之事也没有表示忏悔或内疚。

据了解，余某从小生活在农村，无家族病史，小学毕业即辍学，一直在家游手好闲，由父母抚养，村民称他"懒汉"。他经常殴打他人直到对方求饶为止。若打不过对方，就会找其家里的老人、小孩报复；报复不成功，就找机会把对方田里的庄稼等全部踩毁；也时常干偷窃之事，村里没人喜欢他。

请回答：

患者的表现属于哪种人格障碍？

人格（personality）是由人格倾向性和人格心理特征两个方面构成的，是指个体在遗传与环境的交互作用下形成的稳定而独特的身心结构，以及在社会与生活环境中固有的行为模式和待人处世的习惯方法，是一个人独特生活风格和适应模式的、根深蒂固的思维、认知、情感和行为模式。具体体现在对人或事物的态度、信仰、欲望、价值观和行为方式等方面。人格的形成是由先天生理因素和后天环境因素的影响所决定的。一种特定的人格一旦形成，往往就会是持久且相对稳定的，并且通过心理活动和行为表现出来。

人格决定了一个人如何看待自己、看待他人、看待社会生活事件，并为此做出相应的情感表达和行为倾向，这种情感表达和行为倾向主要是在社会生活的人际关系中表现出来的。若个体与社会生活相适应，则称为正常人格；适应不良时，称为不良人格；与社会生活产生严重冲突，明显影响社交和职业功能时，则称为人格障碍。人格障碍的行为问题严重程度差异明显，轻者可以正常生活，履行其社会和生活职能，只有与其密切接触的人才会知道其怪癖；严重者常违反社会规范，难以适应社会生活。

人格障碍（personality disorder）是指人格特征明显偏离正常，使患者形成一贯性的、反映个人生活风格的、对待自我及他人关系模式有临床意义的状况和异常行为模式。这种模式显著偏离所处的社会文化环境和一般认知方式（尤其在待人处事方面），显著影响个体的社会功能与职业功能，造成个体对社会环境的适应不良。患者无智能障碍，其特征是情感和意志活动障碍。多起病于儿童、青少年时期，并一直持续到成年或终生，起病时间不明确。患者适应不良的行为模式一旦形成，即使通过医疗、教育或惩罚措施也很难矫正，仅少数患者在成年后其人格障碍在程度上可有一定程度的改善。当一个人具有某种人格障碍时，其人格特征是多变的、不适应的，社会功能受损或占有欲过强，常与社会生活发生严重的冲突，其人际关系和职业功能受到显著影响。人格障碍者经常会给他人造成生活和工作等方面的痛苦，但他们很少意识到自己的行为会给自己带来痛苦，只有当他人对自己产生强烈反应时，他们才会感到痛苦和不适。

人格障碍和人格改变不能混为一谈。两者的区别在于，人格改变是获得性的，是指个体的人格原本正常，而在严重或者持久的应激、严重的精神障碍及脑部疾病或损伤（如脑病、脑外伤、慢性酒精中毒等）之后发生的人格特征改变。而人格障碍是指在没有认知过程障碍或智力缺陷的情况下人格明显偏离正常，没有明确的起病时间，多起病于童年或青少年时期，直至晚年才趋向缓和。

【病因与发病机制】

人格障碍的病因迄今尚未完全阐明。目前认为，人格的形成是在先天遗传因素及后天环境因素的相互作用下形成的。研究表明，幼年期心理扭曲，不良社会与文化环境潜移默化的影响等，可能是人格障碍形成的关键因素。

（一）生物学因素

1. 遗传因素

（1）家系调查：人格障碍的发生率与血缘关系有关，血缘关系越近，发生率越高。意大利犯罪心理学家 Rombroso 曾对众多罪犯的家庭进行大样本调查，发现许多罪犯的亲属有反社会型人格障碍，犯罪发生率远远高于其他人群。

（2）双生子研究：调查发现，基因型越接近，人格特征也越相似。通过对双生子犯罪行为的研究发现，单卵双生子犯罪的概率较双卵双生子高。

（3）寄养子研究：研究发现，将有人格障碍父母所生的子女（190例），出生后即寄养在正常家庭中，这些子女成年后超过20%被诊断为人格障碍。

2. 脑部病理改变　对人格障碍者进行脑电图检查发现，50%的受检者常有慢波出现，与儿童脑电图相似，表明人格障碍患者的大脑发育成熟程度较正常人有所延迟。大脑发育不成熟可能与中毒、营养不良、出生时或出生后脑损伤或感染有关。

（二）心理发展因素

童年时期生活经历对个体人格的形成具有重要作用。这一时期受到重大精神创伤或刺激会对儿童人格的发育产生不利的影响，是导致未来出现人格障碍的主要因素。

1. 儿童期母爱或父爱被剥夺或过分溺爱　心理学家认为，从小缺乏父爱和母爱，是儿童产生人格障碍的首要原因。因为儿童得不到父爱和母爱，使其在情感上变得冷漠，并与人保持较远的距离，而且令人难以捉摸和不容易接近，不能从情感上把自己融入他人的心境。过分溺爱，则易使孩子产生自我中心的思想，异常地发展为蔑视父母、蔑视学校的校规与社会纪律，成为反社会型人格障碍的重要成因。

2. 父母的榜样作用　父母酗酒、吸毒、偷盗等行为，会对孩子起到不良示范作用，影响极大。

3. 教育方式不当　父母教育态度不一致，使孩子生活在矛盾之中，易造成孩子无所适从和没有明确的自我认同感。父母或老师对教育方法期望过高、过分训斥、强迫等易造成精神压力或逆反心理，对人格的发育是不利的。

（三）社会环境因素

由于接受了不同于大多数人的社会价值观念，受到不利于儿童、青少年身心成长的文化背景的影响，同时青少年的法律意识淡薄，自制力差，易模仿或受人教唆而习得不良行为；受到社会上不良风气和现象等影响，易产生对抗、愤怒、压抑等不良心理，进而发展为人格障碍。

随堂测 13-1

> **知识链接**
>
> **童年期虐待经历与反社会型人格障碍**
>
> 童年期虐待被认为是导致人格障碍发生的危险因素之一。虐待包括躯体虐待、性虐待、心理虐待和忽视。反社会人格障碍患者对他人的攻击和伤害被认为是源于患者对过去经历的过度补偿以及对过去受到欺骗、虐待、剥夺和不信任的习得。不同的虐待形式对反社会人格障碍倾向形成的影响存在性别差异，男性童年期遭受的情感虐待和肢体虐待越多，则成年后反社会人格障碍的倾向越明显；而女性反社会人格障碍倾向的明显程度则与情感虐待和性虐待的严重程度有关，但总体来说，与其他人格障碍相比，童年期虐待与反社会人格障碍倾向的关系更为紧密。

【护理评估】

（一）临床表现

人格障碍患者多数能应对日常工作和生活。主要表现在情绪和行为方面，其智能和意识状态无明显缺陷，主观上感到苦恼，能理解自己的行为后果。临床分型不同，其症状表现也不同。

1. 偏执型人格障碍　偏执型人格障碍是以敏感、多疑和偏执为主要特点的人格障碍。患者于成年早期起病，男性多于女性。此类患者在工作和学习中遇到挫折、失败时，常推诿于客观环境，夸大对方的缺点或失误，不寻找自身主观原因，易与他人争辩、对抗，易产生强烈的敌意和报复心；对周围的人或事物敏感、多疑，经常无端怀疑他人要伤害、欺骗或利用自己，将其周围或外界事件解释为"阴谋"，因此过分警惕和抱有敌意；常有病理性嫉妒观念，怀疑恋人有新欢或伴侣不忠；有过分自负和自我中心的倾向，常忽视或不相信与其想法不符的客观证据，因而很难通过说理或事实来改变患者不合理的想法。

2. 反社会型人格障碍　反社会型人格障碍是一种以行为不符合社会规范，经常违法乱纪，对人冷酷无情为主要特点的人格障碍，男性患者多于女性。此类障碍常与犯罪、违纪行为相联系，是人格障碍中研究得较多的一类。主要表现为严重和长期不负责任，无视社会常规、准则和义务等，行动无计划或有冲动性；不尊重事实，极端自私与自我中心，对他人漠不关心，不承担应尽的义务；缺乏自我控制力，易出现暴力行为等违反社会规范的行为，危害他人时缺少应有的内疚感。18 岁前一般诊断为儿童行为障碍，成年后（18 岁后）若习性不改，可诊断为人格障碍。

3. 边缘型人格障碍　边缘型人格障碍属于感情脆弱类人格障碍，以感情脆弱、多变、性情不稳定、人际关系紧张、自我意象混乱、承受压力无能为特点。患者情感活动不稳定，经常突然出现情感低落、忧虑或烦躁、沮丧等。由于情感脆弱，所以患者常过度依赖他人，总想成为他人帮助的中心人物，不如意时易出现焦虑状态。为了发泄内心的不平衡，患者经常采用自我伤害的行为或威胁他人要自我伤害。患者长期在自我形象、性定位、长期目标、职业选择、交友、期待他人如何评价自己等方面不稳定，总是在极度的理想状态和极度的贬低状态间发生变化。

4. 依赖型人格障碍　依赖型人格障碍以缺乏自信、过度被动依赖他人为特征。患者常感内心无助，害怕独处，低估自己的能力。在依赖型人格障碍患者的人际关系中，他们总是被动的、顺从的、自我怀疑的，想方设法地摆脱责任，不能保持自主性。无论是在人际关系中，还是在工作或治疗过程中，他们都缺乏安全感，每时每刻都在寻找能够为他们提供帮助的人。依赖型人格障碍患者常会因人际关系紧张或冲突而感到焦虑不安。因为患者时刻依赖他人，故常有压力感，若自己的要求未被满足，则可出现抑郁症。

5. 分裂样人格障碍　分裂样人格障碍是以观念、行为、外貌装饰的奇特，情感冷漠，人际关系明显缺陷为特点的人格障碍。分裂样人格障碍非常少见，只有 0.8%～1.7% 的成年人会在一生中的某个时期表现出这种人格障碍，男性患者略多于女性。主要表现为性格明显内向或孤独、被动、退缩，回避社交，过分沉湎于幻想，脱离现实；面部表情呆板，缺乏生动的情感体验，不能表达对他人的关心和体贴，甚至对自己的子女和家庭也没有责任感；常不遵循社会规范，有牵连、猜疑、偏执观念及奇异感知体验，可出现一过性错觉或幻觉等。但是，分裂样人格障碍与精神分裂症之间无直接关系。部分精神分裂症患者发病前具有分裂样人格障碍，但这并无规律性。大部分具有分裂样人格障碍的个体，其人格特征可保持终生，并不发展成为精神分裂症。分裂样人格障碍的个体可以发挥社会功能，尤其是从事不需要频繁进行人际交流的职业。

6. 表演型人格障碍　表演型人格障碍又称癔症型或戏剧型人格障碍，是以自我中心，言行夸张以吸引他人注意，暗示性强为特点的人格障碍。患者人格不成熟，情绪不稳定，常感情用事，按自己的好恶判断事物好坏；善于表现自己，渴望得到表扬、同情，希望引起他人注意，喜欢追求刺激而过分地参加各种社交活动，经不起批评。表演型人格障碍患者每天似乎生活在舞台上，扮演着不同的角色。患者的自我戏剧化表现风格可能与长期受压抑、被否定、脱离社会等有关。患者由于强烈的情感反应和行为变化，常伴有吸毒、草率做决定以及易受伤等问题。

7. 自恋型人格障碍　自恋型人格障碍患者常常自我评价过高，把自己看得过分重要，头脑中充满无限的成功、权力和幻想，不顾及他人的感受，因此造成与他人的社会关系紧张；无法准确地评价身边的人与事物，想法往往是扭曲的、美化的或满足自我重要的感觉。但在骄傲自大的背后，自恋型人格障碍患者有强烈的惭愧感和被抛弃感。患者过分地炫耀自己，可能与不一致的自我概念有关，因此常伴有抑郁症而寻求帮助。此型患者往往存在于表演型人格障碍。

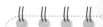

8．强迫型人格障碍　强迫型人格障碍患者以过分谨小慎微、严格要求与完美主义及内心的不安全感为特征。男性发病率较女性高 2 倍，约 72%的强迫症患者在发病前具有强迫性人格。这种人格的特点是：常以高标准严格要求自己，责任感过强，唯恐出错，过早对未来的活动做出计划；有不安全感；循规蹈矩，按部就班，有条不紊，否则会感到焦虑不安；刻板、主观、固执，要求他人也按照其规矩办事，否则即感不愉快，往往对他人做事不放心；过分沉溺于职责义务与道德规范，过分专注于工作成效，业余爱好少，缺少社交往来，缺乏愉快和满足的内心体验，反而常有悔恨和内疚。强迫型人格障碍患者常会为自己的思想或冲动所困扰，但尚未达到强迫症的程度。

9．冲动型人格障碍　冲动型人格障碍是以情绪不稳及缺乏冲动控制为特征，伴有暴力或威胁行为的一种人格障碍，又称攻击型人格障碍或爆发型人格障碍，男性患者明显多于女性。主要表现为情绪不稳，易激惹，微小的刺激或无明显诱因即可出现非常强烈的愤怒和攻击行为，对冲动行为失去控制，间歇正常，对发作可表现出后悔不已，但不能吸取教训；心境不稳定和反复无常，容易导致人际关系紧张或不稳定，易与他人发生争吵和冲突；对事物的计划和预见能力很差，在日常生活和工作中，缺乏目的性，缺乏计划和安排，做事虎头蛇尾，很难坚持需要长时间完成的某一件事；在情感爆发时，不仅可以攻击他人，而且可出现自杀、自伤行为。

10．焦虑 - 回避型人格障碍　是以持久和广泛的内心紧张、不安、忧虑体验及自卑为特征。此类患者由于自卑而总是希望被人喜欢和接纳，对批评和拒绝极度敏感；由于害怕失败或失望而不敢与人交往，除非得到保证不会受到批评，否则拒绝与他人建立人际关系；由于习惯性地夸大日常处境中的潜在危险，而有回避某些活动的倾向，故生活方式受到限制；患者常公开表示为不能被他人重视和与他人建立良好关系而苦恼；办事缺乏自信，常有不安全感，总是提心吊胆，害怕出错；生活中求稳，害怕改变和创新。此型人格障碍可见于多种人格障碍患者。

科研小提示

不同形式的正念认知疗法都能在辅助治疗人格障碍方面产生积极的效果。

（二）健康史

了解患者是否为足月顺产；患者的营养状况、睡眠情况。患者儿童、青少年时期的疾病史，青少年时期有无品行障碍，有无精神活性物质滥用（何时开始、种类、数量和方式）；患者的工作形式和工作表现等。

（三）心理状态

1．诱因　引起患者冲动的原因和压力。

2．认知　患者是否有多疑、偏执、强迫观念，有无判断缺损、道德感、羞耻感、内疚感等。

3．情感　患者是否易激惹、情绪不稳、冷漠、愤怒、有敌意、后悔等。

4．行为　患者的行为有无目的性，是否有冲动、攻击行为、暴力行为、恶作剧行为，有无自杀、自伤行为等。

5．自知力　患者是否意识到自身的个性缺陷与不适当的行为方式，患者对本病有无心理负担等。

（四）社会状况

了解患者生活、学习的周边环境、学校教育方式，患者的家庭氛围，父母的教育方式（儿童期），父母及家庭对患者的影响，家庭成员中有无犯罪、吸毒人员等。患者与家人、邻居、亲友、同事的人际关系，其行为对工作及角色功能的影响等。

（五）相关检查

约有65%的反社会型人格障碍患者脑电图检查结果异常，呈慢波和尖峰信号。部分冲动型人格障碍患者脑电图检查显示慢波增加，脑脊液检查发现5-HT代谢异常。由于人格障碍本身通常不伴有躯体器质性问题，因此，实验室检查常无阳性发现。为了鉴别诊断和了解全身重要脏器功能，可进行血液、尿液、粪便常规检查，心电图、胸部X线、腹部B超及肝、肾功能和生化检查等。另外，脑电图、头颅CT或MRI检查可用于排除脑部严重病变。

（六）治疗原则

与重性抑郁症等其他精神疾病相比，人格障碍的治疗和护理则主要采用心理治疗，以纠正患者的异常行为，必要时可配合药物治疗。当患者出现精神病性症状时，可服用氯丙嗪、氟哌啶醇等抗精神病药。患者出现情绪不稳时，可服用碳酸锂、卡马西平等，稳定情绪。患者易冲动，常伴有抑郁，选用抗抑郁药常有较好的疗效，如服用氟西汀。焦虑明显时，可用苯二氮䓬类药物处理。但仅用药物治疗并不能治愈人格障碍。由于人格障碍患者的社会功能严重受损，加之护理人员在处理患者的复杂问题时经常受挫，因此，在临床上精神科护理人员需要花费大量的时间和精力来处理人格障碍问题。

【主要护理诊断/问题】

1. 有暴力行为的危险　与易激惹、社会适应不良有关。
2. 无效性应对　与个体不能控制冲动、不能调节情绪、支持系统不足有关。
3. 社交孤立　与情绪情感障碍、冲动行为有关。
4. 自我概念紊乱　与自卑有关。
5. 焦虑　与内心空虚、自尊低下和过度紧张有关。

案例 13-2

　　患者，男，36岁，已婚，大专文化，干部。患者自幼学习认真，一丝不苟，从不打骂他人，上学从不迟到、早退。患者学习成绩优良，一直是班干部，经常受到老师表扬。患者在家做家务，物品放置始终有严格的位置，也不允许他人乱放，否则会立即予以纠正。患者放学后通常立即回家，不和同学玩耍，被邻居称赞为"好孩子"。但是，患者做作业效率低，不允许有错字，哪怕写错一个字，都要全部重写，每天做作业都要到深夜。大专毕业后，患者被分配到某单位工作，因工作认真，被提升为部门负责人。患者做事情有自己的方式和顺序，并且要求他人也要按他的方式工作，否则就不高兴，这导致其人际关系较紧张。患者做事小心谨慎，经常反复检查、核对仍不放心；购买物品时常犹豫不决，拿不定主意。患者无业余爱好，不与他人多交谈，没有好朋友，但对人诚实。

　　临床诊断为强迫型人格障碍。

　　请回答：

　　该患者的护理评估内容有哪些？

【护理措施】

（一）常规护理

1. 生理护理　由于人格障碍导致的焦虑和抑郁，使患者忽视个人的基本生理需要，如缺乏充分的休息和营养，从而损害健康；服用精神药物可导致血压、脉搏等发生改变，有时发生晕厥，甚至出现药物滥用或自杀企图。因此，应提供并保证患者摄入足够的营养；提供安静、舒适的睡眠环境，保证充足的睡眠；密切观察患者的生命体征；对药物滥用者，应观察其行为反应和戒断症状，并做好急性药物中毒的处理，确保患者用药安全。

2．心理干预　在治疗和护理过程中，应当多探望、陪伴患者，态度和蔼、语言亲切，体现对患者的关心和支持；多鼓励患者与他人交往，对患者取得的进步及时予以表扬。对有自杀倾向的患者，应了解其内心的感受，不歧视患者，给患者提供支持性帮助。指导患者在无法应对压力时应主动求助医务人员，而不是采取自伤或自杀行为。

3．社会干预　团体治疗可促进患者自我了解，提高其适应环境的能力，改善人际关系。护士在团体治疗中承担着治疗者和组织者的作用，应当为患者提供适应的团体环境，帮助患者制订治疗计划，指导他们互相沟通、交流，提供咨询，充分发挥团体治疗的作用。帮助患者取得社会支持和家属的密切配合，全方位地给予患者持续的关怀和支持。为患者创造新的生活和学习环境，通过鼓励患者参加各项活动，以控制自己的偏离行为，克服不良习惯。

（二）特殊护理

以冲动型人格障碍为例，制订护理措施。

1．有发生暴力行为的危险

（1）了解诱发冲动、暴力行为的原因，尽量避免或减少诱发因素。与患者共同制订限制行为的条例，并告知违规的后果，以增强其自控能力，防止发生冲动行为。

（2）提供安全、安静的环境，避免各种刺激因素，有利于稳定患者的情绪。

（3）加强病房管理，确保患者所住病房没有危险品。对情绪不稳的患者应限制其活动区域，避免其与同类患者接触。

（4）鼓励患者用语言表达愤怒和敌意，指导患者用社会所能接受的方式来表达内心的感受。

（5）当患者无法控制其行为时，可采取保护性隔离，必要时加以约束。

（6）在建立良好护患关系的基础上，适时地以诚恳的态度明确地告知患者，其行为不能被接纳，与患者讨论、分析不良行为对他人和自身的危害，并鼓励其改进。

（7）要求患者尊重他人，对个人需要不能只考虑自我满足，要学会凡事要为他人着想，避免不适当的人际交往和不良行为。

2．个人应对无效

（1）主动接触患者，尊重、关心患者，了解其心声，理解其感受，满足其合理需求，以取得患者的信任。

（2）帮助患者寻求适当的支持系统，如医务人员、家属、朋友、同事等。

（3）帮助患者学习相关理论，了解疾病的有关知识，使患者正确认识自我，以寻求良好的调适方式。

（4）指导患者正确地应对应激的方式，如情绪的自我控制训练、自我放松、自我适应能力等。

3．社交孤立

（1）以真诚的态度关心、体谅患者，使患者感受到温暖和值得信赖。

（2）鼓励、陪伴患者参加作业劳动、文艺、体育等群体活动，使患者感受到自己未被抛弃，与他人受到同等的尊重，并通过集体活动感染和学习他人的良好行为。

（3）创造条件使患者展现个人的合理行为。当理想的行为出现时，及时给予鼓励和肯定，使患者逐步学会适当的人际交往技能，培养正向情感。

（4）帮助患者建立正确的价值观和人生观，树立信心，努力纠正自身的人格缺陷。帮助患者练习和提高社交技巧，如交友技巧、会谈技巧等，以改善人际关系。

4．自我概念紊乱

（1）评估患者自卑的原因。

（2）主动接触患者，耐心倾听患者的诉说，接纳患者的病态行为。

（3）与患者交流时注意非语言交流，如态度和蔼、面带笑容，适时点头和拍肩等，以利于建立良好的人际关系，增加对医护人员的信赖感和安全感。

（4）教会患者尊重他人的技巧并给予其机会，鼓励患者参与活动并承担责任。

（三）健康教育

人格障碍的形成、发展以及预防和干预都与家庭有着密切的关系。人格障碍一旦形成，就很难矫正，但并非不能矫正。人格障碍的治疗需要较长的时间，患者的病情变化也很缓慢。因此，预防比治疗更具有实际意义。

1. 重视儿童早期教育　家庭、幼儿园、学校要对孩子的不良行为进行及时纠正，这对孩子的人格发展十分有益。社会应大力开展心理健康知识的宣传，促进家庭和睦，减少或消除家庭暴力和家庭纠纷，给孩子一个温暖的家，使孩子在民主、和谐的家庭气氛中健康成长。学校教育要提倡团结友爱、互相帮助。社会要创造一个良好的人际关系和生活氛围，从而有利于人格的健康发展和不良行为的纠正。

2. 健康教育　对人格障碍患者进行健康教育也是必不可少的，其目的是在稳定患者心理状态的前提下，逐渐促进其人格的改变；帮助患者认识其人格的缺陷，说明人格是可以改变的；帮助患者建立良好的行为模式，矫正其不良习惯。要指导患者进行社交技巧的训练，如会谈技巧、交友技巧等，提高其社交能力。帮助患者树立正确的道德观、价值观，树立战胜疾病的信心，使其正确面对挫折和压力，防止出现自伤、自杀行为。指导患者遇到不良刺激时，学会调节和适应，或及时寻求医务人员的帮助，以达到全面康复。

小　结

1. 人格障碍是指人格特征明显偏离正常，使患者形成一贯性的、反映个人生活风格的　对待自我及他人关系模式有临床意义的状况和异常行为模式。这种模式显著偏离所处的社会文化环境和一般认知方式，可明显影响社会功能与职业功能，造成个体对社会环境的适应不良。患者无智能障碍，其特征是情感和意志活动障碍。

2. 人格障碍的分型　主要有偏执型人格障碍、反社会型人格障碍、边缘型人格障碍、依赖型人格障碍、分裂样人格障碍、表演型人格障碍、自恋型人格障碍、强迫型人格障碍、冲动型人格障碍和焦虑型人格障碍等。

3. 人格障碍的共同特征　起病时间不明确，多起病于儿童、青少年时期，并一直持续到成年或终生；患者通常没有明显神经系统形态学病理变化；患者人格偏离正常，主要表现在情绪和行为方面，其智能和意识状态无明显缺陷。

4. 人格障碍的常规护理措施　包括生理护理、心理干预及社会干预三方面。

 ### 思考题

1. 案例 13-1 中，针对李某，护士应如何护理？

2. 请结合案例 13-2，提出两条最主要的护理诊断。

（苏　红）

第十四章 神经发育障碍的护理

第 14 章数字资源

导学目标

通过本章内容的学习，学生应能够：

◆ **基本目标**

1. 描述智力发育障碍、孤独症谱系障碍和注意缺陷多动障碍的定义及临床表现。
2. 说明智力发育障碍、孤独症谱系障碍和注意缺陷多动障碍的病因。

◆ **发展目标**

1. 综合运用护理程序对智力发育障碍、孤独症谱系障碍和注意缺陷多动障碍患者进行整体护理。
2. 归纳智力发育障碍、孤独症谱系障碍和注意缺陷多动障碍患者的临床特点及护理要点。

◆ **思政目标**

培养学生以细心、耐心、爱心、责任心和同理心对待神经发育障碍患者，增强职业自信心和自豪感。

神经发育障碍（neurodevelopmental disorder）是指儿童从胎儿期到神经发育成熟（18 岁）以前，各种有害因素作用于神经系统，导致儿童认知、情感、意志行为、性格和能力等发育受阻或延迟，不能达到相应的年龄水平。这些发育障碍会在不同程度上影响儿童的社会功能，如学习能力低下和人际交往困难。根据 ICD-11 精神病学分类和诊断系统，神经发育障碍包括精神发育迟缓、孤独症谱系障碍、注意缺陷多动障碍、运动障碍和特殊学习技能障碍等。本章主要介绍精神发育迟缓、孤独症谱系障碍和注意缺陷多动障碍。

第一节 精神发育迟缓

随堂测 14-1

精神发育迟缓（intellectual developmental disorder），又称精神发育不全、智力低下，是指起病于中枢神经系统发育成熟（18 岁）以前，以智力发育低下和社会适应困难为临床特征，同时可伴有其他精神障碍或躯体疾病。

精神发育迟缓的患病率因不同国家和地区之间的调查方法和诊断标准不同而异。西方发达国家的人群患病率为 1%~3%，发展中国家的人群患病率为 1%~1.5%。在性别差异方面，男性患病率是女性的 1.5 倍。我国 29 个省市智力障碍流行病学调查研究显示，智力障碍患病率为 1.27%，

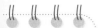

其中女性为 1.22%，男性为 1.32%。全国 8 省市 0~14 岁智力障碍流行病学调查研究结果显示，智力障碍患病率为 1.2%。精神发育迟缓是导致残疾的重要原因之一，也是严重的社会问题。

【病因与发病机制】

精神发育迟缓的病因非常复杂，包括生物学因素和心理社会因素。因生物学因素引起者，智力损害程度大多在中度以上；因心理社会因素引起者，智力发育受损程度通常较轻。

（一）遗传因素

1. 染色体异常　包括染色体数目或结构异常，如唐氏综合征、先天性睾丸发育不全、先天性卵巢发育不全、脆性 X 染色体综合征等，是引起精神发育迟缓的常见原因。

2. 基因异常　单基因异常比较常见。在遗传代谢性疾病中，酶代谢异常导致患者脑功能障碍，如苯丙酮尿症、半乳糖血症等患者有精神发育迟缓的临床表现。

3. 先天颅脑畸形　如家族性小头畸形、神经管畸形等都可能导致精神发育迟缓。

（二）妊娠期有害因素

1. 感染　妊娠期各种感染，如病毒、细菌、寄生虫和螺旋体感染等，可使胎儿中枢神经系统发育不良或受阻。如果感染发生在妊娠早期，则损害更为严重。

2. 药物　妊娠期服用某些药物，可引起胎儿中枢神经系统发育障碍，如作用于中枢神经系统、内分泌系统和代谢系统的药物，以及水杨酸类药物和抗肿瘤药。

3. 有害理化物质　环境中的空气、水、食物被有害物质（如汞、铅等）污染，以及接触辐射、放射线和电磁波等，都可引起胎儿大脑发育受损。

4. 妊娠期疾病和并发症　如母亲患糖尿病、妊娠高血压等疾病。

5. 妊娠期妇女个体因素　如妊娠年龄偏大、吸烟、饮酒、营养不良、遭受强烈或长期的心理应激等。

（三）出生时不良因素

胎位异常、产程过长、胎儿宫内窘迫、产伤、脐带绕颈等原因，均可导致新生儿出现颅脑损伤或缺氧等并发症，造成中枢神经系统发育障碍。

（四）出生后有害因素

1. 脑损伤　如新生儿肝炎、新生儿败血症、胎儿颅缝早闭等新生儿疾病，脑炎、脑膜炎等中枢神经系统感染，颅脑外伤，脑缺氧（溺水、窒息、一氧化碳中毒）等所致的脑损伤等均可使儿童大脑功能受损。

2. 视觉或听觉障碍　儿童成长环境中的视觉或听觉刺激少，也会影响智力发展。

3. 家庭和社会环境　贫困落后、社会隔离等因素可导致儿童在成长阶段缺乏接受教育或与人交往的机会，从而影响其智力发育。

案例 14-1A

患儿，男，7 岁，小学二年级学生，因学习成绩差而就诊。患儿 6 岁入小学，老师发现其上课时能安静听课，但反应慢，理解能力差，经常不能独自完成课堂作业，家庭作业需要母亲辅导才能完成。患儿一年级时，语文、数学考试成绩均为 20~30 分，其父母专门请家教辅导，患儿成绩仍未有任何提高。患儿平时尊敬老师，遵守纪律，在家会整理被子、扫地等，性格温顺、听话，很少独自外出玩耍。

请回答：

评估该患儿时，还应收集哪些方面的资料？

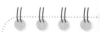

【护理评估】

（一）临床表现

精神发育迟缓的主要表现为不同程度的智力低下和社会适应困难，并且与精神发育程度密切相关。WHO 根据智商（intelligence quotient，IQ）的不同，将精神发育迟缓分为以下四个等级。

1. 轻度精神发育迟缓　智商为 50~69，成年后的智力年龄相当于 9~12 岁，占全部精神发育迟缓的 85%，通常在学龄期被发现。患者在发育早期即有发育延迟，特别是语言发育迟缓，虽然能进行日常的语言交流，但词汇不丰富，对语言的理解和使用能力差，思维内容较简单，缺乏灵活性和想象力，抽象思维也不发达。患者入学后学习成绩不佳，经常考试不及格或留级，经努力可勉强完成小学学业。经过训练，患者可学会一定的谋生技能和家务劳动，生活基本能自理，能从事简单非技术性的工作。

2. 中度精神发育迟缓　智商为 35~49，成年后的智力年龄相当于 6~9 岁，占全部精神发育迟缓的 10%，通常在 3~5 岁时被发现。患者从婴幼儿时期智力和运动发育就明显落后于正常儿童，语言发育迟缓，虽然可学会说话，但发音含糊不清，词汇贫乏，不能完整表达意思，对周围环境的分辨能力差，认识事物趋于表面和局部。患者学习能力差，仅能进行个位数的加、减法，无法适应普通小学的就读。患者经过长期的训练，生活方面能够完成简单劳动，但效率低、质量差，在指导和帮助下能完成一些简单的自理活动。

3. 重度精神发育迟缓　智商为 20~34，成年后的智力年龄相当于 3~6 岁，占全部精神发育迟缓的 3%~4%，通常在 2 岁前被发现。多数患者出生后不久就被发现有明显的发育落后，语言发育水平低，有的患者甚至不能讲话，无法进行有效的语言交流。患者缺乏抽象思维能力，对数字的概念模糊，不会计数，情感反应不协调，易冲动。患者社会适应能力有明显缺陷，不会劳动，日常生活需要他人照料，生活不能自理，无社会行为能力。常伴随躯体或中枢神经系统的器质性病变，或伴有畸形，出现癫痫、脑瘫等神经系统症状。

4. 极重度精神发育迟缓　智商低于 20，成年后的智力年龄相当于 3 岁以下，占全部精神发育迟缓的 1%~2%。患者出生时就有明显的先天畸形和神经系统发育障碍。患者完全没有语言能力，既听不懂他人的话，也不会讲话，仅以原始情绪反应（如尖叫、哭闹等）来表达需求和情绪，感知觉明显减退，毫无防御和自卫能力，不知道躲避危险，不认识亲人和周围环境。患者生活完全不能自理，终生需要他人照料。大多数患者早年即夭折。

随堂测 14-2

（二）相关检查

1. 智商和生长发育评估　根据患者的年龄和智力损害的严重程度选择合适的标准化发育量表和智力量表评估儿童智商。国内常用的有韦氏智力量表（Wechsler intelligence scale）、韦氏儿童智力量表（Wechsler intelligence scale for children）和韦氏学龄前及学龄初期智力量表。如果智商低于 70，则可考虑为精神发育迟缓。另外，还可用格赛尔发育量表（Gesell developmental schedule）、婴儿发育量表（Bayley scale of infant development）进行智能发育评估。

2. 社会适应能力评估　患者社会适应能力的判断是诊断精神发育迟缓的重要依据之一。目前常用儿童适应行为评定量表、婴儿 - 初中学生社会生活能力量表来评定适应行为发展水平。

3. 日常生活活动能力评估　可采用日常生活能力评定量表来评估患者能否自行进食、如厕、穿衣、料理个人卫生等。

4. 体格检查　评估患者身体发育指标（如身高、体重、头围、第二性征发育）是否达到同龄儿童标准，有无身体畸形或功能障碍，有无特殊外貌、神经系统阳性体征、躯体疾病和外伤等。

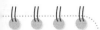

5．精神检查　评估患者有无伴随的精神症状，如注意缺陷、情绪易激惹、冲动行为、刻板或强迫行为、自杀行为、幻觉等。

6．实验室检查　评估患者遗传学、免疫学、内分泌水平（如甲状腺功能等）等病因学方面的检测情况，以及颅脑 CT、MRI、脑电图等特殊检查情况。

（三）健康史

1．生长发育史　详细了解患者的生长发育史，父母是否为近亲结婚、父母的生育年龄、生活方式，母亲妊娠期有无感染史、有无毒物接触史和服用药物情况，母亲妊娠期和分娩期有无并发症。患者出生时是否为未成熟儿、有无新生儿疾病，出生后有无颅脑损伤，患者接受早期教育情况等。

2．成长环境　了解患者是否存在听觉或视觉障碍、家庭贫困、与社会隔离等影响智力发育的不良环境因素。

3．家族史　了解患者家族中是否有类似疾病患者，是否有重大遗传病病史。

4．其他　评估患者既往有无其他躯体疾病，治疗和服用药物情况，以及治疗效果等。

（四）心理社会状况

评估患者家长对疾病的认知及态度，有无专人照顾患者的生活；患者的家庭关系是否融洽，家庭经济条件；患者接受特殊教育有无困难；患者有无良好的社会资源等。

（五）预防

精神发育迟缓一旦发生，即很难逆转。因此，预防是关键。

1．一级预防　夫妻双方在备孕前应当进行遗传咨询。对妊娠期妇女，在产前应进行遗传性疾病的监测和先天性疾病的诊断，做好围生期保健，积极处理好围生期可能出现的各种并发症。提倡优生优育，不建议过分晚育。杜绝近亲结婚，避免高龄妊娠，大力宣传科普知识，进行全社会普通大众的健康宣传教育，严禁近亲结婚，提倡科学、健康的生活方式。

2．二级预防　运用现阶段成熟的发展心理学知识与技术，对婴幼儿进行定期检查及追踪，尤其对早产儿、低体重儿等高危患儿进行定期访视，做到早期发现、早期干预。对心理社会因素为主要病因的精神发育迟缓儿童，应及时进行强化教育训练。积极防治各类精神发育迟缓儿童的情绪与行为障碍。

3．三级预防　尽量减少残疾的发生，提高补偿能力。通过加强生活、行为和社会适应等方面的训练，使患者尽可能达到最佳功能状态。

（六）治疗

本病的治疗原则是以教育训练为主，心理治疗为辅，仅对少数伴有精神症状的患者可针对性地使用药物治疗。

1．教育和康复训练　精神活动的发育与后天的成长环境、教育等密切相关，目前对本病仍无特殊的药物治疗手段。因此，教育和康复训练尤为重要，尤其在幼年时期更是如此。教育和康复训练应根据患者的智力水平因材施教，轻度精神发育迟缓者最好在普通小学就读，若实在不能适应，则可接受特殊教育。通过耐心训练，使其形成良好的生活习惯，学会一些简单的劳动技巧，具有独立生活、自食其力的能力。对中度精神发育迟缓者，应着重进行语言、生活自理和社会适应能力训练，如穿衣、洗漱、与人交往、正确表达需求等，使其能够半独立生活。对重度精神发育迟缓者，主要训练其与照顾者之间的协调与配合，以及简单的生活能力和自卫能力，如进食、如厕、表达饥饱和冷热、避免受伤等。对极重度精神发育迟缓者，则很难实施教育及康复训练。

2．心理治疗　常采用行为疗法矫正患者的异常行为，建立和巩固正常的行为模式。对患者父母进行心理教育和家庭治疗，使他们了解疾病相关知识，缓解其焦虑情绪，有利于对患者实施教育和训练。

3．药物治疗

（1）病因治疗：对于病因明确的患者可进行病因治疗，以减轻症状并阻止病情进一步恶化。例如，对于半乳糖血症和苯丙酮尿症患者可采用饮食治疗；对于先天性甲状腺功能低下的患者可给予甲状腺激素替代疗法；对于先天性脑积水、神经管闭合不全等颅脑畸形的患者可进行相应的外科治疗。对于某些单基因遗传性疾病患者，国外已开展基因治疗。

（2）对症治疗：30%~60%的精神发育迟缓患者伴有精神症状，这些症状会在一定程度上影响教育和康复训练的效果，可针对不同的精神症状选用相应的药物治疗。对伴有精神运动性兴奋、活动过度、易冲动的患者，可适量使用具有镇静作用的抗精神病药，如氟哌啶醇、利培酮、奋乃静等；对合并癫痫的患者可使用抗癫痫药。

（3）促进脑功能发育：在治疗过程中还可用脑细胞营养药物，以促进和改善脑功能，但疗效不确切。常用的有脑氨肽、酪氨酸、脑蛋白水解物及一些益智药等。近年来发现，脑蛋白水解物对促进语言和运动功能的发育有一定作用，可在发生脑损伤或出现精神发育迟缓后尽早使用。

案例 14-1B

进一步询问患者母亲得知，患儿为第一胎，妊娠期正常，分娩时曾出现胎儿宫内窘迫。患儿自幼发育迟缓，2 岁以后才开始学步，2 岁半才会叫"爸爸、妈妈"，至今词汇仍不多。

患儿 3 岁时进幼儿园，自我照顾能力明显比其他同龄儿童差，但基本可以生活自理。患儿既往无重大疾病史，父母为非近亲结婚，家族中无痴呆或其他精神疾病患者。体格检查无阳性体征。精神检查时安静、合作，能认真回答问题，语言表达简短，不会讲同义词或反义词，分不清左、右手，说不清猫与犬、鸡与鸭的区别，计算力差，算不清"7×8 等于多少"。韦氏儿童智力量表测验结果：智商为 62，言语智商为 60，操作智商为 63。

请回答：

根据评估情况，该患者智力发育障碍的严重程度如何？

【主要护理诊断／问题】

1．自理缺陷综合征　与智力水平低下有关。

2．语言沟通障碍　与智能发育障碍有关。

3．社交障碍　与智力低下、语言发育障碍等有关。

4．父母角色冲突　与患儿需要照顾、父母不能接受患儿有关。

5．有受伤的危险　与认知功能障碍有关。

【护理措施】

（一）生活和安全护理

1．合理饮食　对于由遗传性代谢性疾病引起的精神发育迟缓患者，早期可以严格控制饮食，以减轻症状或防止病情进一步发展。对苯丙酮尿症引起者，可选择玉米、大米、淀粉、蔬菜、水果等低苯丙氨酸饮食，限制小麦、乳制品、肉、蛋类、鱼、虾等富含苯丙氨酸食物的摄入。对半乳糖血症引起者，要停止提供乳制品，早期选择米麦粉或代乳粉、代乳类食品，并辅以多种维生素和无机盐。为患者创造良好的饮食环境，进餐时使其保持情绪稳定。对生活自理能力低下的患者，要加强自理能力的训练，使其学会自己进食，必要时协助其进餐或喂食，以保证摄入充足的食物，防止发生营养不良。对暴饮暴食的患者，要适当控制进食量，以免引起消化不良。另外，还应注意纠正个别患者的偏食行为。

2. 养成良好的生活习惯　对有一定自理能力的患者，应督促其养成良好的生活习惯。根据患者的病情提供日常生活护理，如协助穿衣、洗漱，做好排尿、排便等护理，维持良好的个人卫生，保证充足的睡眠。

3. 提供安全的生活环境　由于患者对危险的认识不充分，自我防御能力较差，有的患者还存在伤人毁物等冲动行为，为防止发生意外，应当为患者提供安全的生活环境。室内陈设尽量简单，随时排查有安全隐患的物品，如打火机、药品、剪刀、注射器等，定期检查设施（如电源插座、电器及门窗等）有无损坏。禁止患者攀爬、打闹等。

（二）生活技能训练

精神发育迟缓患者存在不同程度的生活自理能力缺陷。对处于生长发育期的患者来说，尽早进行生活技能训练是非常重要的。需要注意的是，训练要符合患者的智力水平，不能急于求成。精神发育迟缓患者通常理解能力都比较差，因此要有足够的细心和耐心，与患者沟通时语言尽量简单、目的明确，必要时对同一内容要反复讲解并示范，以确保患者已经完全理解。训练患者应从基础的日常生活能力开始，内容由浅入深、尽量简单，耐心指导患者先做什么后做什么，按怎样的步骤完成，使患者逐步掌握日常生活的基本技能，包括穿衣、洗漱、打电话、乘坐公共交通工具、到医院就诊、辨认钱币、购物、基本的劳动技能等，学会适应周围的环境，安排自己的生活。

精神发育迟缓患者往往对安全、危险的情景缺乏鉴别能力，容易发生意外，因此，应给予必要的安全指导。例如，告知患者远离危险物品、不吃生食、不饮生水、不随意食用或玩弄药品；教患者正确放置和使用电器；耐心讲解并示范交通安全知识以及简单的救护常识；使患者学会自我保护，如不随意给陌生人开门、如何躲避危险、如何求助、简单识别诈骗等。

（三）社会交往能力训练

精神发育迟缓患者通常存在不同程度的语言障碍，这会明显限制患者的社会交往活动，因此应重视对语言障碍的康复训练。通过反复示范并配合肢体动作，使患者尽可能多地掌握一些词汇，能较好地使用语言进行人际交往。平时多主动与患者接触和交流，使患者在与护理人员接触的过程中学习如何与人交往，尽可能给患者创造广泛交往的条件，使其能较多地接触其他儿童。指导患者主动、大方、有礼貌地与他人进行交往，不随意发脾气，学会控制自己的情绪。同时，预防并制止不良的交往行为，如与同伴争吵、辱骂、厮打或互不理睬等，这些不良行为可能导致患者出现恐惧、紧张不安的情绪，影响其心理健康。对于青春期患者，尤其是女性患者，避免不适当性行为的教育尤为重要。由于精神发育迟缓患者不懂得自我保护，容易被人引诱而发生性行为，从而对身心造成伤害，因此应反复向患者讲解与异性相处的原则及自我保护措施，避免患者受到性侵犯。

（四）劳动和职业技能训练

通过劳动技能培训和训练，使精神发育迟缓患者尽可能自食其力，靠自己的劳动养活自己，以减轻社会和家庭的负担。劳作技能训练必须适合患者的智力水平和动作发展水平，注重实用性和适用性。对轻、中度精神发育迟缓患者，可选择进行简单且操作性强的职业技能培训和劳动作业。对重度或极重度精神发育迟缓患者，则不应勉强，而应以基本生活技能训练为主，例如，可以先从整理床铺、收拾餐具、扫地、拖地等自我生活服务劳动训练开始，在实际的劳动中进行日常工具性能和使用方法的教育，进而到职业技术教育，并根据患者的个体差异采取不同的劳动和职业技能训练指导。

智力发育障碍的长期管理

根据《儿童心理保健技术规范》，在规范评估的基础上进行定期监测、早期发现，及时转诊到专科医院开展全面的检查、诊断，尽早地对智力发育障碍患者进行病因治疗。同时，在认知、语言、运动和适应功能方面对患者进行系统的教育和康复训练。物理治疗师作业和治疗师应对智力发育障碍的患者进行功能损害和需求评估并给予相应的帮助。社会工作者应对智力发育障碍患者家庭状况及家庭需求等方面进行评估并为患者家庭提供相应的咨询和社会支持。对疑似遗传性疾病患者进行基因评估并为患者家庭提供遗传咨询和服务。此外，可能还需要其他专科医生的会诊，以进一步评估和治疗其他相关问题，从而使患者得到更加全面的治疗和干预。在智力发育障碍的长程管理中，需定期检查和评估智力发育障碍患者的功能损害情况，以便于开展具有针对性的干预手段，并为患者家庭提供相关的医学建议和简便、易行的干预方法，从而使每一位智力发育障碍患者尽可能得到持续性康复训练和帮助。

（五）用药护理

患者因智力障碍，不知道药物属于危险物品，因此，在发药过程中，要看护患者服用药物，防止患者将药物藏起来并一次大量吞服而发生意外。同时，用药期间，应密切观察药物的不良反应。

（六）健康教育

1. 帮助家长正确认识疾病 了解家长的真实想法，给予必要的心理支持与辅导，帮助消除疑虑，使其理性地接受自己孩子的缺陷。向家属说明疾病性质和可能的预后，对患儿的学习能力和社会功能不能要求过高，但也不要完全放弃希望。告知家长通过耐心的教育训练，患儿的各方面能力可有不同程度的改善。

2. 使家属认识到家庭教育的重要性 对精神发育迟缓患儿的教育训练，尤其需要在家庭中得到维持与延续。家庭教育在促进患儿社会适应与智力发展方面具有不可替代的作用。

3. 指导家长积极参与教育训练 向家长提供教育训练的资料、知识和技巧，使其了解正常儿童心理发展规律。无论患儿精神发育迟缓的程度如何，都应让他们多与正常儿童在一起活动，在共同的游戏活动中进行模仿和学习，对患儿的点滴进步及时予以表扬，提高患儿的学习兴趣和信心，切忌操之过急或者歧视、辱骂。使家长了解精神发育迟缓患儿在生活上的特殊需要，并指导家长如何满足患儿的需要。

第二节 孤独症

孤独症（autism）起病于婴幼儿期（3岁前），主要表现为社会交往障碍、语言发育障碍、兴趣狭窄和行为方式刻板，多伴有精神发育迟缓，部分患者可在智力低下的背景下某一方面相对较好，以男性多见。国内区域性流行病学调查显示，孤独症患病率为1‰~2‰，英国患病率为9.1‰，美国患病率为1%。男性患病率显著高于女性，男女比例为（2.3~6.5）∶1。

随堂测 14-3

【病因与发病机制】

孤独症的病因与发病机制尚不清楚，目前认为可能与遗传、脑器质性损伤、免疫系统异常和神经内分泌功能失调有关。

1．遗传因素　遗传因素在孤独症的发病过程中起着非常重要的作用。研究显示孤独症存在家族聚集性，单卵双生子的共病率明显高于双卵双生子，患者同胞中的患病率比普通人高约50倍，目前已发现2号和7号常染色体有孤独症相关基因，约15%患者存在基因突变。

2．脑部结构或功能异常　研究发现，孤独症患者的脑电图存在异常，大脑灰质和白质异常增生，杏仁核、尾状核和左侧海马区出现体积增大，因此推测患者在大脑发育可塑性关键期存在异常。另外，功能磁共振研究发现，孤独症患者与社会认知、语言加工、情绪性推理等活动有关的脑区存在功能活动异常。

3．神经递质功能失调　研究发现，多种神经递质功能失调均与孤独症有关，如5-羟色胺（5-HT）神经递质和γ-氨基丁酸抑制系统异常。

4．免疫系统异常　孤独症患者的免疫系统可能存在缺陷。研究发现，胎儿的淋巴细胞对母亲抗体产生反应，从而导致胎儿神经系统受损的可能性增加。

5．围生期因素　研究表明，已知的致畸因子在妊娠最初的8周内可能会影响胚胎发育，增加孤独症发生的危险性。有围生期并发症（如产伤、宫内窒息）者发病率较正常人群高。

6．环境因素　吸烟、饮酒、毒品、汽车尾气、某些塑料制品的成分、重金属、化学溶剂、杀虫剂及妊娠期间的应激因素等都有可能增加罹患孤独症的风险。

案例 14-2A

患儿，男，5岁，因幼儿园老师反映幼儿不适应幼儿园生活而就诊。患儿2岁时会叫"爸爸""妈妈"，但近半年反而不爱说话，不会用言语表达个人的欲望和需求，也不会使用动作语言，对他人呼唤其名没有反应，对老师的指令也不理解，不喜欢和小朋友们一起玩耍，与人相处时没有目光交流，对家人没有任何亲近感，甚至父母到幼儿园接他时也视若无睹。患儿兴趣狭窄，平时喜欢玩一些可以旋转的物品，如房间门。患儿性情急躁，稍有不满足，即立刻大喊大闹。患儿绘画能力极好，看过几眼的脸画都可以栩栩如生地画出来。患儿曾就诊过小儿神经科，CT、MRI、脑电图等检查结果均正常。

请回答：

该患儿最可能患有哪种精神障碍？诊断依据是什么？

【护理评估】

（一）临床表现

1．社会交往障碍　社会交往障碍是孤独症患儿的核心症状。患儿无法与他人建立正常的人际交往方式。大多数患儿在婴儿期就与他人缺乏目光接触，面部缺乏表情，不会对他人微笑，不期待得到他人甚至是父母的关爱。患儿分不清亲疏关系，对人情冷暖表现冷漠，对于父母离开通常没有依恋行为，在受伤害或心情不愉快时，也不会寻求父母的安慰，更不会对他人的身体不适或不愉快表示安慰和关心。患儿常独自玩耍，没有主动与人交往的意愿，不理解也很难学会和遵守基本的社会规则，与同龄儿童之间难以建立正常的伙伴关系，对他人的呼唤和指令没有反应。

2．语言交流障碍　孤独症患儿在语言交流和非语言交流方面均存在障碍。其中以语言交流障碍最为突出，这也是多数患儿就诊的主要原因。患儿通常在两三岁时不能说出有意义的词语和最简单的句子，四五岁时才开始学会，但不会使用代词，尤其是人称代词"你、我、他"

容易混淆，即使有时突然讲出一些语句，也往往与当时的环境不相关。部分起病较晚的患儿在正常语言发育后出现语言倒退，还有部分患者甚至终生保持缄默。有言语的患者，说话时语句单调、平淡，像是在自言自语，缺乏与人交流的目的，常模仿或刻板重复他人的语言。患者常牵着他人的手伸向自己想要的物品，但是其他用于沟通和交流的表情、动作及行为却很少。患者大多不会用点头、摇头以及手势、动作表达自己的想法，与人交往时表情常缺少变化。

3．兴趣范围狭窄和行为方式刻板　患者对正常儿童所热衷的玩具、活动和游戏都不感兴趣，却迷恋于看电视广告、天气预报、旋转的物体、排列物品，或听单调、重复的声音或某段音乐等。患者行为方式刻板，对日常行为活动坚持要求统一格式，如每天吃同样的菜，物品有固定的摆放位置，睡觉时用同样的被子和枕头，外出时走相同的路线等。一旦日常生活环境或规律发生改变，患者就会发脾气或感到焦虑不安。有的患者有刻板、重复动作，如反复拍手、来回奔跑、蹦跳、自己转圈、拍自己的头等，还可能对物体的一些非主要、无功能特性（气味、质感）产生特殊兴趣，如反复闻物品的气味或抚摸光滑的表面等。

4．感知觉异常　部分患儿对外界各种刺激反应迟钝或过分敏感，如对疼痛刺激反应麻木，但对触痒、犬吠声、汽笛声却难以忍受。有的患儿自幼平衡能力极强，如走在狭窄的木板上不会摔倒。

5．智力障碍　大部分患儿存在不同程度的智力问题，约25%的患儿智力正常，25%为轻度智力低下，50%为中、重度智力低下。患儿智能的各方面发展不平衡，一般操作性智商较言语性智商高。另外，还有个别患儿在智力低下的背景下可表现出某一特殊能力，如对路线、人名等具有超常的记忆力，或对日期的推算能力，计数能力和绘画能力等。

6．其他表现　多数患者有睡眠障碍、注意缺陷、多动症状，还有部分患者伴有抽动秽语综合征、癫痫、脑瘫等。以上症状和伴随疾病使确诊难度增加，并且需要更多的治疗和干预手段。

随堂测 14-4

（二）相关检查

1．孤独症评定　临床评定量表有助于辅助诊断和评估疾病严重程度。临床常用的量表有：孤独症行为核检表（autism behavior checklist，ABC）、克氏孤独症行为量表（Clancy autism behavior scale，CABS）和儿童孤独症评定量表（childhood autism rating scale，CARS）。

2．体格检查　评估患者的身体发育情况，如身高、体重、头围、面部特征等，有无因需求表达困难或饮食结构单一导致的营养不良；有无皮肤完整性受损，有无外伤；有无躯体畸形或功能障碍等。

3．精神检查　评估患者在感知觉、思维、情感和意志行为等多方面的发育有无障碍，如有无感觉过敏或迟钝、焦虑、冲动、暴力行为和刻板行为等。

4．其他辅助检查　评估颅脑CT、脑电图、MRI等特殊检查情况。30%的患者有脑电图异常，12%~20%的患者有癫痫发作。

（三）健康史

1．生长发育史　详细了解母亲妊娠期有无病毒感染，患儿出生时有无出现宫内窒息和脑损伤等；患儿是否依恋父母，是否回避与他人的目光接触，是否与小朋友交往、玩耍等；患儿言语理解和表达的发育水平是否与其年龄相符，是否缺乏肢体语言；患儿是否对玩具及周围物品感兴趣，是否保持固定的日常生活行为，有无刻板、重复动作；患儿智力发育如何，生活能否自理，运动能力如何；有无相对较好或特殊的能力等。

2．家族史　了解患儿家族中是否有类似疾病患者。

3．成长环境　了解患儿家庭养育环境，是否曾遭遇过重大心理创伤或惊吓；患儿是否上学，在校的适应情况等。

4．其他　了解患儿是否有其他躯体疾病，是否有因躯体疾病导致的营养不良、住院或与亲人分离的经历，有无使用特殊药物，有无过敏史等。

（四）心理社会状况

评估患者的家庭状况和社会支持情况。了解家庭成员特别是父母对疾病的认识程度及对患儿的态度，主要照顾者的情况，家庭经济状况；患儿接受特殊教育训练是否有困难；患儿家庭是否存在无法实施治疗方案的可能，是否有可利用的社会资源等。

（五）治疗

孤独症的治疗以教育干预为主，药物治疗为辅。因患者存在多方面的发育障碍及情绪行为异常，所以应当根据具体情况，采用教育干预、行为矫正、药物治疗等综合干预措施。

1. 教育训练　教育训练是目前治疗孤独症最有效的方法，目的在于培养患儿的语言能力，提高社会交往能力，使患儿掌握基本的生活技能和学习技能，使部分患儿在成年后具有独立学习、生活和工作的能力。教育训练越早开始越好，尤其是学龄前期。学龄前不能适应幼儿园教学的患儿，应当接受特殊教育和训练。到学龄期，患儿语言能力和社会交往能力有所提高后，部分患儿可以到普通小学就读，但仍有部分患儿需要特殊教育。行为训练可以帮助患儿建立适当的行为，减弱或消除不恰当的行为。目前已经证实，应用行为分析法（applied behavior analysis，ABA）能够对大部分孤独症患儿产生全面、持久的积极效果。此外，还有孤独症及相关交流障碍患儿治疗教育课程（treatment and education of autistic and communication related handicapped children，TEACCH）、人际关系发展干预（relationship development intervention，RDI）等方法。

2. 药物治疗　目前尚无治疗孤独症的特效药物。若患儿伴随的精神、神经症状明显，影响到日常生活或康复训练，则可使用药物对症治疗。对伴有攻击行为、自伤行为、易激惹等症状的患儿，可使用抗精神病药利培酮等；对伴有注意缺陷和多动症状的患儿，可使用中枢兴奋药，如哌甲酯或托莫西汀；对伴有癫痫发作的患儿，可使用抗癫痫药，如丙戊酸盐、卡马西平等。近年来有运用针灸、汤剂等中医药方法治疗孤独症的个案报道，但疗效仍有待验证。

案例 14-2B

经过医生仔细检查、测评，该患者被诊断为孤独症。当得知患者已经错过最佳的治疗时间，患者父母一时无法接受，内心很痛苦，感到非常绝望。

请回答：

如何指导患者父母接受现实并配合训练？

【主要护理诊断 / 问题】

1. 社交障碍　与社交功能缺陷有关。
2. 语言沟通障碍　与语言发育障碍有关。
3. 自理缺陷综合征　与智力低下有关。
4. 营养失调：低于机体需要量　与自理缺陷、行为刻板有关。
5. 有暴力行为的危险　与情绪不稳、行为刻板有关。

【护理措施】

（一）生活护理

1. 保证正常的生活需要　患儿往往不会正确表达自己的需求，应密切观察其饮食、营养、睡眠和卫生状况。根据患儿的具体情况提供日常生活护理，如协助进食、更衣、洗漱、修剪指

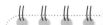

（趾）甲、料理排尿、排便等，保证其有充足的营养和睡眠，以满足生长发育的需要，并保持良好的个人卫生状况。因患儿有刻板行为和固定的行动顺序，因此应根据患儿之前的生活习惯制订适当的生活作息时间。若有改变，应提前训练患儿，并观察其能否适应。

2. 提供安全的生活环境 患儿的生活环境应简单、实用、整洁。要随时检查有无危险物品。居住的房间门、窗应有相应的安全防护设施，禁止患儿进行爬高、登梯、打闹等危险活动。当发生冲动行为时，护理人员应尽量使患儿保持镇静，寻找并去除可能的原因，帮助患儿学会自己控制情绪。

（二）社会交往能力训练

因缺乏交往能力和技巧，最简单的社会交往对患儿来说都是难题。训练时应循序渐进、持之以恒，保持温和的态度和足够的耐心。训练应尽早开始，鼓励父母参与，对患儿的点滴进步及时给予表扬或奖励。利用各种机会与患儿接触，增加相处时间，尽量使用简单易懂的语言，以引起患儿兴趣的方式吸引患儿注意，逐步建立信任关系。当相互熟悉后，可以用手捧住患儿的头，与他面对面，边追随他的目光，边温和地呼唤他的名字，直到他开始注视说话者的双眼或面部。帮助患儿学习躯体语言，如点头、摇头、拥抱等，可先做出示范，要求其模仿，然后反复训练。之后可利用实际动作或图片训练患儿理解身体动作及表情，逐渐减少提示，直到患儿能正确辨别和理解为止。扩大患儿的社交范围，引导患儿参加集体游戏，根据患儿的兴趣爱好，将游戏内容逐渐引入购物、乘车等日常活动。让患儿扮演不同角色，掌握各种角色的行为方式，学习各种社会规范，使其逐渐学会在不同的场合、情境下如何与人交往，完成日常活动。

（三）语言能力训练

语言沟通障碍将影响患者的社会适应能力，因此要尽早训练。语言训练时，应从日常用语开始，创造相应的语言环境，让语言融入生活中的各个环节。可以选择患者较喜欢的事情作为切入点，如讲故事、听音乐等，当他们不愿说话时，也不能强求、指责。鼓励患者用语言表达需求，可利用相应情景或在患者提出要求时进行反复练习，强化训练，也可进行传话小游戏，使其能主动与他人建立关系。帮助患者将生活中的人、事、场景与语言联系起来，懂得语言表达的作用，通过与患者一起做游戏，在游戏过程中进行语言表达，并及时给予表扬；或带孩子到户外去感知事物，丰富其词汇和生活经历，增强其对语言的运用和理解。

（四）行为矫正训练

与家属协商，共同制订可接受的个体化生活习惯，按循序渐进的原则进行训练，逐步帮助患儿克服不良习惯和刻板行为。当患儿对改变行为方式产生抗拒、发脾气时，可采取不予理睬或带离原环境的方式，而不是听之任之。待患儿情绪平息后，给予关爱和教育，对患儿的配合和进步及时给予奖励以强化。对患儿的日常生活规律有意地做一些小变动，使患儿逐渐习惯常规生活的小变化。培养患儿正常、合理的兴趣，积极进行一些建设性的活动，如绘画、玩游戏、做家务等。对于患儿的自伤和攻击行为，应及时制止，并将其置于安全环境中，减少刺激因素，帮助患儿建立健康的发泄方式，防止再次发生类似情况。

（五）生活技能训练

将每一种基本生活技能分解成若干个小动作单元，并逐步完成。例如，洗手可以分解成如下步骤：打开水龙头，用流水冲湿双手，涂抹肥皂或洗手液，搓手指、手心和手背，再冲洗双手，关水龙头，把手擦干。上述看似简单的训练实施起来都会因为患儿的不配合而产生很大阻力，只有按照步骤，耐心地反复强化，才能达到预期效果。训练种类包括进餐、穿衣、脱衣、排尿、排便、洗手、洗脸、梳头等基本生活技能。训练时，每一个动作都要仔细示范，手把手地教，让患儿直接感受到每个动作的肌肉运动，然后逐渐减少帮助，直至患儿能独立完成。同时，要鼓励患儿学会自己解决一些简单的生活问题，如饥饿时自己要求进餐等。教会患儿一些

精神科护理学

基本的生活常识，如见到长辈主动问好，过马路要走斑马线、看红绿灯等。

（六）健康教育

家长是儿童成长过程的主要照顾者，家庭治疗的作用是非常重要的。首先应向家长说明疾病的性质和预后，使家长认识到孤独症患儿的教育和训练是一个漫长甚至持续终生的过程，一定要做好长期照顾和耐心训练的心理准备。帮助家长学习孤独症相关知识，从而更好地配合治疗并全力参与其中。家长应多与孩子沟通和相处，尽可能多地与孩子在一起，保持和睦、温暖的家庭环境。从日常起居、待人处事到社会活动，都给予患儿指导和训练，积极为患儿创造社会交往的空间和机会。不要因怕被他人嘲笑而不带患儿外出，勇敢接受孩子患病的现实，多带孩子去公园、游乐场、科技馆等公共场所玩耍，多与其他小朋友接触，开阔孩子的视野，促进康复。

第三节 注意缺陷多动障碍

随堂测 14-5

注意缺陷多动障碍（attention deficit and hyperactive disorder，ADHD）又称儿童多动症，是起病于儿童和少年期，与同龄儿童相比，以显著的注意力集中困难和注意持续时间短暂、活动过度与冲动为主要特征的一种精神障碍，常导致明显学习与社交能力受损。国外报道学龄儿童患病率为3%~5%，我国调查发现患病率为1.5%~10%，男性多于女性，男性与女性患病率之比为（4~9）：1。

【病因与发病机制】

本病的病因与发病机制尚未完全明确，目前认为是由遗传因素、生物因素和心理社会因素共同作用导致的。

1. 遗传因素　本病具有家族聚集现象。调查显示，患者一级亲属患病率为10.9%，二级亲属患病率为4.5%；单卵双生子的共病率较双卵双生子高5倍多，寄养子研究发现，患者血缘亲属患病率高于寄养亲属患病率。分子遗传学研究发现，本病与烟碱受体 $\alpha_4\beta_2$ 基因有关。

2. 生物因素　近年来研究发现，本病与多巴胺、去甲肾上腺素、5-羟色胺等神经递质异常有关。磁共振成像发现，患者额叶发育异常，胼胝体和尾状核体积减小。患者脑电图异常率高，慢波活动增加。

3. 心理社会因素　社会和家庭不良因素在本病的发生和发展过程中起重要作用，如妊娠期或围生期并发症、患者家庭破裂、家庭经济困难、父母教养方式不当、父母患精神障碍、社会风气不良、受虐待，以及学校教育方法不当等，都可能作为发病诱因或症状持续存在的原因。

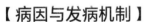

案例 14-3A

患者，男，9岁，小学四年级学生。患者因学习成绩差、注意力不集中就诊。患者上学时不能遵守课堂秩序，老师在讲台上讲课时，他在座位上扭来扭去或是发出怪声，甚至离开座位随意走动。写作业时，患者经常边写边玩，字迹歪斜，经常抄错题，学习成绩差。患者与同学的相处较差，集体游戏时不能耐心等待，经常插队或搞小破坏，常常因不满意而与同学打架。

请回答：

该患者护理评估的内容有哪些？

224

【护理评估】

（一）临床表现

本病的三大核心症状是注意障碍、活动过多和冲动。患者通常起病于 7 岁以前，学龄期症状明显，病情随年龄增长逐渐好转，部分病例可延续到成年期。

1. 注意缺陷　这是患者最主要的症状。患者主动注意保持时间明显短于同龄儿童。患者很难长时间从事某一活动或任务，即使是自己非常感兴趣的事情，也不例外。如上课不专心听讲、不能按时完成课堂作业或家庭作业。在活动中粗心大意，不能注意到细节，常看漏或看错题目导致成绩低下。平时做事丢三落四，容易半途而废，经常遗失物品或忘记日常活动安排。

2. 活动过多和冲动　患者平时就有活动过多的表现，即使在需要相对安静的环境中也是如此，在需要自我约束的场合尤为突出。患者在座位上来回扭动，小动作多，摇晃桌椅，招惹他人，有时甚至擅自离开座位。患者行为冒失、鲁莽，从不考虑后果，如还没等老师把问题问完，便迫不及待地抢先回答，喜欢插队，随意扰乱游戏秩序等，并且事后不会吸取教训。患者情绪不稳，易过度兴奋或沉默，提出的要求必须立即满足，如果没有得到满足，就会哭闹、发脾气，与伙伴发生冲突、打架。患者常有冒险行为，不顾危险攀爬高处等，因此易发生事故或意外。

3. 学习困难　大部分患者智力正常，造成学习困难主要是由于注意力难以集中，影响了课堂听课效果以及完成作业的质量，致使学习成绩低于其智力应达到的水平。在家长和老师的监督下，患者成绩可有一定的提高，但稍有松懈，成绩又会下降，学习困难呈波动性。部分患者存在认知功能缺陷，如视觉 - 空间位置障碍，不能分辨左右，写颠倒的字等。

4. 其他表现　部分患儿可出现神经系统异常，快速轮替动作笨拙、不协调，精细运动（如系鞋带、扣纽扣等）不灵活，共济运动不协调，如闭目难立、不能走直线、对指运动试验阳性等。另外，患者还可同时存在其他精神障碍，如注意缺陷多动障碍与品行障碍的共病率可达 30%~58%，表现为逃学、打架、伤人、性攻击、纵火、虐待他人和动物等。

随堂测 14-6

（二）相关检查

1. 行为评定　常用 Rutter 儿童行为问卷（父母和教师问卷）、Conners 儿童行为量表（父母问卷、教师用评定量表和简明症状问卷）、Achenbach 儿童行为量表，有助于诊断和了解病情的严重程度。

2. 体格检查　评估患者的身体发育指标（如身高、体重）是否达到正常标准；营养状况是否达标；有无皮肤破损或外伤；有无神经系统发育异常，如精细动作不灵活、共济失调等。

3. 精神检查　评估患者有无破坏物品、打人、伤人、说谎等品行障碍的表现等。

4. 其他　评估患者的智力和其他认知能力，可使用韦氏儿童智力量表。评估家庭功能和父母养育方式，可使用父母养育方式评价量表、MOSS 家庭环境量表等。另外，还可进行神经心理测验，如划消测验、连续操作测验等。

┃┃ 知识拓展 ▶

划消测验

日常生活中，人们往往会先注意自己所关心的事物，再对其进行加工处理。注意是日常生活中不可或缺的，注意能力存在个体差异。划消测验是用于测量注意能力的有效手段。

进行划消测验时，需要受试者在短时间内准确地按一定的要求划去某个知觉对象。

这样，受试者需要高度集中注意力，准确而迅速地在许多类似的对象中辨认出特定对象并把其划掉。如果划消测验的作业时间较长，那么要取得好成绩就需要保持长时间的紧张状态，或者说要有坚强的意志，才能始终保持高效率的工作。

自从19世纪以来，划消测验多用于了解和比较受试者的知觉速度、辨认的准确性、注意力、智力、疲劳、校对工作的效率等。

（三）健康史

1. 生长发育史　详细了解患者母亲妊娠期有无遭遇应激事件和吸烟、饮酒史，有无并发症，生产方式如何；患者父母有无某种精神障碍，智力发育如何；与同龄儿童相比，患者的注意持续时间是否明显缩短，注意力是否容易受外界刺激的干扰；患者有无活动过多、无法从事需要安静的活动，行为是否容易冲动；患者学习成绩如何等。

2. 家庭环境　了解家庭成员的关系是否融洽，有无教养方式不当、家庭破裂等情况。

（四）心理社会状况

评估家长对患儿疾病的认识及态度，有无因疾病引起家庭矛盾，家庭结构的稳定性如何，父母采取何种教养方式；学校老师对待患者的态度如何，是否能够采取一定的干预措施等。

（五）治疗

根据患儿及其家庭的特点制订综合性的治疗方案，需要患儿、家长、教师和医师的共同配合。药物治疗只能短期缓解部分症状。疾病给患儿及其家庭造成的不良影响则更多地依靠非药物治疗。

1. 心理治疗　主要采用行为治疗和认知行为疗法。行为治疗主要用于使患儿学会恰当的社交技能，改善同伴关系，学会控制对他人的攻击性语言和行为。认知行为疗法是指导患儿学习如何解决问题，预先估计自己的行为所带来的后果，识别自己的行为是否恰当，学会克制冲动行为，选择恰当的行为方式，主要用于解决患儿的冲动性行为。

2. 家长培训及学校干预　教师和家长应避免歧视、批评、体罚或其他粗暴的教育方法，以免加重患儿的精神创伤。恰当运用表扬和鼓励的方式提高患儿的自信心和自觉性。当患儿的行为已经影响其学习能力时，可在学校予以干预治疗，如将患儿的座位安排在老师附近，以减少患儿在上课时的注意力分散，课程安排要考虑到给予患儿充分的活动时间。

3. 药物治疗

（1）中枢兴奋药：这是主要的治疗药物。常用药物有苯丙胺、哌甲酯，可以改善注意缺陷、多动与冲动症状，常见不良反应为食欲减退、失眠、头晕、头痛、情绪不稳、烦躁、易怒等。目前尚不能确定此类药物是否影响生长发育，可采用药物假期的方法，即周六、周日和节假日停药，以减少不良反应。中枢兴奋药可能会诱发或加重患儿的抽动症状，若症状轻，则可以继续使用；若症状严重，则可以换用其他药物。对有癫痫发作的患儿禁用中枢兴奋药，治疗前应先做脑电图等检查。

（2）选择性去甲肾上腺素重摄取抑制剂：常用药物有托莫西汀，其疗效与哌甲酯相当，常见的不良反应有恶心、呕吐、消化不良、疲劳、眩晕等。使用过程中应注意监测患儿的生长发育情况。

（3）三环类抗抑郁药：常用药物有丙米嗪、氯米帕明或阿米替林，一般在中枢兴奋药治疗无效，或合并抑郁症、品行障碍或抽动障碍时使用。

【主要护理诊断/问题】

1. 有暴力行为的危险：针对自己或他人　与情绪不稳、行为冲动有关。
2. 营养失调：低于机体需要量　与活动过多有关。
3. 亲子角色冲突　与行为冲动有关。
4. 社交障碍　与注意缺陷、多动有关。

案例 14-3B

　　询问病史后得知，该患者 3 岁时父母离异，之后便跟随爷爷、奶奶一起生活。爷爷、奶奶对患者十分溺爱。父亲因忙于工作，很少有时间管教他，每次在患者犯错后，常采取责骂与暴力的手段，久而久之便导致父子情感疏远。受父亲影响，患者认为暴力可以使他人顺从，因此与同伴发生冲突时，患者常使用暴力。

　　请回答：

　　如何帮助患者改善父子关系，并使患者建立良好的行为方式？

【护理措施】

（一）生活护理

提供安静的住院环境，尽量避免可引起分散注意力的刺激源。注意观察患儿的身高、体重指标变化，以及饮食、排尿、排便情况，保证营养和睡眠充足，适当限制患儿的活动范围和时间。合理安排患儿的作息时间，并监督实施，培养其良好的生活习惯。保持卫生清洁，定时洗澡、修剪指（趾）甲等，做好晨、晚间护理。

（二）安全护理

注意观察患儿的病情，防止因病情变化而发生意外。确保周围环境的安全，随时检查有无危险物品或设施，防止患儿受伤，禁止患儿做如爬高、攀援等有危险隐患的游戏。当患儿出现情绪激动、自伤或伤人毁物等冲动行为时，应及时制止，设法稳定其情绪，避免伤害到患儿自己或他人，必要时可进行保护性约束。事后帮助患儿寻找诱发因素，通过耐心解释和教育让患儿认识到冲动行为给自己或他人带来的不良后果，帮助患儿分析自己的行为是否恰当，使患儿学会克制自己的情绪和冲动行为，选择恰当的行为应对方式。当患儿冲动行为减少时，及时予以积极关注和奖励。

（三）心理护理

首先要理解和尊重患儿，不因为患儿存在多动、冲动等症状而过分约束或斥责患儿，并争取家长的合作。配合医生做好注意力训练和行为治疗，训练过程中应不断鼓励和支持患儿完成每一项训练内容，避免用粗暴、不屑的态度对待患儿，对其正性行为及时给予鼓励和强化，纠正不良行为。鼓励患儿多参加文娱、体育活动，多与病友交往，帮助其提高社交技巧。引导患儿参加一些需要体力的活动，如跑步、打球等，以消耗过多的精力。注意从日常生活小事中养成专注的习惯，如不能边吃饭边看书。培养患儿按指令做事，如给他们提供积木进行搭建，要求患儿按照步骤，耐心地操作，做动作的同时也用语言进行描述，以提高注意力，学会自我控制，若任务成功，则及时给予表扬或奖励。同时，在生活、学习中鼓励患儿做每一件小事都要有始有终，不能半途而废。

（四）用药护理

遵医嘱按时给予药物，指导患儿正确服用药物，密切观察患儿的服药情况，以及服药后的效果和不良反应。重点监测患儿服药后的体重和身高指标、进食和睡眠情况，发现问题须及时向医生反馈。

（五）健康教育

家长的态度对患儿的治疗结果影响极大，应指导家长面对和接受现实，认识到注意缺陷多动障碍患儿的特殊性。向家长讲解疾病的有关知识，使家长认识到本病是一种患儿无法控制的病态，不容易自然痊愈，是一种慢性的、长期的过程，但可以通过药物治疗和心理治疗缓解一定的症状。教会家长解决家庭问题的技巧，使其学会与孩子共同制订明确的奖惩协议，多给予患儿表达的机会，以共同协商的方式解决问题，尽量避免与孩子产生矛盾和冲突，争取孩子主动配合治疗。营造温馨、和睦的家庭氛围，家长应注意自身的言行举止，避免打骂、指责患儿。使家长充分了解药物治疗的作用和可能的不良反应，消除其顾虑，遵医嘱督促孩子服药，切不可自行停药或改变用药剂量。告知家长配合医生进行注意力训练和行为治疗，帮助孩子延长注意力集中的时间，改变不良行为，建立良好的行为习惯。指导家长经常与老师保持联系，了解孩子在学校的表现，共同努力帮助孩子，以促进早日康复。

小 结

1. 神经发育障碍是指儿童从胎儿期到神经发育成熟以前，各种有害因素作用于神经系统，导致儿童的认知、情感、意志行为、性格和能力等发育受阻，不能达到相应的年龄水平。主要包括精神发育迟缓、孤独症和注意缺陷多动障碍。

2. 精神发育迟缓的治疗以教育训练为主，辅以心理治疗和药物治疗。教育训练应当因材施教，越早开始越好。对有明确病因者，应及早治疗。

3. 神经发育障碍的护理要点包括生活护理、社会交往能力训练、语言能力训练、行为矫正训练、生活技能训练等措施。各种能力训练应与患者的日常生活相结合，循序渐进、反复强化，尽可能使患者具有独立生活和适应社会的能力。指导家长正确认识疾病，帮助家长学会如何管理和训练患者，鼓励家长积极参与教育训练。多为患者创造与外界接触的机会，最大限度地促进患者能力的改善。

思考题

1. 请描述精神发育迟缓的护理措施。

2. 患儿，男，5岁。患儿2岁前未见明显异常，2岁后逐渐发现其不理人，不与同龄儿童一起玩耍，甚至拒绝父母的爱抚，对正常儿童喜爱的玩具毫无兴趣，只是特别喜欢看电视、广告，玩陀螺，经常自己一个人能玩3小时，不学说话，语言表达能力差，"你、我、他"分不清，不会说完整的句子。当需要物品时，患儿不用语言表达出来，只是拉着大人的手去拿。父母叫他或者和他讲话，他都不予理睬。

诊断为孤独症。

请问：应如何提高该患儿的语言沟通能力？

3. 患儿，男，9岁，三年级学生。患儿自幼好动，上学后老师经常反映他上课注意力不集中，小动作多，不遵守课堂纪律，课后经常与同学发生争执，家庭作业也时常完成不了，错误极多，学习成绩较差。

诊断为注意缺陷多动障碍。

请问：应如何指导患者提高注意力？

（张淑萍）

进食障碍的护理

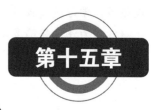

导学目标

通过本章内容的学习，学生应能够：

◆ **基本目标**

1. 描述神经性厌食症、神经性贪食症的定义和病因。
2. 说明神经性厌食症、神经性贪食症的临床表现。

◆ **发展目标**

1. 综合运用护理程序对神经性厌食症、神经性贪食症患者进行整体护理。
2. 归纳神经性厌食症、神经性贪食症的临床特征及护理要点。

◆ **思政目标**

1. 引导学生树立正确的世界观、人生观和价值观，塑造良好的人格。
2. 引导学生正确认识精神疾病，培养人文关怀能力。

进食障碍（eating disorder）是指以心理社会因素为主要病因，以进食态度及进食行为异常和心理紊乱为特征，伴显著体重改变和生理功能紊乱的一类心理生理障碍，主要包括神经性厌食症、神经性贪食症、心因性或其他心理紊乱伴发的过度进食和异食症。

第一节　神经性厌食

案例 15-1A

患者，女性，17 岁，高中生。半年前，患者因觉得自己体形偏胖怕被同学笑话，开始节食控制体重。5 个月后，患者体重明显减轻，由原来的 60 kg 降为 35 kg，但患者仍认为自己体形偏胖并继续控制饮食，每天只吃几口青菜，饿得头晕眼花时，也强忍着不吃任何食物。有时实在难以抵挡饥饿而进食后，就使劲用手抠咽喉部，把咽下的食物呕吐出来。1 个月前，患者出现闭经，身体衰弱，今日被家人抬送入院。

患者既往身体健康，无家族疾病史。

请回答：

该患者的护理评估应包括哪些内容？

神经性厌食（anorexia nervosa）是指强加给自己一个低体重阈值，有意节制饮食，导致体重明显低于正常标准的一种进食障碍。患者对自身的体象有歪曲的认识，即使体重过低，仍认为自己体形偏胖，并采取过度运动、引吐或使用泻药等方法来减轻体重。

神经性厌食症常见于青少年女性，女性和男性的患病率之比为（6~10）：1。初发年龄一般为13~20岁，13~14岁和17~18岁是两个高发年龄段。对国外女大学生和高中生的调查显示患病率为0.5%~1%，病死率约为5%。国内目前尚无大规模的流行病学调查资料。

【病因与发病机制】

本病的病因与发病机制尚未完全阐明，可能与下列几类因素有关。

1. 生物学因素 遗传因素在神经性厌食症的发病过程中具有相当重要的作用，同卵双生子的共病率为56%，而异卵双生仅为7%。神经性厌食症具有家族聚集性，在女性一级亲属先证者中，其患病率比一般人群高8倍。患者存在多种神经内分泌异常，如下丘脑-垂体-性腺轴等系统异常。此外，5-羟色胺系统异常与本病的发生也有密切关系。

2. 心理因素 患者具有内向、敏感、缺乏自信、过分追求完美、刻板等个性特征。家庭环境中的不良因素与本病也有密切关系，如家庭教养方式不当、家庭过度保护和干涉、过于依赖父母、家庭破裂、家庭中有节食减重者，或家庭中存在过多谈论减重和体形的环境。另外，个人童年早期有不幸经历，尤其是性心理发育方面的创伤性经历在发病中也有一定作用。

3. 社会文化因素 该因素本病的发病过程中起着很重要的作用。本病的发生与患者所处的社会文化观念有关。现代社会文化观念中，把女性身材苗条作为自信、有吸引力、成功的象征，大量媒体宣传也以"瘦"为美。消瘦作为社会时尚，受到一定人群的追崇。

随堂测 15-1

【护理评估】

（一）临床表现

1. 恐惧肥胖，极度关注体形 本病的核心症状是对肥胖的强烈恐惧和对体形、体重的过度关注。患者表现为对自己的形体要求非常严格，对肥胖异常恐惧。多数患者为自己制订明显低于正常的体重标准，有的患者虽无低体重阈值，但要求体重不断减轻。有的患者即使已经非常消瘦，仍认为自己太胖，或认为身体的某一部位（如臀部、腿部等）过于肥胖，即使他人解释、劝说也没用，这种现象称为体象障碍。有的患者虽然否认自己有惧怕肥胖的心理，但即使自己体重已经很低，仍不肯进食和改善健康状况。

2. 采取各种方式控制体重 患者为达到自己制订的体重标准，常采取各种措施过度限制体重增加。主要包括以下几种方式。

（1）严格限制饮食：限制饮食是患者最常采用的措施。患者最初只是少吃主食、肉、蛋等，之后逐渐发展为以清水煮菜叶充饥。多数患者对各种食物的成分了如指掌，对食谱有严格的要求。个别患者某段时间内仅吃某一种自认为不会使人发胖的食物。患者进食时速度非常缓慢，常常将食物分成很小块，再送入口中细嚼慢咽，或者采用在口中咀嚼，然后吐出的方法，以确保食物不被吸收。个别患者每餐必须剩下部分食物，或者按固定的顺序进餐。绝大多数人初期并非真正厌食，只是不敢吃，甚至部分患者有发作性的暴食表现。

（2）过度运动：患者每日强迫锻炼，不停地走动、跑步、游泳、做健美操或做家务等，有的患者即使在房间内，也拒绝坐着。这些活动的强度多与体力极不相称，使人感到患者是在自我折磨、自我惩罚。运动的习惯一旦形成，往往不会在短期内消失，患者即使在极度消瘦、虚弱时，也会继续坚持锻炼。

（3）清除行为：还有部分患者采用进食后立即用手指刺激咽后壁而呕吐，或使用大量泻药、利尿药的方式避免体重增加，此类行为常常是秘密进行的，需要仔细观察才能发现。

3．心理障碍　约有 2/3 的厌食症患者合并一种或多种精神症状，其中约 60% 患有抑郁症，表现为情绪低落、情绪不稳、易冲动，有的患者有自杀的危险；约 33% 有焦虑症状、惊恐发作，恐惧也较为常见。部分患者存在强迫性行为，表现为一定要说服他人，做事刻板，有特定顺序，或做事追求完美；20%～80% 的患者具有人格障碍。另外，个别患者还有偷窃食物、储藏食物或强迫他人进食的行为。

4．生理功能紊乱　患者体重保持在至少低于正常体重的 15% 以上的水平，或体重指数 ≤ 17.5。当患者体重低于正常体重的 60% 以上时，死亡率较高。由于长期热量摄入不足，患者常出现一系列的躯体并发症。轻者出现消瘦、皮肤干燥、脱发、代谢减慢、便秘、畏寒、头痛、多尿和睡眠障碍等；严重者出现器官功能低下，水、电解质紊乱，甚至死亡。在这些并发症中，性功能异常是常见症状。女性患者常表现为闭经、月经稀少或无初潮，约 20% 的女性患者闭经出现在体重减轻之前，所以常以治疗闭经为目的而就医。性欲减退、第二性征发育停滞等症状及特征也较为常见。如果厌食症发生在月经初潮前，则会导致患者身材矮小、乳房发育不良，长期停经还会引起骨骼疏松。体格检查可发现水肿、低血压、阴毛稀疏、脉搏迟缓、心律失常和幼稚子宫。男性患者常出现痔和无性欲。

（二）健康史

了解患者的生长发育情况、意识状况、生命体征，评估身高和体重。了解患者的既往躯体疾病史、药物过敏史，家族遗传病史。了解患者的饮食习惯和结构、营养状况，睡眠和排泄情况，生活自理情况，有无药物或精神活性物质依赖等情况。

知识链接

神经性厌食症患者的体重评估

体重评估是神经性厌食症患者的常规评估项目，具有经济、简便和信息化的特点，不仅有助于神经性厌食症的全面诊断，而且对治疗指导很有必要。因此，获得准确的体重是非常关键的。有的患者通过穿衣、藏物品等方式增加体重，因此应该只穿着医院的病号服称体重。如果怀疑水负荷过多，则应要求患者排尿后再称体重。

（三）心理社会状况

需要对患者进行综合、全面的心理社会评估，包括心理、社会、文化等各方面的评估，如心理疾病史、药物滥用史、家庭情况评估等。评估要点包括以下几方面。

1．患者的个性特点及其对自身体形、自我概念的看法。

2．患者的情绪状况，有无自杀、自伤倾向。

3．应激源及其强度评估　包括有无明确的应激源、应激源的情况，应激事件发生的时间与病情的关系。

4．患者的应对方式和心理防御机制的运用情况。

5．患者与家属的关系，以及家属对疾病的知识和态度。

（四）治疗

神经性厌食症的治疗主要以综合治疗为主，在纠正营养不良的基础上，应同时或稍后开展心理治疗和药物治疗。

1．躯体治疗　首先要纠正营养不良及水、电解质失衡，给予足够维持生命的能量，尽快解除生命威胁，挽救患者的生命，使患者逐步恢复正常营养状态。

2．心理治疗　包括认知疗法、行为疗法和家庭治疗等，治疗目标在于恢复理想体重和重建正常的进食行为模式。

（1）认知疗法：通过探讨和纠正患者的不良认知，特别是对自身体形和体重的歪曲看法，进行认知重建。具体方法主要为：探讨和了解患者的错误感知，深入了解患者的心理问题，帮助患者消除心理冲突，纠正不良认知。

（2）行为疗法：对短期内增加体重有一定的治疗效果，主要是通过正性强化和负性强化的方法，调动患者的积极性，有效改善清除行为，逐渐建立规律的饮食习惯。

（3）家庭治疗：对有家庭矛盾和冲突的患者，应联合家庭心理治疗，尤其是对于发病年龄早的病例有一定效果。同时，应帮助患者家属及亲友正确认识疾病的发病原因，避免对患者进食问题的过度关注和不安，纠正对患者厌食症状不恰当的处理方式。

3．药物治疗　药物治疗对部分患者有一定的疗效。抗抑郁药、抗焦虑药和锂盐不能直接改善患者惧怕肥胖的观念，但对患者的恐惧、易激惹、沮丧情绪等均有明显的疗效。临床研究表明，氟西汀和舍曲林对多数患者具有良好的效果，可以通过改善患者的情绪间接促进行为改善。

（五）病程及预后

本病的病程个体差异较大，有的患者一次发作不久就完全缓解，但更多患者则是迁延多年不愈。完全治愈的病例不多，部分患者症状虽有好转，但仍会持续存在体象障碍、进食障碍和心理问题。本病患者病死率约为5%，死因主要是营养不良及其并发症，包括肺炎、心律失常、心力衰竭、肾衰竭或自杀。长期使用泻药、利尿药和自行引吐的患者还可能由于水、电解质失衡而发生猝死。

案例 15-1B

入院后，该患者仍认为自己太胖，拒绝吃主食，每天只吃少量含糖量低的水果和水煮青菜，身体虚弱，下床活动需搀扶。家属反映，患者在病房内经常发脾气，情绪低落，对家人不理不睬。

请回答：

应当对患者实施哪些护理措施？

【主要护理诊断／问题】

1．营养失调：低于机体需要量　与限制或拒绝进食，或存在清除行为有关。

2．潜在或现存的体液不足　与液体摄入减少、自行引吐、使用利尿药或泻药有关。

3．无效性否认　与自我发展延迟、害怕丧失对生活的控制感有关。

4．自我形象改变　与自我发展延迟、家庭功能不良、对自身体象不满有关。

5．焦虑与无助感　与对生活缺乏控制感有关。

6．无效性应对　与感觉超负荷、支持系统不足、对成长过程的变化缺乏心理准备有关。

7．体象紊乱　与社会文化因素、心理因素导致对身体形象的看法改变有关。

8．活动无耐力　与饮食不当引起的能量供给不足有关。

9．有感染的危险　与营养不良导致机体抵抗力下降有关。

10．家庭应对无效：妥协或无能　与家庭矛盾有关。

【护理措施】

（一）生理护理

生理护理的要点是保证营养，维持正常体重。

1．当患者出现营养不良、电解质紊乱时，首要的护理措施是保证患者的入量，维持水、电解质平衡。

2．评估患者的体重情况、患者为限制体重所采取的措施。同时，还应评估患者要达到标准体重和正常营养状态所需的热量。

3．营养师和患者一起制订体重增长计划，鼓励患者按照计划进食。

4．对于厌食症状严重者，进食、进水要从少量开始，逐步缓慢增量，食物性质也应按流质、半流质、软食、普通饮食的顺序过渡，使患者胃肠道能逐渐适应，同时减轻饱胀感。

5．如果患者严重缺乏营养又拒绝进食，则可在劝其进食的基础上辅以胃管鼻饲或胃肠外营养。在患者体重恢复的过程中，要特别注意体重增加的速度，应以每周增加 0.5~1 kg 为宜。体重增加过快易导致急性胃扩张和急性心力衰竭。

6．使用固定体重计每日定时测量患者体重。密切观察和记录患者的生命体征、出入量，以及心电图和实验室检查结果（电解质、酸碱度、白蛋白等），直至以上项目指标趋于平稳为止。

7．评估患者皮肤、黏膜的色泽、水分和完整性。如有异常，须及时向主管医生汇报。

（二）心理护理

1．纠正体象障碍

（1）对于有体象障碍的患者，应评估患者对肥胖的感受和态度，鼓励患者表达对自己体象的看法，包括喜欢和不喜欢的方面及其对体象改变的感受，以及重要关系人物的看法和态度对自己的影响。

（2）将患者实际的身体尺寸与其主观感受做对比，帮助患者认识其主观判断的错误。

（3）鼓励患者进行适当的自身修饰和装扮，鼓励患者总结自己的优点，尤其是身体形象方面的长处。

（4）帮助患者认识"完美"是不现实的，并帮助其认识自己对完美的理解。

（5）鼓励患者参与决策，以增加患者对环境的控制感，并通过正向反馈（如表扬、鼓励等）帮助患者学会接受现实。

（6）鼓励患者与镜中的自己进行积极对话，接受他人对自己外形的表扬。

2．重建正常的进食行为模式

（1）帮助患者正确理解身材与食物的关系。制订宣传教育计划，帮助患者认识营养相关问题（如减重、节食是增加暴食发生的因素）以及长期节食对认知功能的影响等，以帮助患者正确认识自身经历。

（2）向患者解释低体重对健康的危害性，但不对患者的错误认识进行指责。

（3）对于厌食的患者，要提供安静、舒适的进食环境，鼓励患者自行选择食物种类，或提供适合患者口味的饮食。并对患者进食时长加以限制，一般要求不超过 30 min，以保证患者的进食速度。

（4）患者进餐时，护士应陪伴在旁，至少到餐后 1 h，以确保患者按量摄入食物，无引吐行为发生。对于患者餐后的异常行为，如长时间沐浴或其他过度活动等，要加以限制。

（5）当患者体重增加或主动进食时，要给予一定的肯定和奖励。当患者出现体重减轻或拒绝进食、过度运动、引吐行为时，则取消奖励作为惩罚。利用正性强化和负性强化的方法，帮助患者恢复正常的饮食行为模式。

（6）帮助患者识别引起逃避食物摄取行为的负性认知，如"进食导致肥胖""感到肥胖就是真的肥胖"等，帮助患者学习以合理的信念思考问题。

3. 不良情绪护理 要重视对患者情绪反应的评估和护理，如患者有抑郁、自杀的危险和滥用药物的情况，则需根据具体情况进行相应的心理护理。查明患者进食障碍背后所隐藏的情绪冲动，并予以相应处理。

4. 家庭干预 家庭干预的目的是帮助家庭找到对患者疾病造成影响的不良因素，并帮助家庭消除这些因素。对患者家庭进行宣传教育，帮助他们关注患者的病情，并鼓励家属参与家庭治疗和集体治疗，这对于因家庭矛盾冲突而致病的患者，尤其具有重要意义。

科研小提示

有研究发现，基于家庭的护理干预对女性青少年神经性厌食症患者的身心健康发展有一定的促进作用，可有效提高患者的体质指数，同时降低患者不良情绪发生率，改善患者的进食行为及家庭功能。

第二节 神经性贪食

案例 15-2A

患者，女，23 岁，大学文化程度。患者自幼生长发育良好，体形偏胖，16 岁时进食量突然增加，每餐主食进食量约为 0.5 kg，同时还进食大量菜类。患者进餐后又怕长胖，遂反复引吐。引吐次数逐渐增多，每餐后皆用手引吐，呕吐后再继续进食。参加工作后，患者仍经常在短时间内进食大量食物，工作压力增大或者情绪不好时更为严重，有时一次性进食大量饼干或面包，进食之后又再引吐。17 岁左右，患者停经近 1 年，至今月经周期仍然不规律。近来家人发现患者有暴食后呕吐现象，试图阻止但毫无效果，故劝说患者来院诊治。

请回答：

该患者的护理评估应包括哪些内容？

神经性贪食（bulimia nervosa）是指反复发作不可抗拒的摄食欲望及多食或暴食行为，又有极度想控制体重的先占观念，导致暴食后通过立即呕吐或使用泻药等方法减轻体重的一种进食障碍。本病可与神经性厌食症交替出现，多数患者的贪食症状是神经性厌食症状的延续，发病年龄较神经性厌食症晚，多为 18~25 岁。

【病因与发病机制】

神经性贪食的病因并不明确，可能与心理、社会和生物学等诸多因素有关。患者往往缺乏自信、过分追求完美、处理心理冲突的能力较差。常用不恰当的暴食行为解除内心的压力和矛盾，又在社会"以瘦为美"的审美趋势和目标的影响下，担心肥胖，以至于形成暴食—恐肥—关注—诱吐—暴食的恶性循环。

知识链接

神经性贪食患者的冲动性特质

神经性贪食患者存在冲动性人格特质，其决策能力受损是其冲动性特质的重要行为学基础。前额叶-背侧纹状体环路异常是其冲动性的重要神经机制。5-HT 递质系统异常是其冲动性的重要生物化学基础。基因多态性是其冲动性的重要遗传学基础，但是否影响患者的易感性，仍有待进一步研究探索。

【护理评估】

（一）临床表现

1．不可控制的暴食　不可控制的发作性暴食是本病的主要特征。暴食发作时，患者有无法自控的大量进食的强烈欲望，吃得又多又快，甚至来不及咀嚼。患者比较喜欢高热量的松软甜食和含油多的食物，进食量远远超过一般人的平均水平。患者进食时伴失控感，每次均吃到腹部胀痛或恶心为止。患者进食时常避开他人，在公共场所会尽量克制进食。

2．有避免体重增加的清除行为　为抵消暴食引起的体重增加，患者常采用自我引吐、导泄、过度运动的方法减少热量摄入。自我引吐是使用催吐剂或用手指刺激咽后壁而引发呕吐，因此患者手背上常带有特征性的损伤。随着病程的发展，部分患者甚至可以不借助任何方法就能够随心所欲地吐出食物。患者对自己的体象非常关注，很在意他人对自己身材的评价，其体重常由于反复发作暴食和增加排泄而发生波动，但大多数情况下仍在正常范围内。

3．生理功能受损　频繁呕吐和滥用泻药、利尿药，可引起一系列躯体并发症，导致患者发生脱水和电解质失衡。胃酸和呕吐物可导致牙釉质腐蚀，少数病例可发生胃、食管黏膜损伤。部分患者可合并精神障碍，如焦虑、心境障碍等。其他常见症状还包括头痛、咽喉肿痛、涎腺肿大、腹痛、腹胀、软弱无力。女性患者月经周期紊乱、闭经也较为常见。另外，还可能发生胃扩张和胃破裂。

4．心理障碍　暴食前，患者通常会有抑郁心境或因进食冲动所致的内心紧张，暴食可以帮助患者缓解这种紧张感，但暴食后患者会感到更加抑郁，甚至悔恨、内疚。贪食症患者的心理障碍较厌食症患者更加突出。

贪食症和厌食症可同时发生在同一个体，约 50% 的厌食症患者合并贪食症状。

（二）健康史

了解患者的生长发育情况、意识状况、生命体征、身高与体重的比例；患者的既往躯体疾病史、药物过敏史，家族遗传病史；患者的饮食习惯和结构、营养状况，睡眠和排泄情况，生活自理情况；了解患者有无药物或精神活性物质依赖等情况。

（三）心理社会状况

需要对患者进行综合、全面的心理社会评估，包括心理、社会、文化等各方面，如患者的个性特点、疾病发生前有无负性生活事件发生、家庭成员之间的关系等。

（四）治疗

神经性贪食症的治疗包括纠正营养状况，控制暴食行为，打破恶性循环，建立正常的进食行为模式。

心理治疗可采用认知疗法、行为疗法和生物反馈疗法等，以改变患者对自己体形的错误认知，并建立正常的饮食行为模式。药物治疗可采用各类抗抑郁药，氟西汀对暴食伴有情绪障碍的患者疗效较好。

【主要护理诊断 / 问题】

1．营养失调：高于机体需要量　与强迫进食和不可控制的暴食有关。

2．潜在或现存的体液不足　与液体摄入减少、自行引吐、使用利尿药或泻药有关。

3．无效性否认　与自我发展延迟、害怕丧失对生活的控制感有关。

4．自我形象改变　与自我发展延迟、家庭功能不良、对自身体象不满有关。

5．焦虑与无助感　与对生活缺乏控制感有关。

6．无效性应对　与感觉超负荷、支持系统不足、对成长过程的变化缺乏心理准备有关。

7．体象紊乱　与社会文化因素、心理因素导致对身体形象的看法改变有关。

8．活动无耐力　与饮食不当引起的能量供给不足有关。

9．有感染的危险　与营养不良导致机体抵抗力下降有关。

10．家庭应对无效：妥协或无能　与家庭矛盾有关。

案例 15-2B

入院后，护士发现该患者偷吃食物，经与患者诚恳地交谈，患者诉说自己有时很想进食，控制不了食欲，只能偷吃。进食之后又害怕发胖，患者就自行到卫生间将食物吐出来。

请回答：

该患者的护理措施包括哪些内容？

【护理措施】

（一）生理护理

1．了解患者进食时的感受，鼓励患者记录每日进食次数和进食量。

2．帮助患者制订饮食计划，在符合患者饮食习惯的前提下，逐步限制高糖、高脂肪食物的摄入。

3．指导患者逐渐减少进食次数，出现暴食想法时，用散步、看书等方式分散注意力。

4．密切观察患者有无藏匿食物的行为，注意患者进食后有无自我清除行为。

5．确定每周的减重目标，并根据患者的具体情况制订循序渐进的锻炼计划。

（二）心理护理

1．纠正体象障碍

（1）建立相互信任的护患关系，使患者感受到被关爱和被接纳。

（2）评估患者对肥胖的感受和态度，鼓励患者表达对自己体象的看法。

（3）鼓励患者表达他人对自己的看法和态度，以及对自己的影响。

（4）将患者实际的体形与其主观感受做对比，帮助患者认识其主观判断的错误。

（5）帮助患者认识"完美的身材"是不现实的，并帮助其认识自己对"完美"的理解，找出不切实际的期望。

（6）鼓励患者适当地修饰自己，多发现自己身材的长处，多表扬和鼓励患者，帮助患者学会接纳自己。

（7）鼓励患者制订容易达到的短期目标，并使患者积极参与各种决策，增加其对环境的控制感和成就感。

2．重建正常的进食行为模式

（1）帮助患者正确理解身材与食物的关系，了解节食、低体重的危害。

（2）利用正性强化和负性强化的方法，帮助患者逐渐改善进食行为，恢复正常的进食行为模式。当患者主动进食或以其他活动代替暴食冲动时，应及时给予表扬和鼓励；当患者不按计划进食或出现自我清除行为时，则给予惩罚。

（3）制订宣传教育计划，帮助患者认识营养相关问题，如减重、节食是增加暴食发生的因素以及长期节食对认知功能的影响等，以帮助患者正确认识自身经历。

3．安全护理　加强对患者情绪反应的评估和护理，如患者出现抑郁、焦虑等异常精神活动，护士需要根据情况进行相应护理，防止自杀、自伤行为等意外的发生。

随堂测 15-2

小　结

1．进食障碍是以进食态度和进食行为异常以及心理紊乱为特征，伴有显著体重改变和生理功能紊乱的一类心理生理障碍，心理社会因素为主要病因，多发生于青少年女性，神经性厌食症和神经性贪食症是常见的临床类型，病程多慢性迁延，常反复发作。

2．进食障碍的治疗主要以综合治疗为主，包括纠正营养不良、开展心理治疗和药物治疗。

3．进食障碍患者的护理包括生理护理、心理护理等内容，要保证充足的营养，恢复正常的体重。心理护理要注意纠正体象障碍，重建正常进食行为模式，对不良情绪进行相应护理。同时，加强安全护理和家庭干预。

 思考题

患者，女，20 岁。患者身高 165 cm，体重 35 kg，但她仍认为自己体形太胖，大腿太粗，夏天不敢愿意裙子，经常自行采取多种措施严格控制饮食。

请回答：

应该如何纠正患者的体象障碍？

（蒋慧玥）

睡眠障碍的护理

导学目标

通过本章内容的学习，学生应能够：

◆ **基本目标**

1. 描述失眠障碍、嗜睡障碍、异态睡眠的定义、病因和临床表现。
2. 说明失眠障碍、嗜睡障碍、异态睡眠的特征。

◆ **发展目标**

1. 综合运用护理程序对失眠障碍、嗜睡障碍、异态睡眠患者进行整体护理。
2. 归纳失眠障碍、嗜睡障碍、异态睡眠的临床特征及护理要点。

◆ **思政目标**

引导学生学会接纳患者，培养其人文关怀能力。

睡眠是一种周期性的可逆的静息现象，它与觉醒交替进行，且与昼夜节律相一致，这种昼夜节律的变化是人类生物时钟节律体系的重要功能之一。适当的睡眠是最好的休息，既是维护健康和体力的基础，也是取得高度生产能力的保证。如果正常睡眠 - 觉醒过程的启动和调节发生功能障碍，就会导致各种睡眠障碍。常见的睡眠障碍包括失眠障碍、嗜睡障碍、睡眠 - 觉醒节律障碍和异态睡眠。

第一节　失眠障碍

案例 16-1A

　　患者，男性，58 岁，患病前性格内向，多疑多虑。6 年前，患者女儿因车祸去世。之后，患者出现心情烦躁、彻夜不眠等情况而到医院就诊。予以心理治疗和药物治疗后，患者情况好转。之后由于面临退休，患者认为自己没有价值，便出现夜晚难以入睡，入睡后也容易做梦和惊醒，醒来后难以再入睡，一直持续到天亮。患者白天感到头晕，做事效率低，容易发脾气。经门诊治疗效果不佳，患者遂要求住院治疗。

> 请回答：
> 该患者的护理评估应包括哪些内容？

　　失眠障碍（insomnia disorder）是以频繁而持续的入睡困难或睡眠维持困难，并导致对睡眠的质和（或）量不满意为特征的睡眠障碍，常影响日间社会功能，是临床最常见的睡眠障碍。长期严重的失眠常给患者的躯体、心理、生活、工作等造成负面影响，甚至会导致恶性意外事故的发生。

知识链接

睡眠效率

　　睡眠效率是指真正的总睡眠时间占个体卧床时间的百分比。如果睡眠效率为100%，意味着刚躺下即入睡，而且整晚都没有醒来。如果睡眠效率为50%，则表示个体卧床时有一半时间是醒着的状态。这一测量指标是评价睡眠质量的客观方法。睡眠效率与年龄密切相关，一般儿童和青少年睡眠效率较高。

【病因与发病机制】

　　引起或促发失眠障碍的因素众多，常见因素有以下几方面。

　　1．心理社会因素　包括各种不愉快、压力性事件，如工作不顺利、考前焦虑、家庭困扰、亲人离世、个人损失等。

　　2．环境因素　如更换场所、声音嘈杂、光线刺激、居室温度不适宜等。

　　3．睡眠节律紊乱　如昼夜轮班、时差反应、经常熬夜等。

　　4．躯体因素　躯体不适、过饥、过饱、疼痛、慢性躯体疾病等。

　　5．个性特征因素　如过于紧张、焦虑、强迫的人格特征。

　　失眠障碍目前尚未有被广泛接受的病理机制和假说，目前相对多学者接受的有"过度觉醒假说"和"3P假说"。"过度觉醒假说"以神经生物学为基础，认为失眠障碍患者生理、认知以及皮质活动性增强，处于高度觉醒状态，同时伴有交感神经兴奋性升高，以中枢神经系统高度觉醒状态或觉醒时间增多为主要表现。Spielman的"3P假说"在一定程度上阐释了失眠障碍的心理学机制。"3P"指的是易感因素（predisposing factor）、促进因素（promoting factor）和维持因素（perpetuating factor）。该假说假设失眠的发生和维持是由这3个因素累积并超过发病阈值所致。

【护理评估】

（一）临床表现

　　1．入睡困难　失眠障碍最常见的临床表现为入睡困难，在适当的睡眠机会和环境条件下，不能较快理想入睡。

　　2．睡眠维持困难　包括睡眠不深、易惊醒、自觉多梦、早醒、醒后不易再入睡等。

　　3．觉醒期症状　失眠往往会引起非特异性觉醒期症状，即次日日间功能损害。患者醒后常感到身心俱疲、困倦、焦虑、抑郁、易激惹和对自身的过分关注，导致工作或学习效率下降，甚至影响社会功能。

　　患者对失眠的恐惧和对失眠所致后果的过分担心常引起焦虑不安，这种不良的情绪可形成

"失眠－焦虑－失眠"的恶性循环，从而导致症状持续存在，久治不愈。

（二）健康史

了解患者的作息时间、睡眠情况，包括睡眠持续时间、睡眠的深度、入睡方式等；判断患者是否存在入睡困难、早醒、睡眠维持困难等睡眠异常的表现；了解患者采取了哪些方法改善睡眠及效果如何；了解患者使用药物的情况；评估患者的生活和工作环境是否嘈杂、拥挤，温、湿度是否适宜，患者生活是否有规律，是否有睡前饮酒、浓茶、咖啡等习惯，是否有疼痛、咳嗽、瘙痒等影响睡眠的躯体不适症状；了解患者有无其他精神疾病等，有无倦怠、乏力等不适症状。

（三）心理社会状况

评估患者近期是否经历过应激事件，有无焦虑、抑郁、紧张、恐惧等不良情绪，有无精神病性症状，有无注意力、记忆力减退等功能受损的症状；评估患者对睡眠的认知情况，有无对睡眠时间及质量的过分关注；评估家属对疾病的认识和态度等。

（四）治疗

失眠障碍具有慢性、复发性或持续性倾向，一旦发生，即应积极治疗。治疗方法包括非药物治疗和药物治疗两类。大多数情况下，非药物治疗是失眠障碍的首选治疗方法，非药物治疗包括心理治疗和补充/替代性治疗。目前，综合治疗是最常用的治疗方案。

1．心理治疗　认知行为疗法是目前采用最多的一种心理治疗方法。其目的是使患者了解睡眠相关的基本知识，纠正患者失眠后的不良认知行为，使患者能够忽视失眠症状，将注意力集中到外界环境，从而减轻焦虑、改善睡眠。

2．补充/替代性治疗　包括日常体育锻炼，采用冥想、瑜伽、太极等身心干预，或使用经皮电刺激、经颅磁刺激等物理治疗。

3．药物治疗　药物治疗作为辅助治疗手段，需要进行临床评估，必要时方可使用，同时要求按需、间断、适量给药。药物治疗一般为短期使用，疗程不超过4周，应避免长期使用。常用药物主要为苯二氮䓬类药物，可缩短入睡潜伏期，减少夜间醒转次数，长期或高剂量使用会导致戒断症状、反跳性失眠、耐受、依赖等不良反应，目前不主张首先选用苯二氮䓬类药物治疗初次就诊的失眠障碍患者。唑吡坦、佐匹克隆、扎来普隆等第三代镇静催眠药不影响正常的睡眠结构，甚至可以改变失眠障碍患者的睡眠生理，已逐渐成为治疗失眠障碍的首选药物。

【主要护理诊断/问题】

1．睡眠型态紊乱　与社会心理因素刺激、焦虑、睡眠环境改变、药物影响等有关。

2．疲乏　与失眠、异常睡眠引起的不适状态有关。

3．焦虑　与睡眠型态紊乱有关。

4．绝望　与长期处于失眠状态有关。

5．无效性应对　与长期处于失眠状态有关。

案例 16-1B

住院期间，经过治疗，患者睡眠情况有所好转，夜间醒来次数减少，睡眠总时长较之前增加。但患者感觉病房生活枯燥无味，每天午餐后就午睡3小时左右，中途不允许其他人唤醒自己。夜晚因无睡意，患者经常11：30以后才上床入睡。

请回答：

应如何对该患者进行睡眠卫生知识的宣传教育？

【护理措施】

对失眠患者的护理需要注重心理护理，通过各种心理护理措施，帮助患者认识失眠，纠正不良睡眠习惯，重建规律、有质量的睡眠模式。

1．消除诱因

（1）建立信任的护患关系：对于因心理因素、不愉快情绪导致的失眠患者，心理护理的重点在于建立良好的护患关系，加强护患间的理解和沟通，了解患者深层次的心理问题。

（2）支持性心理护理：运用支持性心理护理，帮助患者认识心理刺激、不良情绪对睡眠的影响，使患者学会自行调节情绪，正确面对心理因素，消除失眠的诱因。

（3）认知疗法：患者由于过分担心失眠，常产生焦虑情绪，结果更加难以入睡，最终形成恶性循环，这也是失眠障碍的诱因之一。对此类患者，需要使用认知疗法，帮助其了解睡眠的基本知识，如睡眠的生理规律、睡眠质量的高低不取决于睡眠时间的长短、失眠的原因和根源。帮助患者做到以下几点：①对睡眠维持符合实际的期望；②不把白天发生的不愉快都归咎于失眠；③不试图入睡；④不给睡眠施加压力；⑤不要因为一夜睡眠质量不好就悲观；⑥学会承受睡眠缺失的后果。以此引导患者正确认识睡眠，以积极的态度对待失眠，消除对失眠的顾虑，解除心理负担，纠正恶性循环。

2．睡眠卫生宣传教育　教会患者自我处理失眠的各种措施，包括以下几方面。

（1）生活规律，包括三餐、睡眠、工作的时间尽量固定。

（2）睡前2小时避免易引起兴奋的活动，如看情节刺激、紧张的电视节目，长久交谈、进食等。避免食用巧克力或饮浓茶、咖啡、可乐等。

（3）白天多在户外活动，接受适当的光照。

（4）用熟悉的物品或习惯帮助入睡，如使用固定的被褥、听音乐等。

（5）使用睡前诱导放松的方法，包括腹式呼吸、肌肉放松法等，使患者学会有意识地控制自身的心理、生理活动，降低唤醒水平。

（6）营造最佳的睡眠环境：避免光线过亮或直射脸部，保持适宜的温度和湿度，保持空气流通；避免噪声干扰，选择合适的寝具。

（7）合理、正确使用镇静催眠药。

3．重建规律、有质量的睡眠模式　刺激控制训练属于一种行为疗法，主要是帮助失眠者减少与睡眠无关的行为和建立规律性的睡眠 - 觉醒模式。具体方法是要求患者做到以下几点。

（1）把床当成睡眠的专用场所：感到有睡意才上床，而不是一累就上床；不在床上从事与睡眠无关的活动，如看书等；睡不着或无法再入睡（无睡眠达20分钟）时立刻起床到另一房间，直到睡意袭来再回到床上；无论夜间睡眠质量如何，都必须按时起床，避免白天睡觉。这些方法看似容易，但由于各种客观或主观因素，患者往往不能完全做到，因此需要护士有规律地督促、指导和随访。

（2）睡眠定量疗法：也是行为疗法的一种。失眠症患者常常是在床上待很长时间，希望能弥补一些失去的睡眠，但结果往往适得其反。因此，睡眠定量疗法的目的主要是指导失眠者减少在床上的非睡眠时间，限制待在床上的时间，获得有效的入睡时间。具体方法为：如果患者每晚在床上的时间是9小时，但实际睡眠时间为5.5小时，即通过推迟上床或提前起床将患者的卧床时间缩短至5.5小时。然后将患者上床睡眠的时间每周增加15分钟，每天早晨固定时间起床，以保证在床上的时间至少有85%~90%用于睡眠。这种方法可使轻度失眠障碍患者的睡眠质量不断改善，但这种方法的代价是睡眠时间相对减少，同样需要对患者进行督促、指导和随访。

（3）其他疗法：根据患者失眠的情况，可适当选用暗示疗法，适用于暗示性较强的失眠障碍患者。通常选用某些营养药物作为安慰剂，配合暗示性语言，诱导患者入睡。光疗，即给予一定强度（7000~1200 lux）和适当时间的光照，以改变睡眠 - 觉醒节律。矛盾意向训练，即说服患者强迫自己处于清醒状态。如果失眠者试着不睡，可以减少为入睡做出的过分努力，其紧张、焦虑情绪就会逐渐减轻，失眠症状也会得以改善。另外，还可选用各种运动疗法（气功、瑜伽、太极拳等）和音乐疗法等。

通过以上方法，引导患者养成良好的睡眠卫生习惯，逐步纠正睡眠 - 觉醒程序，使之符合正常的昼夜节律，从而获得满意的睡眠质量。

4．用药指导　失眠患者常自行用药，造成药物耐受和药物依赖。因此，需要指导患者遵医嘱用药，并向患者讲解滥用药物的危害。

（1）选择半衰期较短的药物，并使用最低有效剂量，以减轻白天镇静作用。

（2）间断给药（每周 2~4 次）。

（3）短期用药（连续用药不超过 3~4 周）。

（4）缓慢停药：突然停药时，可能会出现停药反应，尤其是半衰期较短的药比半衰期较长的药，其停药反应出现得更快、更严重。因此，停用半衰期短的药物需经过数天的逐步减药时间。

（5）用药时不可饮酒，否则会增加药物成瘾的危险性。

（6）观察患者用药后的疗效和不良反应，并做好相应的生活护理，严防意外的发生。

科研小提示

研究发现，对失眠障碍患者应用正念认知疗法，可以改善患者的认知和思维模式，使患者保持平和的心态，积极面对当下发生的事情，增强个体的积极情绪，减少知觉压力，减少平均入睡时间，提高睡眠效率，改善睡眠质量。

第二节　嗜睡障碍

嗜睡障碍（hypersomnia disorder）即睡眠过度，是以日间过度思睡及睡眠发作为主要特征的睡眠障碍，包括发作性睡病（narcolepsy）、特发性睡眠增多（idiopathic hypersomnia）、Kleine-Levin 综合征（又称复发性嗜睡症、复发性过度睡眠）等。

【护理评估】

（一）临床表现

1．发作性睡病　是一种原因不明的睡眠障碍，是日间出现不能克制的短暂睡眠发作，主要表现为长期警醒程度降低和突然出现不可抗拒的发作性睡眠。本病发病率不高，约为 1‰，有遗传倾向。通常起病于青春期，较易发生于 15~35 岁年龄段的人群，80% 的患者在 30 岁前起病，男性和女性发病率无差异。大多数患者常伴有一种或几种附加症状，如猝倒症、睡眠幻觉或睡瘫症。如患者睡眠发作的同时存在上述几种症状，则称为发作性睡病四联症。

（1）日间过度思睡和睡眠发作：本病患者最基本的症状是白天有不可抗拒的短暂睡眠发作。睡眠发作时，患者常在 1~2 分钟内进入睡眠状态，时间一般持续数分钟至十数分钟。睡眠发作前，患者常有不可抗拒的困倦感，部分患者可无发作先兆表现，从相对清醒状态突然迅速进入睡眠状态。每天均可发作数次，发作后可自然醒来或被他人唤醒，清醒后常有持续数小时的精神振奋状态。发作性睡病在单调的环境下容易发作，但典型患者可在任何活动中入睡，

随堂测 16-2

如进食、说话、行走过程中等。因此，睡眠发作可能会引发严重后果，如发生在驾驶汽车、操作机器时，则可能会造成人员伤亡。

（2）猝倒症：60%~70%的患者可发生无力发作甚至猝倒，是本病的特征性表现。猝倒常于睡眠发作数月至数年后出现，常见于强烈情感刺激时。发作时，患者意识清晰，历时短暂，常不超过2分钟。

（3）睡瘫症：多发生在刚入睡或将醒未醒时，是患者从REM睡眠醒转时发生的一过性全身不能活动或不能讲话。发作时，患者意识清晰，持续数秒至数分钟。

（4）睡眠幻觉：患者由觉醒至睡眠转换期出现幻视、幻触、幻听。

（5）夜间睡眠紊乱：表现为易醒、多梦，醒后难以再入睡，夜间身体活动明显增多，早晨困倦而起床困难。

2. 特发性睡眠增多　又称特发性过度睡眠，多以日间过度嗜睡但不伴猝倒为基本特征。患者早晨或小睡后觉醒困难，觉醒耗时过长、难以醒转、反复再入睡，伴易激惹、无意识行为和意识模糊，但社会功能受影响。

知识链接

猝倒的发生

猝倒出现在个体清醒时，其程度轻微的仅表现为头部下垂、言语含糊、上睑下垂等，重者则全身肌肉完全放松。猝倒是快速眼动睡眠突发的结果，患者未经历正常的入睡周期，而是从清醒状态直接进入快速眼动睡眠。而快速眼动睡眠的结果之一就是抑制对肌肉的信号输入，这也是导致猝倒的原因。

（二）健康史

了解患者的睡眠情况，包括睡眠持续时间，睡眠发作的时间、地点及场合等情况，患者是否存在白天过度思睡、日间睡眠发作、猝倒发作、睡瘫症、易醒、多梦等睡眠异常表现；患者采取了哪些方法改善睡眠及其效果如何；患者使用药物的情况。评估患者有无意识障碍、倦怠、乏力等表现，有无其他精神疾病等。

（三）心理社会状况

患者近期是否经历过应激事件，有无焦虑、抑郁、恐惧、易激惹等情绪，有无幻觉、梦境样体验等症状，有无注意力、记忆力减退等功能受损的症状。评估患者对睡眠的认知情况，家属对疾病的认识和态度等。

（四）治疗

1. 发作性睡病　目前尚无特效疗法，为减少症状发作，可选择性地使用莫达非尼、哌甲酯、苯丙胺和匹莫林等。针对发作性猝倒，可选择性地使用丙米嗪、氯米帕明、SSRI、SNRI等治疗。对家属和患者的健康宣传教育也是治疗的重要内容，应当使患者及家属了解疾病的性质，做好终生带病生活的思想准备，尽量减少使疾病加重的因素，如睡眠不足、饮酒等，要保持有规律、充足的夜间睡眠，白天定时小睡，增加活动，改善夜间睡眠。尽量避免参加可能发生危险的活动，防止意外事故的发生，如避免从事驾驶、高空作业等职业。同时，要及时、有效地干预心理症状。

2. 特发性睡眠增多　由于病因不明，目前主要采用对症治疗，要注意睡眠卫生、保持健康的生活方式，可使用中枢兴奋药来保持日间清醒状态。

【主要护理诊断/问题】

1．睡眠型态紊乱　与社会心理因素刺激、日间过度思睡和睡眠发作等有关。

2．疲乏　与异常睡眠引起的不适状态有关。

3．焦虑　与睡眠型态紊乱有关。

4．恐惧　与异常睡眠引起的幻觉、猝倒等有关。

5．无效性应对　与长期处于睡眠异常状态有关。

6．有受伤的危险　与睡眠发作、猝倒发作等有关。

【护理措施】

对嗜睡症患者的护理主要在于保证患者发作时的安全，消除或减轻诱发因素，以减少发作次数，消除患者和家属的恐惧心理。

1．保证患者安全　对家属和患者进行健康宣传教育，帮助其了解疾病相关知识，增强安全意识，有效地防止意外的发生。要避免从事可能因睡眠障碍而导致意外发生的各种工作或活动，如高空作业、驾驶车辆、进行有危险性的操作等。

2．消除恐惧心理　多数患者和家属对发作性睡病都带有恐惧心理，甚至有迷信的看法。实际上影响他们生活的往往不是疾病本身，而是他们对疾病不了解所产生的惧怕、恐慌心理。猝倒症、睡瘫症、睡眠幻觉等症状也可使患者和家属产生恐惧心理。因此，对此类患者及其家属，要进行健康宣传教育，帮助他们认识疾病的实质、特点及发生原因，以纠正其对疾病的错误认识，消除恐惧、害怕心理。同时要指导患者和家属正确、客观地面对疾病，做好终生带病生活的思想准备。

3．减少发作次数　帮助患者及家属认识和探索疾病的诱发因素，尽量减少可能导致疾病发作的因素，如睡眠不足、饮酒等。另外，建立规律的生活，减轻心理压力，避免强烈情感刺激、过度疲劳和高度紧张，白天定时小睡等，都可以减少发作的次数。对于发作频繁者，在医生指导下给予相应药物，也可以达到减少发作的目的。

随堂测 16-3

第三节　睡眠 - 觉醒节律障碍

睡眠 - 觉醒节律障碍（sleep-wake rhythm disorder）是指由于内源性生物节律定时系统的结构或功能调节紊乱，或与外部环境时相不一致，或与个体所期望的学习、工作及社会活动时相不同步而引起的睡眠 - 觉醒紊乱。

本病的发生与遗传因素、环境因素、生活节律紊乱和心理社会压力等有关。

【护理评估】

（一）临床表现

睡眠 - 觉醒节律障碍包括睡眠 - 觉醒时相延迟障碍、睡眠 - 觉醒时相提前障碍、不规律型睡眠 - 觉醒节律紊乱、非 24 小时睡眠 - 觉醒节律紊乱等临床类型。本节主要介绍睡眠 - 觉醒时相延迟障碍和睡眠 - 觉醒时相提前障碍。

1．睡眠 - 觉醒时相延迟障碍　相对于常规或社会接受的作息时间，患者入睡和觉醒时间呈现习惯性延迟，通常延迟约 2 小时。典型患者在凌晨 2 点至 6 点入睡，无约束条件下偏爱觉醒时间在日间 10 点至 13 点。早睡早起困难，而晚睡晚起严重影响生活节奏，是最常见的临床类型，常见于青少年及年轻人。

2．睡眠 - 觉醒时相提前障碍　相对于常规或社会接受的作息时间，患者睡眠时段提前，通常提前约2小时。典型患者在晚上6点至8点入睡，凌晨2点至5点觉醒。由于长期早睡早起，下午或傍晚思睡或精神萎靡，难以正常参与学习、工作或社会活动，常见于老年人。

（二）健康史

了解患者的工作与生活情况，如是否以夜间工作为主、生活有无规律等；评估患者入睡和觉醒时间、总睡眠时间等情况，是否存在下午或傍晚思睡；患者采取了哪些方法改善睡眠及其效果如何；患者使用药物的情况。评估患者有无倦怠、乏力等表现，有无其他精神疾病等。

（三）心理社会状况

了解患者近期是否经历过应激事件，如人际关系问题、学习负担、环境变化等；患者有无焦虑、抑郁、恐惧等情绪，有无注意力、记忆力减退等功能受损的症状。评估患者对睡眠的认知情况，家属对疾病的认识和态度等。

（四）治疗

应当联合采用睡眠卫生宣传教育及行为指导、调整睡眠时间、重置生物钟等多种方法，尽快重置睡眠昼夜节律，同时予以必要的药物治疗。

【主要护理诊断 / 问题】

1．睡眠型态紊乱　与内源性睡眠生物节律系统结构、功能调节紊乱等有关。
2．疲乏　与睡眠 - 觉醒节律紊乱或反常引起的不适状态有关。
3．焦虑　与睡眠型态紊乱有关。
4．无效性应对　与长期睡眠 - 觉醒节律紊乱有关。

【护理措施】

对睡眠 - 觉醒节律紊乱患者的护理包括消除或减轻各种诱发因素，开展睡眠卫生健康教育及行为指导，帮助患者恢复正常睡眠节律。

第四节　异态睡眠

异态睡眠（parasomnia disorder）又称睡眠异态，是指在入睡、睡眠期间或从睡眠觉醒时发生的非自主性躯体行为或体验，包括神经系统、运动系统和认知过程的异常，由此可导致自伤或伤及同寝者、睡眠中断、不良健康效应和不良心理社会效应。

异态睡眠可发生于非快速眼动睡眠（non-rapid eye movement sleep，NREM sleep）、快速眼动睡眠（rapid eye movement sleep，REM sleep）或觉醒睡眠转换期间，包括睡行症、睡惊症、梦魇等。其中，梦魇发生率最高。

案例 16-2A

患者，女，11岁。近半年，患者母亲发现患者经常在晚上入睡后做一些简单的活动，如在房间无目的地走动、收拾房间、在床上坐起等，对于家人的呼唤无回应，很难唤醒。患者对此过程无记忆。

请回答：

对该患者睡眠的护理评估应包括哪些内容？

【护理评估】

（一）临床表现

1．睡行症（sleep walking）　又称梦游症，是睡眠和觉醒现象同时存在的一种意识模糊状态。主要表现为患者在睡眠中突然起床走动数分钟至半小时，或走出家门、进食、穿衣等，有的患者口中还念念有词，但口齿欠清，常答非所问，无法交谈。发作时，患者表情茫然、双目凝视，难以唤醒，继而自行上床或随地躺下入睡，次日醒来后对经过不能回忆。若在睡行期内强行加以唤醒，患者可有短暂的意识模糊。睡行症常发生在睡眠的前 1/3 时间，多发生于生长发育期儿童。家系调查表明，睡行症患者中，有阳性家族史者较多，表明本病与遗传因素有一定的关系。躯体内部刺激（如膀胱充盈）和外部刺激（如噪声等）可以诱发本病的发生。另外，睡眠不足、发热、过度疲劳、精神压力等也与本病的发生有一定的关系。儿童期偶有睡行发作，发育成熟后通常好转。成年人若经常出现睡行发作，则需要排除精神运动性癫痫的可能。

2．睡惊症（sleep terror）　又称夜惊症，是发生在 NREM 睡眠期的觉醒障碍，以睡眠中突然出现的睡意朦胧的短暂惊恐状态为表现，伴有强烈的喊叫、运动和自主神经系统高度兴奋状态。患者表现为在睡眠中突然惊叫、哭喊、骚动或坐起，双目圆睁，表情恐惧，大汗淋漓，呼吸急促，心率加快（可达 150~170 次 / 分），难以唤醒。如强行唤醒，则患者可出现意识障碍和定向障碍，有的还伴有重复机械动作。发作通常不伴有梦境，患者对发作通常不能回忆。睡惊症每次发作持续 1~10 分钟，多发生于儿童，以 5~7 岁为最多见，至青年期消失，偶有成年病例。发病原因可能与遗传因素有关，发热、过度疲劳或睡眠不足也可能会增加本病的发作。

3．梦魇（nightmare）　是以 REM 睡眠期间反复出现恐惧或焦虑的梦境体验为基本特征，常导致觉醒，患者能清晰回忆梦境，伴有心率加快和出汗，但醒来后能很快恢复定向力，处于清醒状态，部分患者难以再次入睡，有的常反复出现。梦境内容通常涉及对生存、安全或自尊的威胁事件，如被怪物追赶、攻击，或是伤及自尊的事件。由于夜间睡眠受扰，患者白天常会出现头晕、注意力不集中、易激惹等症状。发作频繁者可出现焦虑、抑郁及各种躯体不适症状，导致明显痛苦和社会功能损害。梦魇多发生在睡眠后期的快速眼动期。近一半的成年人曾有过梦魇经历，其中女性多于男性，在儿童中无性别差异。首次发作常见于 3~6 岁，随年龄增长，发作次数逐渐减少。

4．快速眼动睡眠行为障碍（rapid eye movement sleep behavior disorder，REM sleep behavior disorder）　以 REM 睡眠期间出现异常行为为基本特征。发作时常伴随恐怖或暴力的梦境，以及与梦境内容一致的异常行为，如大笑、歌唱、哭泣、奔跑等。发作后，患者对上述行为通常无记忆。快速眼动睡眠行为障碍发作时，患者双眼呈闭合状态，就诊原因通常为自身或同寝者受伤。

（二）健康史

了解患者的睡眠情况，包括觉醒的时间、发作频率、持续时间等；患者在睡眠期间是否有起床走动、穿衣、倒水、打扫卫生、外出游荡等活动形式；患者在睡眠过程中是否有突然尖叫、哭喊、大笑、奔跑等表现，是否伴有心动过速、呼吸急促、出汗等自主神经兴奋的表现。评估患者有无意识障碍、定向障碍、倦怠、乏力等表现，有无其他躯体疾病、精神疾病等。

（三）心理社会状况

患者近期是否经历过应激事件，有无焦虑、抑郁、恐惧、易激惹等情绪，有无幻觉、梦境样体验等症状，有无注意力、记忆力减退等功能受损的症状；评估患者对睡眠的认知情况，家属对疾病的认识和态度等。

（四）治疗

异态睡眠的治疗包括减少发作次数和防止发作时意外事故的发生两个方面。

1. 睡行症　消除或减轻诱发因素，如压力过大、过度疲劳等，养成良好的睡眠习惯。保证睡眠环境的安全性，如睡前关好门、窗，保管好各种危险物品、清除障碍物等，以防睡行发作时患者外出走失或引起自伤、伤人的事件。对偶尔发作者无需治疗。对发作频繁者，可以使用苯二氮䓬类药物。自我催眠疗法、放松训练等心理治疗也是重要的治疗方法。

2. 睡惊症　治疗方法与睡行症基本相同。

3. 快速眼动睡眠行为障碍　提供安全的睡眠环境，避免可能发生的自伤或伤人事件是标准化非药物治疗手段。必要时可选择药物治疗，目前认为氯硝西泮是本病的有效治疗药物。

4. 梦魇　通常不需要治疗。

案例 16-2B

经与家长沟通后得知，患者进入五年级后感觉学习压力大。父母对患者的要求比较高，所以她晚上经常学习到 11 点以后才入睡。与家长协商后，适当减少了患者的学习负担，通过放松训练，患者睡眠情况好转，夜间入睡后下床活动的次数明显减少。

请回答：

对该患者的护理措施应包括哪些内容？

【主要护理诊断 / 问题】

1. 睡眠型态紊乱　与睡眠期间的异常行为、焦虑等有关。
2. 疲乏　与异态睡眠引起的不适状态有关。
3. 焦虑　与睡眠型态紊乱有关。
4. 恐惧　与梦境内容等有关。
5. 有受伤的危险　与睡行发作、睡眠期间的异常行为等有关。

【护理措施】

对异态睡眠患者的护理主要在于保证患者发作时的安全，消除或减轻诱发因素，减少发作次数，以及消除患者和家属的恐惧心理。

1. 保证患者安全　对家属和患者进行健康宣传教育，增强其安全意识，有效地防止意外的发生。保证夜间睡眠环境的安全十分重要，对于睡行症患者，要关好门、窗，防止患者睡行发作时外出、走失。对快速眼动睡眠行为障碍患者，卧室墙壁可选择软垫材料，地面铺软垫，防止患者睡眠期间发生异常行为时摔伤、碰伤；保持地面清洁、防滑，移除环境中的障碍物，防止患者绊倒、摔伤；清除房间内的锐器、硬物等危险物品，避免自伤、误伤和伤人事件的发生。

2. 减少发作诱因　帮助患者及家属认识和找到疾病的诱发因素，尽量减少可能导致疾病发作的因素，如过度疲劳、压力过大等。另外，建立有规律的生活，减轻心理压力，避免过度疲劳、高度紧张等，都可以减少患者发作的次数。

3. 加强健康教育　多数患者和家属对异态睡眠不了解，对患者睡眠期间的异常行为不理解，经常因生气、愤怒而责怪患者。对此类患者及其家属，要加强健康宣传教育，帮助他们认识疾病的特点、发生原因及治疗方法，纠正其对疾病的错误认识，使家属接受、接纳患者，进而提高患者的治疗依从性。

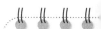

小　结

1. 睡眠障碍是正常睡眠-觉醒过程的启动和调节发生功能障碍。常见的睡眠障碍包括失眠障碍、嗜睡障碍、睡眠-觉醒节律障碍和异态睡眠。造成睡眠障碍的因素有很多，包括生理、心理、社会、环境等多种因素。

2. 失眠障碍是临床最常见的睡眠障碍，以频繁而持续的入睡困难或睡眠维持困难，并导致对睡眠质量不满意为特征；嗜睡障碍以日间过度思睡及睡眠发作为主要特征；睡眠-觉醒节律障碍是由于内源性睡眠生物定时系统结构或功能调节紊乱而引起的睡眠-觉醒紊乱；异态睡眠是指在入睡、睡眠期间或从睡眠觉醒时发生的非自主性躯体行为或体验，包括神经系统、运动系统和认知过程的异常，主要有睡行症、睡惊症、梦魇等。其中，梦魇发生率最高。

3. 睡眠障碍的治疗首先要针对病因，消除或减轻各种诱发因素，以心理治疗为主，必要时适当辅以药物治疗。

4. 睡眠障碍患者的护理主要包括消除或减轻各种诱发因素，开展睡眠安全卫生健康教育及行为指导，减少发作次数，消除患者和家属的恐惧心理。

思考题

患者，女，42岁，自诉近1年来因工作压力大，夜间难以入睡，睡眠过程中容易惊醒，醒来后很难再入睡。患者白天感到头晕，没有精神，注意力难以集中，做事效率低。

请回答：

该患者的护理评估包括哪些内容？

（蒋慧玥）

精神障碍的家庭护理及社区防治

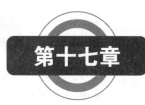

第十七章

导学目标

通过本章内容的学习，学生应能够：

◆ **基本目标**

1. 列举国、内外社区精神卫生服务方式。
2. 解释家庭护理的目的及内容。
3. 解释家庭治疗的原则。
4. 归纳社区精神卫生服务的主要内容、开展条件及发展趋势。

◆ **发展目标**

结合具体案例，按照护理程序对社区精神障碍患者及其家庭进行整体护理。

◆ **思政目标**

1. 培养学生的家庭意识和社会责任感，牢记在我国国情下开展精神疾病的家庭护理和社区防治具有节约医疗资源、方便、经济、灵活等特点。
2. 引导学生全面认识家庭护理和社区防治，不断更新专业知识、提升专科实践能力。

案例 17-1

患者，男，28岁，未婚。患者患病前性格内向，与家人关系良好，无家族疾病史。2年前，患者因偏执型精神分裂症住院接受治疗半年。病情稳定后，患者回到社区与父母共同生活，口服药物维持治疗。患者回家后，家人感受到了巨大的压力，他们小心翼翼，不知如何与精神疾病恢复期的患者相处和交流，生怕说错话刺激到患者，担心患者疾病复发，担心出门被邻居指指点点，除了上班和买菜，大部分时间都待在家里。患者开始变得沮丧、懒散，不愿意跟他人交流和出门。近1个月来，患者自行停药。近1周来，患者觉得周围的邻居也经常说自己的坏话，觉得家人把他当成负担，自己与家人的关系开始变差。

请回答：

作为一名社区护士，对该患者及其家庭进行护理评估的内容有哪些？

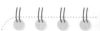

第一节　精神障碍患者的家庭治疗与护理

随着 20 世纪 60 年代社区精神卫生运动的开展，精神疾病患者的家庭治疗与护理成为社区精神卫生工作的重要内容，这有助于维持对精神疾病患者医疗服务的连续性，减少精神疾病的复发，促进患者的康复。

目前，我国精神疾病患者多数居住在家里，由家庭成员照料。家庭既是精神疾病患者社会支持系统的重要组成部分，也面临着诸多挑战。对患者而言，精神疾病带来的病耻感使其承受着巨大的心理压力；对家属而言，在照顾精神疾病患者的过程中可能会出现生理（躯体不适、睡眠障碍等）和心理（焦虑、无助、失望等）上的各种不良反应。

精神疾病患者的家庭治疗与护理能够为患者及家属提供生理及心理上的帮助，使其得到有尊严的指导和照料，从而减轻心理负担，增强独立生活的能力，提高生活质量。

一、精神障碍患者的家庭治疗

（一）家庭治疗的定义及目的

家庭治疗（family therapy）是以家庭为对象实施的治疗模式，其目标是协助家庭消除异常、病态情况，以执行健康的家庭功能。家庭治疗的对象为包括患者本人在内的所有家庭成员。家庭治疗的目的是通过开放性沟通，促使各家庭成员的情绪及行为向健康方向发展，从而促进家庭功能良性发展。

（二）家庭治疗的发展

家庭治疗最早起源于 20 世纪 50 年代。正当许多临床学家对精神分裂症患者的个体治疗充满挫败时，海利（Haley）指出："精神分裂症患者与其母亲有很大的关系。"此后，母子关系被视为精神障碍的病因，这推动了家庭治疗运动的开展。20 世纪 60 年代，鲍恩（Bowen）提出"精神分裂症家庭"的概念，同时，米纽庆（Minuchin）也开始以结构式家庭治疗模式开展治疗。从此，多学派家庭治疗开始崛起。20 世纪 70—80 年代，家庭治疗的发展进入黄金时期。

（三）家庭治疗的流派

家庭治疗的流派主要包括：①家庭系统治疗；②结构性家庭治疗；③策略性家庭治疗；④经验性家庭治疗；⑤精神分析家庭治疗；⑥认知行为家庭治疗。

> **知识链接**
>
> ### 家庭系统治疗
>
> 家庭系统治疗（family system therapy）由鲍恩于 1950 年首次提出，因此又被称为鲍恩理论。鲍恩认为，偏差行为或心理问题是整个家庭系统的产物，而不是个体单一的因素。家庭系统治疗提出了七个重要概念：自我分化、三角关系、代际传播、核心家庭情感系统、情感隔离、家庭投射过程和长幼关系。其中，自我分化是该理论的核心，决定了情绪性关系和成长过程。这七个概念成为家庭治疗的启蒙性观念，并为在家庭治疗中研究人类的行为和问题提供了更广阔的视野。

（四）家庭治疗的原则

1. 中立公正　中立原则是家庭治疗最重要的原则，也是家庭治疗建立关系的根本。该原则要求治疗师对所有家庭成员保持中正、公立的态度，不能像处理个例咨询时那样对每位家庭成员共情，否则容易使自己陷入矛盾境地，不利于开展工作，并会给家庭成员造成不诚实的印象。

2．建立假设　治疗师尽可能多地使用一系列的假设来对家庭成员的关系及其所面临的问题进行探索。例如，对于选择性缄默症的儿童而言，其病因可能是基因遗传，也可能是家庭亲子互动的问题，还可能是早期经历过某些创伤体验所致。在进行家庭治疗时，治疗师可以将这些假设都提出来，与父母一同分析各因素在此问题上的影响程度，从而决定干预的方向。

3．循环提问　循环提问是指治疗师通过不同的组织方式，运用不同的提问策略将问题反复抛向来访家庭，通过对问题的不断触及引发来访家庭的思考。循环提问是一个螺旋式上升的交流过程，通过一段时间的交流与沟通，来访家庭内部的关系可能得到重组。当治疗师再次提出问题时，能够引导出家庭成员间新的思考与反馈。

二、精神障碍患者的家庭护理及护理程序

（一）家庭护理的定义及目的

对精神障碍患者的家庭护理是指在患者的住所内对患者及其照顾者的健康问题进行护理的过程。家庭护理以精神障碍患者及其照顾者为护理对象。目的是通过直接实施和间接协助的方式帮助家属实施对患者的护理，借助家庭内部沟通及互动方式的改变，帮助患者更好地适应生存环境。

在家庭治疗的过程中，护士主要的工作是进行家庭评估（family assessment）和家庭干预（family intervention）。家庭评估的内容包括家庭结构、家庭功能及家庭发展过程。在家庭干预中护士的功能可分为：预防家庭功能不良、生活危机的紧急处理、确认问题并转诊难以处理的家庭。

（二）家庭护理程序

1．护理评估　要求护士全面收集有关家庭的资料。

（1）家庭结构：评估家庭的文化背景、宗教信仰、社会经济状况、家庭环境、家庭组成成员、家中排行顺序和家庭界限。

（2）家庭功能：①情感性功能，评估家庭成员之间能否相互关怀并满足需求，亲密度如何；②社会化功能，评估家庭能否担负起子女教养的责任，配合子女成长，家庭功能调整情况如何，文化背景如何起作用；③健康照顾功能，评估家庭成员对健康的看法，日常生活的安排，睡眠及休息情况，运动娱乐、就医习惯、居住环境和健康问题应对情况等；④生育功能，评估处于生育阶段的家庭成员的生育情况；⑤经济功能，评估家庭的经济来源以及能否应对日常开销。

（3）家庭发展过程：每个家庭在特定的阶段会面临特殊的发展任务。护士通过评估家庭生活的各阶段的发展情况，协助家庭实现发展目标。

知识链接

家庭生活的发展周期

1948 年，杜瓦尔（Duvall）和希尔（Hill）提出，家庭生活的第一个发展周期为开创家庭阶段，此阶段是新婚、离开原生家庭、另外组建新的亲密关系的时期；第二个发展周期为幼儿时期家庭阶段；第三个发展周期为学龄前期家庭阶段；第四个发展周期为学龄期家庭；第五个发展周期为青少年时期家庭阶段；第六个发展周期为离开家庭阶段；第七个发展周期为中年时期家庭，此阶段是从空巢到退休的时期；第八个发展周期为退化和老年时期家庭，此阶段是从夫妻二人都退休直至死亡的时期。

2．护理诊断　针对家庭功能不良的过程，提出恰当的诊断，可以帮助家庭进行适当的调整。对一个功能失调的家庭，可以做出的护理诊断有以下几种。

（1）家庭运转中断。

（2）父母角色冲突。

（3）照顾者角色紧张。

（4）家庭应对能力缺陷。

3．护理目标　护理目标的制订应根据护理诊断和家庭的实际情况，具体包括以下几种。

（1）统一家庭目标。

（2）使家庭成员了解家庭的结构、功能和互动方式对个人的影响。

（3）重建家庭成员的角色界限。

（4）维持家庭的和谐、弹性，并正常发挥其功能。

4．护理措施

（1）尽早接触家庭，与家庭成员建立信任关系，提供时间和机会使家庭成员表达其担忧和害怕，并解答其困惑。

（2）针对实际情况制订合适的目标，邀请家庭成员共同讨论护理计划。

（3）反映家庭成员互动的形态，着重观察现实情景的互动情况。

（4）对症处理：病态或偏差行为是家庭成员所关心的，为了消除或解决问题，他们会更愿意从自己开始改变。

（5）护士应做好协助、支持和指导工作。在家庭尝试改变的过程中，一旦遇到困难与挫折，及时给予支持。

（6）运用鼓励、面询、澄清、示范等治疗性沟通技巧，协助家庭成员之间有效地沟通。

（7）协助家庭成员寻求个人角色的定位，完成个人独特的角色和功能，并给予支持和肯定。

（8）利用电话、网络、家庭访视等多种方式对家庭情况进行跟踪随访，根据情况变化将其转诊至社区或专科医疗机构。

（9）治疗关系结束时，护士应提供机会让家庭成员分享治疗的经验，有助于家庭的独立成长。

（10）在进行家庭护理的过程中，如个人能力有限，应及时寻求支援或转诊，避免给家庭造成更大的伤害。

第二节　社区精神卫生护理

社区由若干社会群体（家庭、氏族）或社会组织（机关、团体）聚集在某一地域里所形成的一个相互关联的集体。世界卫生组织将社区定义为固定的地理区域范围内的社会团体，其成员具有共同的兴趣，彼此互相往来，行使社会功能，遵循社会规范，形成特有的价值体系和社会福利事业。

一、社区精神卫生服务

（一）社区精神卫生服务的概念及内容

1．社区卫生服务的相关概念

（1）社区精神卫生服务：是指通过精神专科医生和护士、全科医生、社会工作者等提供预防保健、早期干预、医疗康复、健康教育等服务，以满足人们的精神卫生需要并解决精神卫生问题。

（2）社区精神康复：又称心理社会康复，通过在社区组织的工作、教育、社交等方面的训练，帮助患者重新融入社会，并尽可能发挥其能力与潜能，使其在社区中尽可能有独立且高质量的生活。最新的指南提出：为确保精神障碍患者人人获益，无论患者是居住在医院还是社区，均应接受精神康复治疗。

（3）社区护理（community nursing）：是借助有组织的社会力量，将公共卫生学及护理学的理论和技术相结合，以社区人群为服务对象，为个人、家庭及社区提供促进健康、维护健康、预防疾病及残障等服务，提高社区人群的健康水平。

2．社区卫生服务的主要内容

（1）为社区居民建立健康档案，并根据实际情况定期随访服务对象的精神卫生状况、药物治疗情况、病情变化和家庭护理的开展情况等。根据实际情况每2周、每个月或每季度至少随访1次。

（2）开展社区康复治疗：社区康复护士、社会工作者、康复师等均可成为社区康复治疗的实施者。目的是减少精神疾病患者残障的发生，促使其最大限度地恢复生活及社会功能。

（3）做好双向转诊服务：社区精神卫生服务机构与精神卫生医疗机构建立双向转诊制度，可以保证医院与社区服务间的紧密衔接。精神障碍患者病情稳定符合出院条件后，应该及时鼓励其回到社区进行后续康复治疗。而当社区精神障碍患者病情加重或反复发作时，应协助其及时到精神卫生医疗机构接受治疗。

（4）开展健康宣传教育活动：社区精神卫生服务机构应定期开展精神卫生知识宣传教育活动，普及精神疾病相关知识，减轻或消除公众对精神障碍患者的歧视，为患者争取社会支持，有利于患者的康复。

（5）为社区普通人群提供心理咨询服务：为处于人生各个发展阶段的社区居民提供心理咨询服务，使其更好地承担社会角色，履行社会功能。

3．社区卫生服务的开展条件

（1）政策及资源支持：社区精神卫生服务的开展依赖于国家政策、法律的实施以及充足的卫生资源，包括人力、物力、财力等。其中，培养社区精神卫生专业人才尤为重要。

（2）完善的组织管理体系及系统的工作程序：完善的社区精神卫生服务体系需要社区卫生行政部门（包括政府、卫生、公安、民政等部门）的领导、精神卫生领域专家（精神科医生和护士、康复师、心理咨询师、社会工作者等）的合作及全体社区居民的支持。系统、完整的工作程序是社区精神卫生服务的具体工作方式，可以保证社区精神卫生服务工作的有效运行，包括四个步骤，即评估社区居民的精神卫生需求及其影响因素、制订相应的干预措施、以循证为基础进行干预、进行效果评价并随时监测和调整干预措施。

（二）社区精神卫生服务的发展趋势

1．国外精神障碍患者社区卫生服务的起源　20世纪50年代，英国医生琼斯（Jones）提出"治疗性社区"的概念，目的是缩短住院时间，促进患者回归社会，人们开始重视社区精神卫生服务。20世纪70年代，在美国兴起了"去机构化治疗模式"，此后许多发达国家相继开展。经过多年的发展，社区精神卫生服务在国外很多国家（如加拿大）已经形成了完善的体系，并且实践表明，社区精神卫生服务比住院治疗更加具有综合治疗效益。

2．我国精神障碍患者社区卫生服务的发展　我国社区精神卫生工作最早起步于1958年。随着全国第一次精神卫生工作会议的召开，北京、上海、湖南等地先后建立起社区防治机构，之后又建立了精神疾病三级防治网络。到20世纪80年代，在一些城乡街道和乡镇医院设立了精神科，开设了精神科门诊等。2001年，全国第三次精神卫生工作会议上提出了"预防为主、防治结合、重点干预、广泛覆盖、依法管理"的工作理念，之后又出台了《中国精神卫生工作规划（2002—2010 年）》，我国的社区精神卫生事业由此走向正轨。2004 年，国家建立社区防治、康复管理工作机制和网络。2013 年 5 月 1 日，《中华人民共和国精神卫生法》正式实施，明确要求要维护精神障碍患者的合法权益，重视社区精神卫生工作，积极开展社区心理健康指导和精神卫生知识宣传教育活动，重视公民的心理健康问题。随着精神卫生事业的发展，我国不断学习国外社区精神康复的理念，结合我国国情，逐渐探索出了符合中国特色的"医院 - 社区一体化"模式。2005 年以来，广东省率先在全国推广精神疾病医院 - 社区一体化防治康复示范建设。2007 年起，上海市推进以精神分裂症为主的重性精神病三级防治立体管理网络，探索了"新生全面康复模式"，建立了规模较大的日间康复站。2009 年，北京市海淀区第一家精神卫生康复站成立，至 2014 年共成立了 29 家社区精神卫生康复站，基本实现了全区覆盖，为精神障碍患者提供免费的康复服务，服务内容包括：患者随访、分级管理、应急处置、个案管理、免费服药、康复训练、健康宣传教育、心理咨询等。

> **科研小提示**
>
> 我国的社区卫生服务体系尚不完善，国内各地区医疗水平参差不齐，结合各地区的特点探索新的社区卫生服务模式是精神康复工作的发展趋势之一。

随堂测 17-1

目前，我国社区精神康复工作还存在许多不足，如社区精神卫生设施和人员配备不足、社区精神卫生从业人员培训不足、精神疾病患者缺乏有效的监控体系、公众对精神疾病的认同和接纳程度不高等，还需要政府在经济和政策方面给予大力支持，需要专业人员进行广泛宣传。

二、社区精神障碍患者的特点和社区精神卫生护理

社区精神卫生服务的对象是全体居民，但精神障碍患者仍然是主要的服务对象，因此了解其自身特点及护理特点，有助于社区精神卫生工作者把握工作重点，为精神疾病患者及家属提供有针对性的精神卫生服务。

（一）社区精神障碍患者的特点

1．疾病的种类　不仅包括神经症、适应障碍等轻型精神障碍，还包括精神分裂症、双相情感障碍、物质依赖等重型精神障碍。患者往往经医院治疗后回到社区进行康复治疗。大多数患者具有精神残疾等后遗症。

2．面临的问题　在社区，精神障碍患者面临的主要问题不是精神症状，而是如何减轻或消除精神或智力残疾，恢复或保持原有生活及工作技能。

（二）社区精神卫生护理

1．社区精神卫生服务的理念和方式　加拿大的精神卫生社区服务体系较完善，其服务方式多样、项目众多，以"每位患者都可以恢复健康"为理念，最大限度地减少精神残疾，提高患者的生活质量。此外，加拿大精神卫生服务体系与政府公共事业部相互协作，本着"以患者为中心"的服务宗旨，充分体现了多学科团结协作的精神。随着我国医疗改革的全面推进，重型精神障碍患者的社区服务与管理也已成为国家基本公共卫生服务的一部分。目前在上海推行了"1+1+1"签约服务模式，居民在选择社区家庭医生签约时，同时选择 1 家区级医院和 1 家市级医院，形成"1+1+1"的签约医疗机构组合，以便在必要时还可享受到绿色通道上级医院转诊服务。也有学者提出"家庭医生团队模式"，该模式将家庭医生团队纳入社区精神卫生服务及管理中，不仅可以有效地缓解精神症状，改善患者的社会功能和生活质量，还可以减少疾病复发，有利于促进患者回归社会。为了解决精神卫生专业人员的短缺问题，近年来上海市嘉定区将社会组织纳入医院－社区－家庭一体化服务模式中，通过购买专业社会组织服务的形

式，增加对社区精神卫生服务和严重精神障碍患者家庭服务的投入程度，加大了对患者家庭干预的力度，形成医院、社区和家庭三者良性互动的趋势。

知识链接

加拿大社区护理概况

加拿大是社区护理开展较早的国家之一。20世纪90年代，加拿大政府已拥有6000多所社区医疗机构，并将卫生工作的重点从医院转向社区和家庭。2020年，加拿大在社区工作的护士占护士总数的60%。阿尔伯塔卫生服务系统是加拿大最大的省级基础健康保健系统，服务于全省420万人口及部分周边地区人群，有医院、诊所、持续照顾机构、癌症中心、精神健康部门和社区卫生服务站等650多所服务机构，10.8万雇员，1.59万志愿者，拥有2439张成瘾与精神卫生床位。成瘾与精神卫生服务属于其子系统之一，按工作内容和服务对象的不同分为紧急重症服务、成人社区服务、成年早期与跨龄服务、儿童与青少年家庭服务、成人急诊服务、三级预防及司法服务、信息评价及专业实践服务等项目。每个项目又包含众多的子项目。精神科护士作为各项目的主要管理者和专业服务提供者，为辖区居民提供有关精神疾病的预防、治疗、护理、健康促进等方面的服务。获得硕士及以上学位的精神科护士通过资格考试和认证后可成为精神科高级实践护士（psychiatric mental health advanced practice nurse），在初级卫生保健、心理治疗、精神药物干预、个案管理、项目和政策发展以及管理、督导、教育、科研等领域发挥着重要作用。总体而言，预防保健服务和家庭护理是目前加拿大社区护理的基本服务方式。加拿大社区卫生中心与医院的急诊、住院部门密切联系和衔接，精神科护士可以给予患者无缝隙护理。家庭访视是加拿大社区护理服务的重要组成部分，社区护士对所属服务对象及家庭进行定期的家庭功能评估，体现了社区精神科护士较高的独立性和自主性。

（1）国外社区精神卫生服务的主要方式

1）日间计划（day programming）：目前有两种模式，一种是会所模式；另一种是部分住院模式。

2）连续性照顾（continuity of care）：要求为重型精神障碍患者提供所需要的服务和照顾。在美国，重型精神障碍患者享有个案管理的社区服务权利，且每人均配有一位个案管理者，为患者直接提供服务。

3）社区强制治疗（community treatment order，CTO）：是对长期精神障碍患者提供全面治疗和照顾的项目，由2名医生（其中1名必须是精神科医生）根据法案认定患者必须在社区接受治疗时开具。在得到患者、监护人同意后，要求患者必须配合治疗。被纳入该项目的患者，由其监护人和社区护士负责治疗和管理，必要时由警察和安保人员协助进行。

4）支持性就业（supported employment）：美国政府自1973年开始支持精神病患者就业，目前有两种就业模式，独立就业模式和工作团队模式。

5）支持教育（supported education）：是指患有精神疾病的年轻人被安排到学校接受教育和就业训练，最后在大学内工作。最早兴起于美国，可分为全会所模式、部分会所模式、在校模式和独立模式。

6）支持居住（supported housing）：20世纪90年代，美国提出了支持居住模式，患者可以自行选择社区，强调了社区融入的概念，同时增加了持续的、弹性的专业支持，如每周

7 天，24 小时有专员帮忙处理危机、提供经济援助等。

7）自助小组（self-help group）与朋辈支持（peer support）：自助小组是指一些拥有问题以及共同心理需求的人自行组织成以达成特定的目标而运行的组织，如戒酒匿名团体、退役军人互助会等。朋辈支持是指已经康复的患者去帮助那些有相同问题的患者，常见的朋辈支持模式包括患者运营服务、朋辈合伙等。

8）远程医疗（telemedicine）：远程医疗在美国社区精神卫生服务中广泛应用。远程医疗可以用于美国地区阿片类物质使用障碍患者的药物管理。新型冠状病毒肺炎（COVID-19）疫情暴发以来，在沙特阿拉伯地区，远程医疗也被用于进行心理危机干预。该国提出了远程心理学的概念，不仅强调远程心理服务适用于为患者、家庭成员、整个社区和卫生专业人员提供基本的专业服务和支持，同时还建议国家应主动实施远程医疗，以提供日常医疗服务和应对紧急危机。在我国，综合远程心理服务系统也被开发出来，如针对抑郁症和焦虑症患者可以使用远程在线认知行为疗法等。

（2）我国社区精神卫生服务的主要方式：我国各地区提供"医院—社区—家庭"三位一体服务模式，在社区服务工作中做到个性化、整体化、长期化。在香港，社区精神卫生服务方式较为全面，且多样化，包括社区康复服务部、外展服务队、中途宿舍、庇护工场、辅导就业服务、连续照顾服务。上海地区作为我国社区精神卫生服务开展的示范，提出了工疗站（福利工厂）、群众看护网、家庭病床、家属联谊会等模式，还开展了药疗、娱疗、工疗和家庭教育的"三疗一教育"服务，并且建立了精神疾病社区康复信息管理系统，为精神疾病患者建立健康档案，首创"领养"机制等。

2．社区精神卫生护理的概念　社区精神卫生综合运用多学科知识对一定地域或行政区域内社会人群中的精神疾病进行预防、治疗、康复、护理的指导和管理。传统的院内护理具有许多弊端，随着医学的进步，现已形成了"医院—家庭—社区网络化"护理模式，这种模式将院内护理延续到家庭中，使护理更加系统化，提高了患者治疗的配合度，不仅适用于轻型精神障碍患者，而且适用于重型精神障碍患者，包括物质依赖患者等。

3．社区精神障碍患者的护理

（1）主动性：社区精神障碍患者及家属由于对精神疾病有病耻感，往往不会主动寻求帮助，因此，社区护理工作者必须依靠专业的判断，确定其需求，并提供相应的服务。

（2）康复理念：精神疾病患者出院后往往会有生活、工作能力的减退，因此，社区精神卫生护理的主要任务之一就是及时为这些患者开展康复训练。

（3）系统性、持续性：精神科护士与其他专业人士（精神科医生、心理治疗师、社会工作者、康复师等）共同组成多功能的服务团队，他们各有所长，分工合作，为社区精神疾病患者提供系统、持续的护理和服务。

（4）强调治疗、预防、健康一体化：精神障碍患者及家属是护理服务的对象，也是护理计划制订的参与者和执行者。社区精神卫生服务应充分调动他们的积极性，在对其强调治疗的重要性的同时，进行预防知识教育及健康指导。

（5）利用各种社会资源为精神障碍患者及家属提供服务：社会上有许多团体与社区精神卫生服务有着密切的联系，如社区基层保健机构、学校或群众组织等。社区精神卫生护理工作者应充分整合各种资源，为患者及家属提供更多的社会支持。

4．护理人员在社区精神卫生护理中的角色与内容　护士作为专业人员，在个案管理和个案服务计划中发挥着重要作用。在首次与患者见面时，要对患者进行全面的评估，评估内容包括身体、情绪、智力、社交及精神状态等。评估后，护士要与其他专业人员、患者、患者家属一起制订合理的个案服务计划，定期家访，督导计划执行，评估康复效果，适当调整护理内容。

护理内容包括：

（1）护士指导患者安排日常生活，护理患者的躯体及精神问题，包括饮食、睡眠、排尿、排便、起居、服药管理、作息安排、文娱活动等。

（2）护士配合康复治疗师对患者进行心理社会技能训练，具有康复资质者可以直接对患者进行技能训练，内容包括生活技能训练、学习技能训练、职业技能训练及人际交往技能训练等。

（3）护士可以通过多种形式对社区内的患者开展健康教育，如发放健康教育资料、开设健康教育网站、手机 APP 推送健康资讯、开展健康讲座、组织活动鼓励患者之间交流康复经验等。

（4）家庭是患者生活的重要场所，很多护理措施也需要通过家庭来实施，帮助指导家庭护理，通过家属教育、定期访视、组织亲属团体等，可以提高家庭在社区康复中的效率和促进家庭功能的发挥。

（5）护士根据社区现有的条件，利用自身专业知识协助管理者制订适宜的个案服务计划，为患者提供系统的、持续的、全方位的护理服务。

5."互联网＋"在社区精神卫生护理中的应用　"互联网＋"护理就是将医院各种信息管理系统通过无线网络与手持终端连接，实现护理人员在病床边实时查询患者的基本信息和医嘱信息、输入生命体征信息等功能，或开展出院后患者延伸护理和长期护理服务。

目前，我国社区精神卫生护理服务开展"互联网＋"主要通过以下几种方式：常规通讯软件，如 QQ、微信、微博；移动健康应用程序（application，APP）；网络平台，如基于网络的远程综合护理系统、通过生物传感器监控记录健康信息系统等；医院联合社区、家庭的患者管理网络。互联网元素已经不可避免地渗透进精神科护理的全过程，在安全防范、药物管理、护患沟通、康复训练等各个方面均发挥着重要的作用。若利用恰当，则可以在保证患者安全、提高治疗效果、减少复发、改善服务体验，促进患者回归社会发挥重要的作用。

在护理领域引入"互联网＋"有着非常好的机遇，一方面是有国家政策的导向，另一方面是社会需求的导向。为了顺应"互联网＋"的发展，精神科护士应关注互联网发展新动态，主动转变护理工作方式；重视信息的高度透明对开展工作的影响；重视网络传播对开展工作的影响；重视创新，形成跨界融合的意识。

科研小提示

精神科护理绝不仅仅是单一学科的发展，必须要结合多学科融合的理念，同时还要与团队协助。"互联网＋"护理要求的不是精神科护士学会当下的互联网技术可以做什么，而是明白借助互联网技术可以为精神科护理实现什么。

小 结

1. 家庭治疗是通过开放性沟通等手段，促使各家庭成员的情绪及行为向健康方向发展，从而促进家庭功能良性发展。在家庭治疗的过程中，护士的主要工作是进行家庭评估和家庭干预。

2. 对精神障碍患者的家庭护理是指在患者的住所内对患者及其照顾者的健康问题进行护理的过程。家庭护理以精神障碍患者及其照顾者为护理对象。目的是通过直接实施和间接协助的方式帮助家属实施对患者的护理，借助家庭内部沟通及互动方式的改变，帮助患者更好地适应生存环境。

3. 社区精神卫生服务的主要内容包括为社区居民建立健康档案，定期随访；开展社区康复治疗；做好双向转诊服务；开展健康宣传教育活动；为社区普通人群提供心理咨询服务。

4. 对社区精神障碍患者的护理特点包括：主动性，康复理念贯穿其中，系统性、持续性，强调治疗、预防、健康指导一体化以及利用各种社会资源为精神障碍患者及家属提供服务。

5. 护士在家庭护理中发挥着重要作用，应作为专业人员服务于个案管理和个案服务计划中。在首次与患者见面时，要对患者进行全面的评估。评估后与其他专业人员、患者、患者家属一起制订合理的个案服务计划，定期家访，督导计划执行，评估康复效果，适当调整护理内容。

思考题

1. 简述护士在精神障碍患者家庭护理的角色和内容。
2. 基于"互联网 +"的社区精神卫生护理可以扩展哪些功能？
3. 针对社区精神卫生服务，可以给医院内护理带来哪些启示？

（王 涌）

护士用住院患者观察量表

本量表有 30 项和 80 项两种版本，现介绍 30 项版本。

项目和评定标准：NOSIE 中，每项为一条描述性短语，如肮脏、对周围活动感兴趣、自觉一无是处等。本量表为频度量表，根据具体现象或症状的出现频度，分为 0~4 分的 5 级评分法：0，无；1，有时是或有时有；2，较常发生；3，经常发生；4，几乎总是如此。

护士用住院患者观察量表

姓名：　　　　性别：　　　　年龄：　　　　住院号：　　　　职业：　　　　评定日期：

项目	无	有时有	较常发生	经常发生	几乎总是如此
	0	1	2	3	4
1．肮脏					
2．不耐烦					
3．哭泣					
4．对周围活动感兴趣					
5．不督促就不做					
6．容易生气					
7．听到不存在的声音					
8．衣着保持整洁					
9．对他人友好					
10．不如意便烦躁					
11．拒绝做日常事务					
12．易激动、发牢骚					
13．忘记事情					
14．问而不答					
15．对友好的事发笑					
16．进食狼狈					
17．与他人攀谈					
18．自觉抑郁、沮丧					
19．谈论个人爱好					
20．看到不存在的东西					
21．提醒后才做事					
22．不督促便一直睡着					
23．自觉一无是处					

项目	无	有时有	较常发生	经常发生	几乎总是如此
	0	1	2	3	4
24．不太遵守医院规则					
25．难以完成简单任务					
26．自言自语					
27．行动缓慢					
28．无故发笑					
29．容易发火					
30．保持自身整洁					

Morse 跌倒评估量表

项目	评分标准	得分
1．近 3 个月内有无跌倒史	无，0 分；有，25 分	
2．超过 1 个医学诊断	无，0 分；有，15 分	
3．静脉输液 / 肝素	无，0 分；有，20 分	
4．使用行走辅助用具	否 / 卧床休息 / 护士协助（0 分）；拐杖 / 手杖 / 助行器（15 分），扶靠家具行走（30 分）	
5．步态 / 移动	正常 / 卧床 / 不能活动（0 分）；双下肢软弱乏力（10 分）；残疾或功能障碍（20 分）	
6．认知状态	量力而行（0 分）；高估自己 / 忘记自己受限制（15 分）	

自我护理能力评估量表

项目	完全不同意	有些不同意	不确定	有些同意	完全同意
	1	2	3	4	5
1．当环境改变时，我会做必要的调整来维持健康					
2．如果我的行动能力下降，我会做必要的调整					
3．必要时，我会采取最好的方法来维持健康					
4．我知道应该用什么方法来照顾自己，但我经常缺乏精力					
5．我会寻找更好的方法来照顾自己					
6．必要时我会花时间照顾自己					
7．如果我服用新药，我会了解其不良反应，以便更好地照顾自己					
8．我以前为了改善健康，改变过一些旧习惯					
9．我通常会采取措施来保证我和家人的安全					
10．我经常评估自己为了健康所做事情的有效性					
11．在日常生活中，我很少花时间照顾自己					
12．当健康受到威胁时，我能够得到我想要的信息					

项目	完全不同意 1	有些不同意 2	不确定 3	有些同意 4	完全同意 5
13．当我不能照顾自己时，我会寻求帮助					
14．我很少为自己花时间					
15．我不是总能按自己喜欢的方式照顾自己					

中文版 Beck 自杀意念量表（BSI-CV）

指导语：下述项目是一些有关您对生命和死亡想法的问题。每个问题既询问最近 1 周您的感觉如何，又询问您既往最消沉、最忧郁或自杀倾向最严重时的感觉如何。如某现象仅仅发生在最近 1 周，在填写"最消沉、最抑郁的时候"的相应项目时，应根据最近 1 周的情况填写。每个问题的答案各有不同，请您注意听清提问和备选答案，然后根据您的情况选择最适合的答案。

1．您希望活下去的程度如何？

最近 1 周	中等到强烈	弱	没有活着的欲望
最消沉、最抑郁的时候	中等到强烈	弱	没有活着的欲望

2．您希望死去的程度如何？

最近 1 周	没有死去的欲望	弱	中等到强烈
最消沉、最抑郁的时候	没有死去的欲望	弱	中等到强烈

3．您要活下去的理由胜过您要死去的理由吗？

最近 1 周	要活下去胜过要死去	二者相当	要死去胜过要活下来
最消沉、最抑郁的时候	要活下去胜过要死去	二者相当	要死去胜过要活下来

4．您主动尝试自杀的愿望程度如何？

最近 1 周	没有	弱	中等到强烈
最消沉、最抑郁的时候	没有	弱	中等到强烈

5．您希望通过外力结束自己的生命，即有"被动自杀愿望"的程度如何？（如希望一直睡下去不再醒来、意外地死去等）

最近 1 周	没有	弱	中等到强烈
最消沉、最抑郁的时候	没有	弱	中等到强烈

6．您的这种自杀想法持续存在多长时间？

最近 1 周	短暂、一闪即逝	较长时间	持续或几乎是持续的	近 1 周无自杀想法
最消沉、最抑郁的时候	短暂、一闪即逝	较长时间	持续或几乎是持续的	

7．您出现自杀想法的频率如何？

最近 1 周	极少、偶尔	有时	经常或持续	近 1 周无自杀想法
最消沉、最抑郁的时候	极少、偶尔	有时	经常或持续	

8．您对自杀持什么态度？

最近 1 周	排斥	矛盾或无所谓	接受
最消沉、最抑郁的时候	排斥	矛盾或无所谓	接受

9．您觉得自己控制想法、不把它变成行动的能力如何？

最近 1 周	能控制	不知能否控制	不能控制
最消沉、最抑郁的时候	能控制	不知能否控制	不能控制

续表

10．如果出现自杀想法，某些顾虑（如顾及家人、死亡不可逆转等）在多大程度上能阻止您自杀？

最近 1 周	能阻止自杀	能减少自杀的危险	无顾虑或无影响
最消沉、最抑郁的时候	能阻止自杀	能减少自杀的危险	无顾虑或无影响

11．当您想自杀时，主要是为了什么？

最近 1 周	控制形势、寻求关注、报复	逃避、减轻痛苦，解决问题	前两种情况	近 1 周无自杀想法
最消沉、最抑郁的时候	控制形势、寻求关注、报复	逃避、减轻痛苦，解决问题	前两种情况	

12．您想过结束自己生命的方法吗？

最近 1 周	没想过	想过，但没制订出具体细节	制订出具体细节或计划得很周详
最消沉、最抑郁的时候	没想过	想过，但没制订出具体细节	制订出具体细节或计划得很周详

13．您的自杀想法落实的条件或机会如何？

最近 1 周	没有现成的方法、没有机会	需要时间或精力准备自杀工具	有现成的方法和机会，或预计将来有现成的方法和机会	最近 1 周无自杀想法
最消沉、最抑郁的时候	没有现成的方法、没有机会	需要时间或精力准备自杀工具	有现成的方法和机会，或预计将来有现成的方法和机会	

14．您相信自己有能力并且有勇气自杀吗？

最近 1 周	没有勇气、太软弱、害怕、没有能力	不确信自己有无能力、勇气	确信自己有无能力、勇气
最消沉、最抑郁的时候	没有勇气、太软弱、害怕、没有能力	不确信自己有无能力、勇气	确信自己有无能力、勇气

15．您预计某一时间您确实会尝试自杀吗？

最近 1 周	不会	不确定	会
最消沉、最抑郁的时候	不会	不确定	会

16．为了自杀，您的准备行动完成得怎么样？

最近 1 周	没有准备	部分完成（如开始收集药片）	全部完成（如有药片、刀片、带子弹的枪）
最消沉、最抑郁的时候	没有准备	部分完成（如开始收集药片）	全部完成（如有药片、刀片、带子弹的枪）

17．您已着手写自杀遗言了吗？

最近 1 周	没有考虑	仅仅考虑、开始但未写完	写完
最消沉、最抑郁的时候	没有考虑	仅仅考虑、开始但未写完	写完

18．您是否因为预计要结束自己的生命而抓紧处理一些事情？如购买保险或准备医嘱？

最近 1 周	没有	考虑过或做了一些安排	有肯定的计划或安排完毕
最消沉、最抑郁的时候	没有	考虑过或做了一些安排	有肯定的计划或安排完毕

19．您是否让其他人知道自己的自杀想法？

最近 1 周	坦率、主动说出想法	不主动说出	试图欺骗、隐瞒	近 1 周无自杀想法
最消沉、最抑郁的时候	坦率、主动说出想法	不主动说出	试图欺骗、隐瞒	

护士用自杀风险评估量表中文版

条目	赋分	得分
1．绝望感	3	
2．近期负性生活事件（如失业、经济困难、面临诉讼）	1	
3．被害妄想或有被害内容的幻听	1	
4．情绪低落／兴趣丧失或愉快感缺乏	3	
5．人际和社会功能退缩	1	
6．言语流露自杀意图	1	
7．计划采取自杀行动	3	
8．严重精神问题和（或自杀）的家族史	1	
9．近期亲人死亡或重要亲密关系丧失	3	
10．精神病史	1	
11．丧偶	1	
12．自杀未遂史	3	
13．社会经济地位低下	1	
14．酒瘾或物质滥用史	1	
15．罹患晚期疾病	1	
总分		

Buss & Perry 攻击问卷

指导语：下面的 30 个问题是关您的行为和思考方式，想了解每个问题所描述的情况在多大程度上符合您自身的状况。请您从"不符合、较少符合、一半符合、基本符合、完全符合"5 个备选答案中选择一个最适合您情况的答案。答案不存在对与错，不要花太多时间思考每个问题。如果您不太清楚如何回答，请尽量估计。

条目	不符合	较少符合	一半符合	基本符合	完全符合
1．在某些情况下，我会控制不住而打人					
2．我不同意朋友意见时，就当面反对					
3．我的脾气一点就着，但一会儿就好					
4．我的嫉妒心较强					
5．很烦躁时，我会想到伤害自己					
6．如果有人故意找我麻烦，严重时我会打他					
7．我喜欢否定他人的意见					
8．事情不顺利时，我的烦躁情绪会表现出来					
9．我觉得我遇到不公平的事较多					
10．很生气时，我会因不小心而受伤					
11．如果有人打我，我会还击					
12．当其他人干扰我时，我会毫不客气地加以指责					
13．我生气时感觉像个火药库，随时会爆炸					
14．陌生人对我过于友好时，我会怀疑对方另有目的					

条目	不符合	较少符合	一半符合	基本符合	完全符合
15. 特别激动时，我会忽视自身安全					
16. 我比其他人打架稍多一些					
17. 当他人与我意见不一致时，我会忍不住与其争论					
18. 我难以控制自己的脾气					
19. 我对某些事情感到耿耿于怀					
20. 很自责时，我会惩罚自己					
21. 必要时我会用武力维护自己的权益					
22. 我容易与他人发生争吵					
23. 看到不顺眼的事，我容易发脾气					
24. 我认为有"朋友"说我的坏话					
25. 情绪不好时，我会做出大量吸烟、饮酒或不注意饮食等危害自身健康的行为					
26. 如果周围人为难我到一定程度，我会和他们动手打架					
27. 我会无缘无故地发脾气					
28. 当他人对我特别好时，我觉得对方有所企图					
29. 我很生气时，会当他人的面摔砸物品					
30. 我怀疑有人在背后嘲笑我					

日常生活活动能力评估（Barthel 指数 * ）表

条目	评分标准			
1. 排便	0= 失禁或昏迷	5= 偶尔失禁（每周＜1次）	10= 能控制	
2. 排尿	0= 失禁或昏迷或需由他人导尿	5= 偶尔失禁（每24小时＜1次，每周＞1次）	10= 能控制	
3. 修饰	0= 需帮助	5= 独立洗脸、梳头、刷牙、剃须	—	
4. 如厕	0= 依赖他人	5= 需部分帮助	10= 自理	
5. 进餐	0= 依赖他人	5= 需部分帮助（夹菜、盛饭、切面包）	10= 全部自理	
6. 转移（床←→椅）	0= 完全依赖他人，不能坐	5= 需大量帮助（2人），能坐	10= 需少量帮助（1人）或指导	15= 自理
7. 活动（步行）（在病房及其周围，不包括走远路）	0= 不能动	5= 在轮椅上独立行动	10= 需1人帮助步行（体力或语言指导）	15= 独立步行（可用辅助器）
8. 穿衣	0= 依赖	5= 需一半帮助	10= 自理（系、开纽扣，关、开拉锁和穿鞋）	

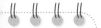

续表

条目	评分标准		
9.上楼梯 (上下一段楼梯, 用手杖也算独立)	0= 不能	5= 需帮助(体力或语言 指导)	10= 自理
10.洗澡	0= 依赖	5= 自理	

总分:评定者:

* 备注:Barthel 指数:> 60 分表示基本可以自理;60~40 分,表示生活需要帮助;40~20 分,表示生活需要很大帮助;< 20 分,生活完全依赖

功能活动问卷

项目	正常或从未做过,但能做 (0分)	有困难,但可单独完成或从未做过 (1分)	需要帮助 (2分)	完全依赖他人 (3分)
每月平衡收支的能力,算账的能力				
工作能力				
能否到商店购买衣物、杂货和家庭用品				
有无爱好,是否会下棋和打扑克				
是否会做简单的事,如点燃煤气、泡茶等				
能否准备饭菜				
能否了解近期发生的事件(时事)				
能否参与讨论和了解电视、杂志的内容				
能否记住约会时间、家庭节日和服药时间				
能否拜访邻居、自己乘坐公共汽车				

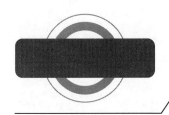

中英文专业词汇索引

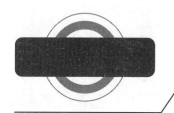

[1] 郝伟，陆林．精神病学．8 版．北京：人民卫生出版社，2018.

[2] 刘哲宁，杨芳宇．精神科护理学．4 版．北京：人民卫生出版社，2018.

[3] 沈渔邨．精神病学．6 版．北京：人民卫生出版社，2018.

[4] 李峥，王志英．精神科护理学．北京：中国协和医科大学出版社，2010.

[5] 宋燕华．精神障碍护理学．北京：北京医科大学出版社，2002.

[6] 郭延庆．精神障碍护理学．长沙：湖南科学技术出版社，2009.

[7] 江开达．精神病学．2 版．北京：人民卫生出版社，2011.

[8] 舒良．精神分裂症防治指南．北京：北京大学医学出版社，2007.

[9] 许冬梅，杨芳宇．精神科护理学．2 版．北京：北京大学医学出版社，2015.

[10] 杨敏．精神病护理学．2 版．北京：人民卫生出版社，2014.

[11] 师建国．实用临床精神病．北京：科学出版社，2009.

[12] 李凌江．精神病护理学．2 版．北京：人民卫生出版社，2009.

[13] 马凤杰．精神病护理学．2 版．北京：人民卫生出版社，2009.

[14] 江开达．精神病学．北京：人民卫生出版社，2009.

[15] 曹新妹．精神病护理学．北京：人民卫生出版社，2009.

[16] Theodore A. Stem，Gregory L. Fricchione. 麻省总医院精神病学手册．6 版．许毅，译．北京：人民卫生出版社，2017.

[17] David H. Barlow，V. Mark Durand. 变态心理学：整合之道．7 版．黄峥，高隽，张婧华，译．北京：中国轻工业出版社，2017.

[18] 雷慧，曾丽芳．精神科护理学．北京：科学技术文献出版社，2018.

[19] 张斌．中国失眠障碍诊断和治疗指南．北京：人民卫生出版社，2016.